N. Graf, R. Gürkov

BASICS Klinische Chemie

Nicolas Graf, Robert Gürkov

# BASICS
# Klinische Chemie

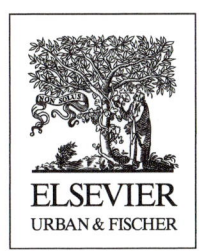

URBAN & FISCHER
München · Jena

**Zuschriften und Kritik an:**
Elsevier GmbH, Urban & Fischer Verlag, Lektorat Medizinstudium, z. Hd. Willi Haas, Karlstraße 45, 80333 München

**Wichtiger Hinweis für den Benutzer**
Die Erkenntnisse in der Medizin unterliegen laufendem Wandel durch Forschung und klinische Erfahrungen. Herausgeber und Autoren dieses Werkes haben große Sorgfalt darauf verwendet, dass die in diesem Werk gemachten therapeutischen Angaben (insbesondere hinsichtlich Indikation, Dosierung und unerwünschter Wirkungen) dem derzeitigen Wissensstand entsprechen. Das entbindet den Nutzer dieses Werkes aber nicht von der Verpflichtung, anhand der Beipackzettel zu verschreibender Präparate zu überprüfen, ob die dort gemachten Angaben von denen in diesem Buch abweichen, und seine Verordnung in eigener Verantwortung zu treffen.
Wie allgemein üblich wurden Warenzeichen bzw. Namen (z.B. bei Pharmapräparaten) nicht besonders gekennzeichnet.

**Bibliografische Information der Deutschen Bibliothek**
Die Deutsche Bibliothek verzeichnet diese Publikation in der Deutschen Nationalbibliografie; detaillierte bibliografische Daten sind im Internet unter http://dnb.ddb.de abrufbar.

**Alle Rechte vorbehalten**
1. Auflage September 2006
© Elsevier GmbH, München
Der Urban & Fischer Verlag ist ein Imprint der Elsevier GmbH.

06  07  08  09  10          5  4  3  2  1

Für Copyright in Bezug auf das verwendete Bildmaterial siehe Abbildungsnachweis.

Das Werk einschließlich aller seiner Teile ist urheberrechtlich geschützt. Jede Verwertung außerhalb der engen Grenzen des Urheberrechtsgesetzes ist ohne Zustimmung des Verlages unzulässig und strafbar. Das gilt insbesondere für Vervielfältigungen, Übersetzungen, Mikroverfilmungen und die Einspeicherung und Verarbeitung in elektronischen Systemen.

Um den Textfluss nicht zu stören, wurde bei Patienten und Berufsbezeichnungen die grammatikalisch maskuline Form gewählt. Selbstverständlich sind in diesen Fällen immer Frauen und Männer gemeint.

Programmleitung: Dr. Dorothea Hennessen
Planung: Nathalie Blanck
Lektorat: Willi Haas
Redaktion: Willi Haas
Herstellung: Christine Jehl, Rainald Schwarz
Satz: Kösel, Krugzell
Druck und Bindung: MKT PRINT d.d., Ljubljana, Slowenien
Umschlaggestaltung: SpieszDesign, Neu-Ulm
Titelfotografie: © DigitalVision/GettyImages, München
Gedruckt auf 1000 g Nopacoat Edition 1,1fach Volumen

ISBN-13: 978-3-437-42256-0
ISBN-10: 3-437-42256-1

Aktuelle Informationen finden Sie im Internet unter **www.elsevier.com** und **www.elsevier.de**

# Vorwort

„Ärzte ohne pathophysiologische Kenntnisse gleichen Maulwürfen: Sie arbeiten im Dunkeln, und Erdhügel sind die Zeugen ihrer Tätigkeit."

Dieses aus einer Zeitung ausgeschnittene Zitat (dessen Autor uns unbekannt ist) klebt noch heute auf unserem Herold, und es hat uns während des Studiums immer wieder zum Schmunzeln gebracht. Es führt uns einerseits unsere Verantwortung vor Augen, zum Wohle unserer Patienten eine Medizin zu praktizieren, die eben zu einem großen Teil auf pathophysiologischen Kenntnissen basiert. Andererseits spornt uns die Komik dieses Vergleichs dazu an, den Spaß und die Freude am Medizinerdasein nicht zu verlieren. Und mit Spaß meinen wir nicht das Auswendiglernen lateinischer Vokabeln (deren Sinn heute wahrscheinlich darin besteht, eine Sprache zu sprechen, die die Patienten nicht verstehen), sondern das Begreifen und Anwenden von Zusammenhängen, jenen „Aha-Erlebnissen", bei denen uns ein Licht aufgeht, und das Teilen dieser Erkenntnisse mit unseren Kollegen und jüngeren Mitstudenten. Aus diesem Ansporn heraus ist das vorliegende Buch entstanden. Es soll dem Studenten in der Klinik, aber auch dem Arzt, der sich tagtäglich mit Laborwerten beschäftigt, Zusammenhänge zeigen und ein verständliches Handwerkszeug für den Umgang mit der klinischen Chemie sein.

Unser besonderer Dank gilt Dr. med. Georg Mößmer, der uns bei klinisch-chemischen Fragestellungen stets mit Rat und Tat zur Seite stand. Außerdem möchten wir uns bei Willi Haas, Elsevier, Urban & Fischer, für ihre Geduld und Unterstützung beim Zustandekommen dieses Buches bedanken.

*München, im Sommer 2006*
Nicolas Graf
Robert Gürkov

# Inhalt

## A Allgemeiner Teil ... 2–5

### Grundlagen ... 2–5

- Präanalytik ... 2
- Befundinterpretation ... 4

## B Spezieller Teil ... 6–105

### Diagnostik nach Stoffklassen ... 8–43

- Wasser und Elektrolyte: Grundlagen ... 8
- Wasser und Natrium: Regulation ... 10
- Hypo- und Hypernatriämie: Pathophysiologie ... 12
- Hypo- und Hypernatriämie: Klinik ... 14
- Störungen des Kaliumhaushalts ... 16
- Volumensubstitution ... 18
- Säure-Basen-Haushalt: Grundlagen ... 20
- Säure-Basen-Haushalt: Pathophysiologie ... 22
- Säure-Basen-Haushalt: Diagnostik und Therapie ... 24
- Respiratorische Insuffizienz ... 26
- Plasmaproteine und Enzyme ... 28
- Diabetes mellitus: Pathophysiologie ... 30
- Diabetes mellitus: Diagnostik ... 32
- Diabetes mellitus: Akute Komplikationen ... 34
- Lipoproteine ... 36
- Lipidstoffwechselstörungen ... 38
- Nukleotide: Harnsäure und Gicht ... 40
- Nukleinsäuren: Molekularbiologische Diagnostik ... 42

### Diagnostik nach Organsystemen ... 44–99

- Hämatologische Labordiagnostik ... 44
- Erythrozytenmorphologie und Anämien ... 46
- Leukozyten und Differentialblutbild ... 48
- Hämostase ... 50
- Nierenfunktion ... 52
- Urinstatus ... 54
- Nierenversagen ... 56
- Myokardinfarkt ... 58
- Malabsorption: Pathophysiologie ... 60
- Malabsorption: Diagnostik ... 62
- Leberfunktionstests ... 64
- Ikterus ... 66
- Lebererkrankungen ... 68
- Kalziumregulation und Hypokalziämie ... 70
- Hyperkalziämie ... 72
- Phosphat und Magnesium ... 74
- Knochenerkrankungen ... 76
- Endokrine Regulation ... 78
- Dynamische Funktionstests ... 80
- Hypophysenfunktion ... 82
- Wachstumsstörungen ... 84
- Schilddrüse ... 86
- Hypothyreose ... 88
- Hyperthyreose ... 90
- Nebennierenrindenfunktion ... 92
- Nebennierenrindenunterfunktion ... 94
- Nebennierenrindenüberfunktion ... 96
- Gonadenfunktion ... 98

### Spezielle Diagnostik ... 100–105

- Entzündung ... 100
- Maligne Erkrankungen ... 102
- Körperflüssigkeiten ... 104

## C Fallbeispiele ... 106–113

- Fall 1: Brustschmerz und Dyspnoe ... 108
- Fall 2: Somnolenz und Hyperkaliämie ... 110
- Fall 3: Oberbauchschmerz ... 112

## D Anhang ... 114–116

## E Register ... 118–128

# Abkürzungsverzeichnis

| | | | |
|---|---|---|---|
| AchRA | Acetylcholin-Rezeptor-Autoantikörper | HT | Hypothalamus |
| ACTH | Adrenokortikotropes Hormon | HVL | Hypophysenvorderlappen |
| AF | Atemfrequenz | i.m. | Intramuskulär |
| AFP | Alpha-Fetoprotein | i.v. | Intravenös |
| Ag | Antigen | IF | Intrinsic Factor |
| AGS | Adrenogenitales Syndrom | Ig | Immunglobulin |
| AK | Antikörper | IGF | Insulin-like growth factor |
| Alb | Albumin | IL | Interleukin |
| ALT | Alaninaminotransferase | | |
| ANA | Antinukleäre Autoantikörper | $K^+$ | Kalium |
| ANCA | Anti-Neutrophilen-zytoplasmatische Antikörper | LBP | Lipopolysaccharidbindendes Protein |
| AP | Alkalische Phosphatase | LDH | Laktatdehydrogenase |
| ASL-O | Antistreptolysin-O | LDL | Low-density lipoprotein |
| AST | Aspartataminotransferase | LFT | Leberfunktionstest |
| ATP | Adenosintriphosphat | LH | Luteinisierendes Hormon |
| AVP | Arginin-Vasopressin | LKM | Leber-Niere-mikrosomale Antikörper gegen Ag des endoplasmatischen Retikulums |
| BSG | Blutkörperchensenkungsgeschwindigkeit | LPS | Lipopolysaccharid |
| $Ca^{2+}$ | Kalzium | Mb | Myoglobin |
| c-ANCA | Cytoplasmatische ANCA | $Mg^{2+}$ | Magnesium |
| CBG | Cortison bindendes Globulin | MGUS | Monoklonale Gammopathie unklarer Signifikanz |
| CK | Creatinkinase | | |
| CRH | Corticotropin-Releasing-Hormon | $Na^+$ | Natrium |
| CRP | C-reaktives Protein | NaCl | Natriumchlorid |
| CSF | Cerebrospinal fluid = Liquor cerebrospinalis | NNR | Nebennierenrinde |
| DFT | Dynamischer Funktionstest | p-ANCA | Perinukleäre ANCA |
| DHEAS | Dehydroepiandrostendion | PCA | Parietalzell-Autoantikörper |
| DNA | Desoxyribonucleic acid = Desoxyribonukleinsäure | PCR | Polymerase chain reaction = Polymerase-Kettenreaktion |
| DPYRI | Desoxypyridinolin | $PO_4^{3-}$ | Phosphat |
| dsDNA | Doppelstrang-DNA | PRL | Prolaktin |
| EKG | Elektrokardiogramm | PTH | Parathormon |
| ERCP | Endoskopische retrograde Cholangiopancreatographie | PTHrP | PTH-related protein |
| $F_c$ | Konstantes Fragment (bei Immunglobulinen) | RAAS | Renin-Angiotension-Aldosteron-System |
| FHH | Familiäre hypokalziurische Hyperkalziämie | RNA | Ribonucleic acid = Ribonukleinsäure |
| FSH | Follikelstimulierendes Hormon | $rT_3$ | Reverses $T_3$ |
| $fT_4$ | Freies $T_4$ | SAAG | Serum-Aszites-Albumin-Gradient |
| GFR | Glomeruläre Filtrationsrate | SBP | Spontane bakterielle Peritonitis |
| GGT | Gammaglutamyltransferase | SeHCAT | Selen-75-Homotaurocholsäure-Test |
| GH | Growth hormone = Wachstumshormon | SHBG | Sexualhormonbindendes Globulin |
| GHRH | Wachstumshormon-Releasing-Hormon | SIADH | Syndrom der inappropriaten ADH-Sekretion |
| GnRH | Gonadotropin-Releasing-Hormon | SIRS | Systemic inflammatory response syndrome |
| GOT | Glutamatoxalacetattransaminase | SLE | Systemischer Lupus erythematodes |
| GPIIb/IIIa | Glykoprotein IIb/IIIa | SMA | Antikörper gegen glattes Muskelaktin |
| GPT | Glutamatpyruvattransaminase | | |
| $H_2PO_4^-$ | Dihydrogenphosphat | $T_3$ | Trijodthyronin |
| HAV | Hepatitis-A-Virus | $T_4$ | Thyroxin |
| Hb | Hämoglobin | TBG | Thyroxin bindendes Globulin |
| $HB_c$-Ag | Hepatitis-B-Core-Antigen | TG | Thyreoglobulin |
| $HB_e$-Ag | Hepatitis-B-Early-Antigen | TPO | Thyroidea-Peroxidase |
| $HB_s$-Ag | Hepatitis-B-Surface-Antigen | TRAK | Anti-TSH-Rezeptor-Antikörper |
| HBV | Hepatitis-B-Virus | TRH | Thyreotropin-Releasing-Hormon |
| hCG | Humanes Choriongonadotropin | TSH | Thyreoideastimulierendes Hormon |
| HCV | Hepatitis-C-Virus | | |
| HF | Herzfrequenz | UV | Ultraviolett |
| HHL | Hypophysenhinterlappen | Vit. $D_3$ | Vitamin $D_3$ (Calcitriol) |
| HLA | Humane Leukozytenantigene | | |
| $HPO_4^{2-}$ | Monohydrogenphosphat | ZNS | Zentrales Nervensystem |

# Grundlagen

2 Präanalytik
4 Befundinterpretation

# A Allgemeiner Teil

# Präanalytik

Die **klinische Chemie** umfasst die Anwendung chemischer, molekularer und zellulärer Konzepte für das Verständnis und die Prüfung von menschlicher Gesundheit und Krankheit. Neben der Diagnostik von Erkrankungen werden klinisch-chemische Untersuchungen auch zum Screening, zur Therapieüberwachung und zur Prognoseeinschätzung herangezogen.

## Labordiagnostik

Eine **rationelle Labordiagnostik** sollte schnell, ökonomisch und mit der kleinstmöglichen Belastung für den Patienten erfolgen. Breite Screeninguntersuchungen nach dem „Schrotschussprinzip" führen nicht selten zu unnötigen Folgeuntersuchungen und widersprüchlichen Befunden. Sinnvoller ist es, im Sinne einer Stufendiagnostik **Basisuntersuchungen** (Tab. 1) durchzuführen. Diese können gegebenenfalls indikationsbezogen erweitert werden, z.B. HbA$_{1c}$ bei Diabetes mellitus oder Kreatininclearance bei Nierenerkrankungen. Zudem sollte bei jeder Kontrolluntersuchung (nicht zu früh durchführen!) die klinische Notwendigkeit, d.h. die Konsequenzen für Diagnose und Therapie, überdacht werden.

Grundlage für die Erstellung eines **klinisch-chemischen Befundes** ist eine präzise Indikationsstellung (Abb. 1), die wiederum pathophysiologische und pathobiochemische Grundkenntnisse voraussetzt. Laboruntersuchungen sollten nicht um ihrer selbst willen durchgeführt werden, Anamnese und klinische Untersuchungen stehen immer vor der Laboranforderung. In die Befundinterpretation gehen analytische und medizinische Kriterien mit ein. Dabei ist auf Einflussgrößen und Störfaktoren zu achten, die die Analyse beeinflussen können.

## Untersuchungsmaterialien und Probenentnahme

Als Spezimen wird das Untersuchungsgut (Probe), als Analyt der zu bestimmende Parameter bezeichnet. Mit Hilfe **qualitativer** Verfahren kann untersucht werden, ob eine bestimmte Substanz in der Probe vorliegt. **Quantitative** Verfahren geben hingegen konkrete Mengen, Konzentrationen oder Aktivitäten an. **Semiquantitative** Verfahren, die beispielsweise bei vielen Teststreifenuntersuchungen Anwendung finden, zeigen nur einen Näherungsbereich an.

## Blut

Venöses Blut und arterialisiertes Kapillarblut stellen mit Abstand das häufigste Untersuchungsmaterial in der Labordiagnostik dar.

Vor der **venösen Blutabnahme** sollte der Patient für mindestens 15 Minuten seine Körperlage beibehalten. Aufrichten aus dem Liegen führt durch Erhöhung des hydrostatischen Drucks zu einem Austritt von Wasser aus dem Intravasalraum in den Interstitialraum. Dies hat einen Konzentrationsanstieg von Makromolekülen (z.B. Lipoproteine) zur Folge. Auch proteingebundene kleine Moleküle sind davon betroffen (z.B. $Ca^{2+}$).

Das Infektionsrisiko bei der Venenpunktion ist gering, so dass ein einmaliges Auftragen von **Hautdesinfektionsmittel** (nicht Händedesinfektionsmittel!) mit einer Einwirkzeit von 30 Sekunden ausreicht.

Die **Venenstauung** sollte maximal zwei Minuten betragen, da es sonst leicht zu Hämolysen mit Freisetzung intraerythrozytärer Moleküle ($K^+$, LDH, Hb) kommt. Schnelle Aspiration führt ebenfalls zu Hämolyse.

Durch schnelles Öffnen und Schließen der Faust, das die Blutabnahme erleichtern soll, wird $K^+$ aus Muskelzellen freigesetzt.

Das entnommene Blut wird je nach Einsatzgebiet mit unterschiedlichen **Zusätzen** versehen (Tab. 2). Bei mehreren Röhrchen sollte Nativblut, z.B. für Blutkulturen, immer als Erstes abgenommen werden, um Kontaminationen zu vermeiden. Das Gerinnungsröhrchen sollte wegen Freisetzung von Gewebefaktoren nie am Anfang stehen!

**Kapillarblutuntersuchungen** werden v.a. zur Blutgasanalyse und zur Blutzuckerbestimmung eingesetzt und spielen wegen der leichten Durchführbarkeit vor allem in der Pädiatrie und Geriatrie eine wichtige Rolle. Die Entnahmestelle (Ohrläppchen, Fingerbeere) wird zunächst mit warmen Wasser hyperämisiert. Nach Hautdesinfektion erfolgt die Punktion mit einer Einmallanzette, und der erste Blutstropfen wird verworfen. Die Blutprobe wird anschließend in dem entsprechenden Spezialgefäß, z.B. Blutgaskapillare, aufgefangen.

| Parameter | Kenngröße |
|---|---|
| Elektrolyte | $Na^+$, $K^+$, $Ca^{2+}$ |
| Retentionsparameter | Kreatinin, Harnstoff |
| Enzyme | ALAT (GPT), ASAT (GOT) |
| Stoffwechselparameter | Glukose, Gesamtprotein |
| Entzündungsmarker | CRP, BSG |
| Gerinnungsparameter | Quick, PTT |
| Kleines Blutbild | Hb, Leukozyten, Thrombozyten |

Tab. 1: Klinisch-chemische Basisuntersuchungen.

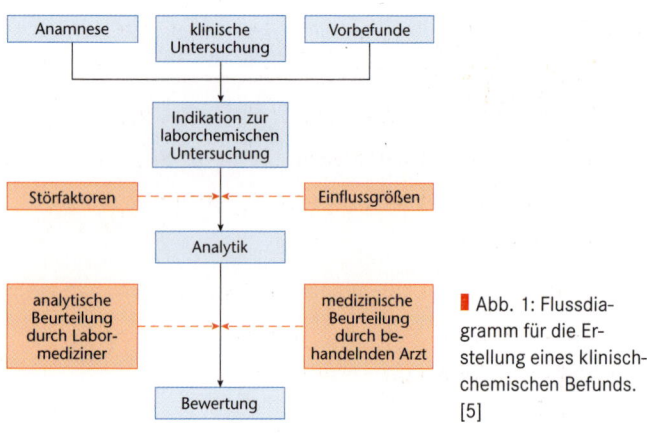

Abb. 1: Flussdiagramm für die Erstellung eines klinisch-chemischen Befunds. [5]

## Grundlagen

| Zusatz | Blutbestandteil | Funktion | Einsatzgebiet |
|---|---|---|---|
| Plastik-kügelchen | Serum | Gerinnungsförderung | Eiweißelektrophorese, klinische Chemie |
| Li-Heparin | Plasma | Thrombinhemmung | Fast alle klinisch-chemischen Parameter |
| Na-Fluorid | Plasma | Hemmung der Glykolyse | Glukose, Laktat |
| Na-Zitrat | Plasma | Komplexierung von $Ca^{2+}$ | Gerinnung, BSG |
| EDTA | Vollblut | Komplexierung von $Ca^{2+}$ | Hämatologie |

■ Tab. 2: Häufig verwendete Röhrchenzusätze und ihre Einsatzgebiete.

| Fehlerquelle | Auswirkung |
|---|---|
| Körperliche Anstrengung, Reanimation | CK ↑ |
| Immobilisierung | Kreatinin ↓, CK ↓, Katecholamine ↓ |
| Rektale Palpation | PSA ↑ |
| Psychische Belastung | Kortisol ↑ und damit Blutzucker ↑ |
| Lichtexposition der Proben | Bilirubin ↓ (ca. 50% pro Stunde!) |
| Mittelfristige Proteinzufuhr | Harnstoff |
| Zirkadiane Rhythmik | Hormone (Kortisol, TSH, Sexualhormone) |
| Thiaziddiuretika | Harnsäure ↑, Cholesterin ↑ |
| Rauchen | CO-Hb ↑, CEA ↑, Cholesterin ↑ |
| Alkoholabusus | MCV ↑, GGT ↑, Transaminasen ↑ |

■ Tab. 3: Beispiele für Beeinflussung von Laborwerten.

Bei Kapillarblutentnahmen besteht eine erhöhte Hämolysegefahr, so dass Gerinnungsanalysen einschließlich Thrombozytenzählung unzuverlässig sind. Das Gewebe sollte während der Entnahme nicht zu stark komprimiert werden, um eine Hämodilution durch Interstitialflüssigkeit zu vermeiden.
**Arterienpunktionen** zur Bestimmung der Blutgase werden in der Regel bei stark zentralisiertem Kreislauf durchgeführt, da hier aus den Kapillaren kaum arterialisiertes Blut zu gewinnen ist.

### Urin

**Spontanurin** wird für den Routine-Urinstatus entnommen. Für orientierende bakteriologische Untersuchungen wird der **Mittelstrahlurin (MSU)** verwendet, bei dem die ersten 50 ml verworfen und im Anschluss daran ca. 5 ml in einem sterilen Transportgefäß aufgefangen werden. Die letzte Miktion sollte dabei nicht weniger als 3 Stunden zurückliegen. Der **Sammelurin** wird für Exkretionsbestimmungen (z. B. Kreatininclearance) verwendet. Meist wird über 24 Stunden gesammelt, beispielsweise von 8 Uhr bis 8 Uhr des Folgetags. Das Sammeln beginnt und endet mit einer leeren Blase, d.h., vor Beginn wird die Blase entleert und der Urin verworfen und danach alle Miktionen, einschließlich der letzten des Folgetags, gesammelt. Der Urin muss kühl und dunkel aufbewahrt werden.

### Fehlermöglichkeiten

Die **Präanalytik** umfasst alle Arbeitsschritte, die vor der eigentlichen Laboranalyse liegen (Probenentnahme, Transport und Aufbereitung). Die Laboranalyse kann dabei durch sog. Einflussgrößen und Störfaktoren beeinflusst werden (■ Tab. 3).
**Einflussgrößen** sind bereits in vivo wirksam und vom Messverfahren völlig unabhängig. Zu ihnen zählen Individualfaktoren (Alter, Geschlecht, Rasse, Gewicht, Ernährung, körperliche Aktivität, psychische Faktoren, Medikamente, operative Eingriffe etc.) und die Entnahmebedingungen (Körperlage, artifizielle Hämolyse, Tageszeit, Lokalisation der Entnahme, Transport, Lagerung etc.).
**Störfaktoren** werden erst in vitro wirksam, indem sie mit der zu analysierenden Substanz methodisch interferieren und damit zu falschen Messergebnissen führen. Zu ihnen zählen Hämoglobin (v. a. photometrische Messungen), endogene Faktoren (Leukozytose, Hämatokrit, Bilirubin, Kryoglobuline, Paraproteine) und medikamentenbedingte Störfaktoren.

### Zusammenfassung

✖ Klinisch-chemische Untersuchungen dienen der Diagnostik von Erkrankungen, Therapieüberwachung, Screening und Prognoseeinschätzung.

✖ Die wichtigste Voraussetzung für eine rationelle Labordiagnostik ist die präzise Indikationsstellung. Im Sinne einer Stufendiagnostik können Basisuntersuchungen je nach Indikation um spezifischere Untersuchungen erweitert werden.

✖ Die meisten Laboruntersuchungen (Elektrolyte, Substrate, Enzyme) werden im Serum (ohne Antikoagulans) bzw. Plasma (mit Antikoagulans) durchgeführt.

✖ Laborergebnisse können durch Einflussgrößen (methodenunabhängig) und Störfaktoren (methodenabhängig) beeinflusst werden.

# Befundinterpretation

Für eine korrekte Befundinterpretation muss zunächst die Laboranalyse, d.h. die Messung der zu bestimmenden Substanz, durch den Laborarzt beurteilt werden. Dies umfasst die Beurteilung der eingesetzten Methodik (Präzision, Richtigkeit, analytische Sensitivität und Spezifität) sowie des Analyseergebnisses (interne und externe Qualitätskontrollen). Anschließend wird der Befund durch den behandelnden Arzt im medizinischen Kontext bewertet.

## Analytische Beurteilung

### Präzision und Richtigkeit

Die **Präzision** beschreibt die Übereinstimmung wiederholter Messungen (Reproduzierbarkeit) als Maß für die Streuung der Messwerte um den Mittelwert. Dadurch werden **zufällige Fehler** erkannt. Man unterscheidet die Präzision in Serie, bei der am gleichen Tag Mehrfachmessungen erfolgen, von der Präzision von Tag zu Tag, bei der die Streuung für gewöhnlich höher ist. **Richtigkeitsbestimmungen** erfassen die Differenz zwischen Ziel- und Istwert und decken damit **systematische Fehler** auf. Die Ermittlung des Zielwerts erfolgt durch eine Kontrollprobe. Am Beispiel einer Zielscheibe werden die beiden Begriffe in ▮ Abb. 1 illustriert.

### Analytische Sensitivität und Spezifität

Die **analytische Sensitivität** ist das Maß für das Nachweisvermögen einer Methode. Sie spielt v.a. bei der Messung von Substanzen in sehr niedrigen Konzentrationen eine wichtige Rolle, beispielsweise bei der Bestimmung von Spurenelementen, Hormon- und Medikamentenspiegeln. Durch den Einsatz enzymatischer Methoden ist bei den meisten Methoden die **analytische Spezifität**, d.h. die ausschließliche Bestimmung des zu messenden Analyten, in der Regel gewährleistet. Dennoch sollten auch hier Störfaktoren, z.B. Medikamente, beachtet werden. Beide Begriffe dürfen nicht mit der diagnostischen Sensitivität und Spezifität von Testverfahren (s.u.) verwechselt werden!

### Qualitätskontrolle

Die Freigabe einer Analyseserie erfolgt erst nach Durchführung **interner Qualitätskontrollen** (Richtigkeits- und Präzisionskontrollen), die den jeweiligen Anforderungen genügen müssen. Es gilt die Faustregel, dass Laborwerte von Tag zu Tag um ± 10% schwanken dürfen, im Extremfall also 20%, wenn beide Messungen jeweils am Ende des erlaubten Bereichs liegen. Bei **externen Qualitätskontrollen**, den sog. Ringversuchen, werden Kontrollproben an verschiedene klinische Laboratorien verschickt und die Messergebnisse wieder an das Referenzinstitut zurückgesendet.

### Medizinische Beurteilung

In der Verantwortung des behandelnden Arztes liegt die medizinische Beurteilung der Analyseergebnisse. Sie gliedert sich in folgende Teilschritte:

▸ In der **Tranversalbeurteilung** wird das Ergebnis mit den Referenzwerten bzw. -intervallen verglichen. Die Referenzwerte beziehen sich auf ein genau definiertes, gesundes Patientenkollektiv. Isoliert auftretende Laborwerte außerhalb des Referenzbereichs sind daher nicht notwendigerweise pathologisch.

▸ Die **Longitudinalbeurteilung** betrachtet die Laborwerte im Verlauf. Hierbei müssen auch immer analytische Schwankungen von Tag zu Tag in Betracht gezogen werden.

▸ Mit der **Plausibilitätskontrolle** werden grobe Fehler (Patientenverwechslung, Übertragungsfehler etc.) aufgedeckt und die biologische Möglichkeit anhand Extremwertkontrolle und Konstellationskontrolle überprüft. Bei Niereninsuffizienz beispielsweise mit deutlichem Kreatininanstieg muss immer auch der Serumharnstoff erhöht sein.

▸ Die medizinische Beurteilung wird schließlich durch die zusammenfassende Betrachtung (**Synopsis**) aus Anamnese, Laborwerten, Diagnose, Therapie und Verlauf vervollständigt.

### Diagnostische Sensitivität und Spezifität von Testverfahren

Unter **Validität** versteht man die Brauchbarkeit eines Testverfahrens, d.h. die Übereinstimmung zwischen dem Testverfahren und dem, was zu messen beabsichtigt war. Die Beziehungen zwischen Krankheit und Test-

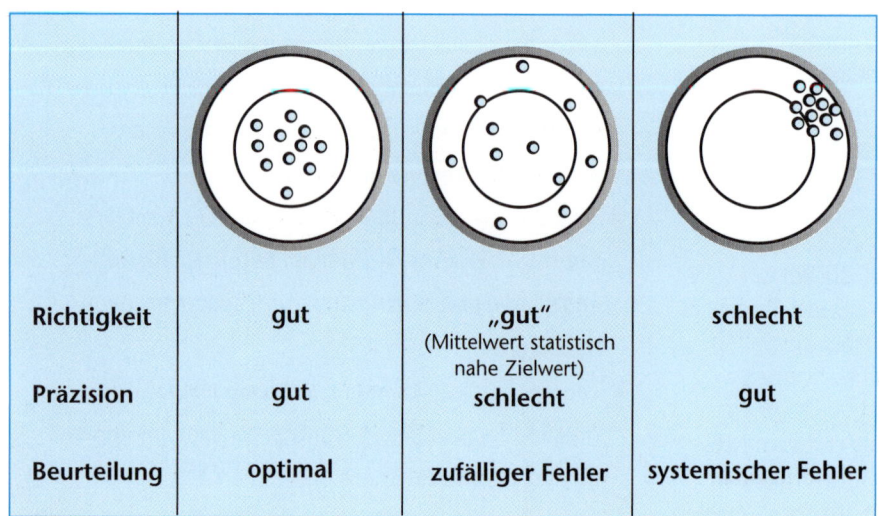

▮ Abb. 1.: Zielscheibe als Beispiel für Präzision und Richtigkeit. [1]

| Richtigkeit | gut | „gut" (Mittelwert statistisch nahe Zielwert) | schlecht |
|---|---|---|---|
| Präzision | gut | schlecht | gut |
| Beurteilung | optimal | zufälliger Fehler | systemischer Fehler |

# Grundlagen

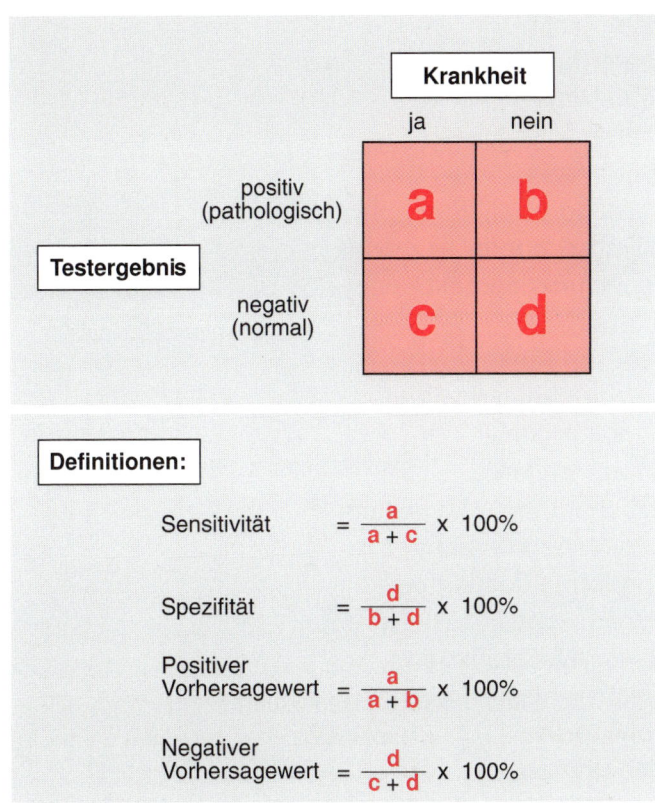

Abb. 2: Mögliche Beziehungen zwischen Krankheit und Testergebnis. [2]

Definitionen:

Sensitivität $= \dfrac{a}{a+c} \times 100\%$

Spezifität $= \dfrac{d}{b+d} \times 100\%$

Positiver Vorhersagewert $= \dfrac{a}{a+b} \times 100\%$

Negativer Vorhersagewert $= \dfrac{d}{c+d} \times 100\%$

Abb. 3: Veränderung von diagnostischer Sensitivität und Spezifität in Abhängigkeit vom diagnostischen Diskriminationswert („cut-off").
a) Innerhalb eines Überlappungsbereichs klinisch-chemischer Ergebnisse kommt es zu falsch positiven und falsch negativen Werten.
b) Eine Erhöhung des „cut-off"-Werts erhöht die Spezifität und erniedrigt die Sensitivität.
c) Eine Erniedrigung des „cut-off"-Werts erhöht die Sensitivität und erniedrigt die Spezifität. [3]

ergebnis lassen sich anhand einer Vierfeldertafel darstellen (Abb. 2). Ein Test hat dann eine hohe diagnostische **Sensitivität**, wenn er alle Kranken als krank erkennt, und eine hohe diagnostische **Spezifität**, wenn alle Gesunden ein negatives Testergebnis aufweisen. In der Regel muss jedoch ein Kompromiss zwischen Sensitivität und Spezifität gefunden werden, da die Veränderung des Diskriminationswerts (Grenzwert zwischen „normal" und „pathologisch") zu einer gegenläufigen Veränderung von Sensitivität und Spezifität führt (Abb. 3). Der **Vorhersagewert (prädiktiver Wert)** bezieht sich auf die Testergebnisse. Der positive Vorhersagewert gibt an, wie sicher ein positives Testergebnis einen Kranken identifiziert. Umgekehrt gibt der negative Vorhersagewert an, wie sicher ein negatives Testergebnis einen Gesunden identifiziert.

## Referenzwerte

Referenzwerte bzw. -intervalle beziehen sich auf ein genau beschriebenes, gesundes Probandenkollektiv (Referenzgruppe) und gelten für eine genau beschriebene Methode. Der einzelne klinisch-chemische Befund wird dieser Referenzgruppe gegenübergestellt. Für die Festlegung der Referenzintervalle legt man eine Normalverteilung (Abb. 4) zugrunde, wenngleich biologische Werte in der Regel eher kompliziertere Verteilungen aufweisen. Im Referenzintervall liegen üblicherweise 95,5 % der Werte im Bereich ± 2s, Werte außerhalb der ± 3s-Grenze gelten als pathologisch.

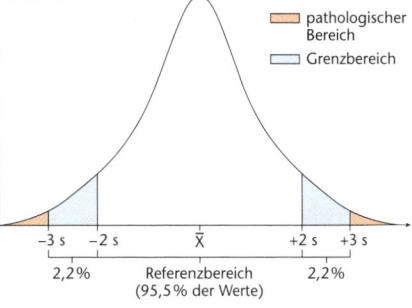

Abb. 4: Normalverteilung: Mittelwert ($\bar{X}$), Standardabweichung (s). [5]

## Zusammenfassung

✖ Mit Präzisionskontrollen werden zufällige Fehler, mit Richtigkeitsbestimmungen systematische Fehler aufgedeckt.

✖ Analytische Sensitivität und Spezifität beziehen sich auf die zu messende Substanz.

✖ Zur medizinischen Beurteilung sind diagnostische Sensitivität und Spezifität bzw. positiver und negativer Vorhersagewert von Bedeutung.

## Diagnostik nach Stoffklassen

- 8 Wasser und Elektrolyte: Grundlagen
- 10 Wasser und Natrium: Regulation
- 12 Hypo- und Hypernatriämie: Pathophysiologie
- 14 Hypo- und Hypernatriämie: Klinik
- 16 Störungen des Kaliumhaushalts
- 18 Volumensubstitution
- 20 Säure-Basen-Haushalt: Grundlagen
- 22 Säure-Basen-Haushalt: Pathophysiologie
- 24 Säure-Basen-Haushalt: Diagnostik und Therapie
- 26 Respiratorische Insuffizienz
- 28 Plasmaproteine und Enzyme
- 30 Diabetes mellitus: Pathophysiologie
- 32 Diabetes mellitus: Diagnostik
- 34 Diabetes mellitus: Akute Komplikationen
- 36 Lipoproteine
- 38 Lipidstoffwechselstörungen
- 40 Nukleotide: Harnsäure und Gicht
- 42 Nukleinsäuren: Molekularbiologische Diagnostik

## Diagnostik nach Organsystemen

- 44 Hämatologische Labordiagnostik
- 46 Erythrozytenmorphologie und Anämien
- 48 Leukozyten und Differentialblutbild
- 50 Hämostase
- 52 Nierenfunktion
- 54 Urinstatus
- 56 Nierenversagen
- 58 Herzinfarkt
- 60 Malabsorption: Pathophysiologie
- 62 Malabsorption: Diagnostik
- 64 Leberfunktionstests
- 66 Ikterus
- 68 Lebererkrankungen
- 70 Kalziumregulation und Hypokalziämie
- 72 Hyperkalziämie
- 74 Phosphat und Magnesium
- 76 Knochenerkrankungen
- 78 Endokrine Regulation
- 80 Dynamische Funktionstests
- 82 Hypophysenfunktion
- 84 Wachstumsstörungen
- 86 Schilddrüse
- 88 Hypothyreose
- 90 Hyperthyreose
- 92 Nebennierenrindenfunktion
- 94 Nebennierenrindenunterfunktion
- 96 Nebennierenrindenüberfunktion
- 98 Gonadenfunktion

## Spezielle Diagnostik

- 100 Entzündung
- 102 Maligne Erkrankungen
- 104 Körperflüssigkeiten

# B Spezieller Teil

# Wasser und Elektrolyte: Grundlagen

Das wässrige Milieu des Organismus ist Grundlage sämtlicher biochemischer Reaktionen, deren Ablauf von der Homöostase der Elektrolyte und des pH-Werts abhängt. Störungen des Wasser- und Elektrolythaushalts haben daher weitreichende Konsequenzen für den gesamten Organismus.

## Wasserkompartimente

Ungefähr 60 % des Körpergewichts bestehen aus Wasser (Abb. 1). Davon befinden sich zwei Drittel im **Intrazellulärraum** (IZR bzw. IZV) und ein Drittel im **Extrazellulärraum** (EZR bzw. EZV). Der EZR setzt sich aus dem **interstitiellen Raum** (ISR bzw. ISV) und dem **Intravasalraum** (IVR bzw. IVV) zusammen. Der sog. transzelluläre Raum, der die Flüssigkeiten der Körperhöhlen und Hohlorgane (Liquor, Pleurahöhle etc.) umfasst, sei an dieser Stelle vernachlässigt.
Verluste in den Wasserkompartimenten machen sich auf unterschiedliche Art und Weise bemerkbar. Intrazelluläre Flüssigkeitsverluste beeinträchtigen die zelluläre Funktion und führen zu zentralnervösen Symptomen wie Lethargie, Konfusion oder Koma. Im Gegensatz dazu kommt es bei Verlusten aus dem EZR, z. B. bei Blutungen, zu Kreislaufkollaps, Nierenversagen und Schock. Die gute Permeabilität von Wasser, die mit einer gleichmäßigen Verteilung auf die Kompartimente verbunden ist, kann dazu führen, dass klinische Zeichen des Flüssigkeitsverlusts nicht gleich erkennbar werden.
Der Wasserbestand des Organismus kann anhand klinischer Parameter beurteilt werden, deren Veränderungen bei **Überwässerung (Hyperhydratation)** oder **Wassermangel (Dehydratation)** in Tabelle 1 zusammengefasst sind.
Das EZV kann durch Bestimmung der Plasmaeiweißkonzentration und des Hämatokrits (Anteil des Erythrozytenvolumens am Vollblutvolumen) abgeschätzt werden. Eine Erhöhung der Plasmaeiweißkonzentration bzw. des Hämatokrits kann auf ein vermindertes EZV hindeuten. Jedoch sollten Laborwerte nie isoliert vom klinischen Bild und ohne Anamnese beurteilt werden.

## Elektrolyte

Die ionische Zusammensetzung von Extra- und Intrazellulärraum zeigt deutliche Unterschiede (für Normwerte s. Anhang). **Natrium** ($Na^+$) ist das Hauptkation des EZR im Gegensatz zu **Kalium** ($K^+$) auf intrazellulärer Seite. Diese Verteilung wird durch aktive Transportprozesse der $Na^+$-$K^+$-ATPase (Abb. 1) erreicht und ist für viele physiologische Vorgänge (Aktionspotential, Glukoseaufnahme etc.) von fundamentaler Bedeutung. Auf Seite der Anionen überwiegen extrazellulär Bikarbonat ($HCO_3^-$) und Chlorid ($Cl^-$), im Zellinneren Proteine und Phosphat ($HPO_4^{2-}$).
Im Allgemeinen beinhaltet eine Serumelektrolytbestimmung die Konzentrationsbestimmung von Natrium, Kalium, Bikarbonat und Chlorid. Harnstoff und Kreatinin sind keine Elektrolyte, werden aber häufig gemeinsam mit den Serumelektrolyten bestimmt, um Hinweise auf die Nierenfunktion zu erlangen: Erhöhte Konzentrationen deuten auf eine verminderte glomeruläre Filtrationsrate hin (s. S. 52).

## Konzentration

Die **Konzentration** eines in Wasser gelösten Stoffes setzt seine Stoffmenge in Verhältnis zum Wasservolumen. Daraus ergibt sich die Einheit mol/l. Eine Konzentrationsänderung kann also durch Veränderung der beiden Variablen Stoffmenge und Volumen zustande kommen. Eine Abnahme der Natriumkonzentration im Plasma von 140 mmol/l auf 130 mmol/l beruht demnach entweder auf einer Abnahme der Natriummenge oder einer Zunahme des Plasmavolumens (s. S. 12).
**Osmose** ist die Diffusion von Wasser. Triebkraft hierfür ist ein Konzentrationsunterschied osmotisch wirksamer Teilchen zwischen zwei Kompartimenten. Osmotisch wirksam ist ein

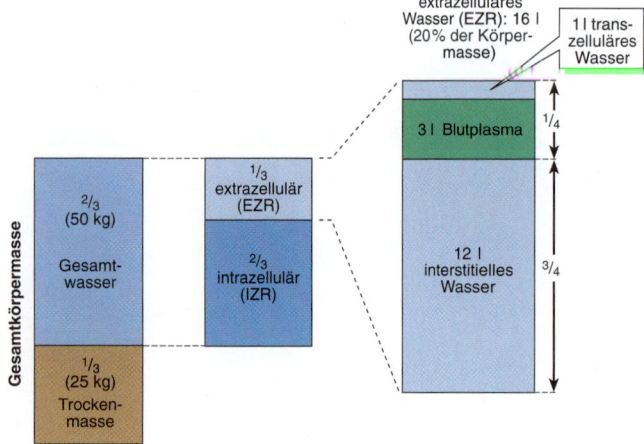

Abb. 1: Verteilung des Gesamtkörperwassers. [4]

| Parameter | Dehydratation | Hyperhydratation |
|---|---|---|
| Puls | Erhöht | Normal |
| Blutdruck | Erniedrigt | Normal, evtl. erhöht |
| Halsvenenfüllung | Erniedrigt | Erhöht |
| Hautturgor | Erniedrigt | Erhöht |
| Augapfel | Weich, eingesunken | Normal |
| Schleimhäute | Trocken | Normal |
| Lunge | Normal | Feuchte RG |
| Diurese | Erniedrigt | Normal oder erniedrigt |
| Bewusstsein | Erniedrigt | Erniedrigt |

Tab. 1: Veränderungen klinischer Parameter bei Störungen des Wasserhaushalts.

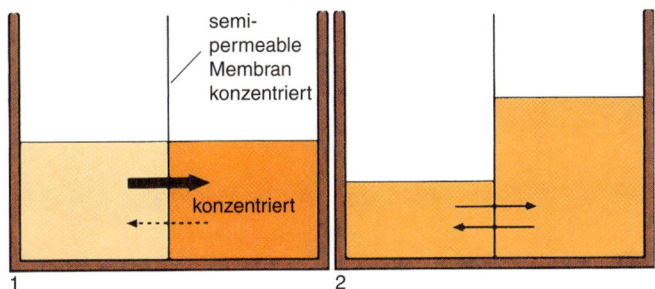

Abb. 2: Unterschiede der Osmolalität und daraus resultierende Wasserbewegungen in Flüssigkeitskompartimenten des Körpers. Die Osmolalität muss auf beiden Seiten der Membran gleich sein. Durch Diffusion des Wassers (Osmose) zum Kompartiment höherer Osmolalität wird dieser Ausgleich auf Kosten unterschiedlicher Volumina erreicht. [3]

Teilchen dann, wenn es Wasser „anzieht", beispielsweise Ionen oder polare, ungeladene Moleküle wie Glukose. Obwohl die Konzentrationen der verschiedenen Ionen von Kompartiment zu Kompartiment unterschiedlich sind, ist die Summe aller osmotisch wirksamen Teilchen identisch. Die Kompartimente werden durch semipermeable Membranen voneinander abgegrenzt, durch welche Wasser frei diffundieren kann. Das geschieht so lange, bis auf beiden Seiten der Membran der gleiche osmotische Druck herrscht. Für eine Zelle kann dies unter Umständen zum Wasserverlust und somit zur Zellschrumpfung führen (Abb. 2). Physiologischerweise ist die Osmolalität des IZR gleich der des EZR, beide Kompartimente enthalten also isotonische Lösungen.

Die **Osmolalität** wird als Stoffmenge der gelösten Teilchen in mosmol pro kg Lösungsmittel (Wasser) angegeben. Sie beträgt normalerweise für alle Körperflüssigkeiten (Ausnahme: Urin) zwischen 280 und 290 mosmol/kg. Der Begriff **Osmolarität** gibt die Menge osmotisch wirksamer Teilchen pro Volumen (Einheit: mosmol/l) an. Für stark verdünnte Lösungen können Osmolalität und Osmolarität gleichgesetzt werden.

Die **Serumosmolalität** kann direkt gemessen oder bei Kenntnis der Natrium-, Glukose- und Harnstoffkonzentration berechnet werden:

Serumosmolalität (mosmol/kg) =
$2 \times Na^+$ (mmol/l) + Glukose (mmol/l) + Harnstoff (mmol/l)

Von einer **osmotischen Lücke** spricht man, wenn die Differenz zwischen der gemessenen und errechneten Osmolalität mehr als 5 mosmol/kg beträgt.

## Onkotischer Druck

Intravasales und interstitielles Kompartiment sind durch die Kapillarmembran voneinander getrennt. Die kleinen Moleküle des Plasmas (Elektrolyte, Glukose, Harnstoff) können sie nahezu ungehindert passieren und ziehen Wasser nach, v. a. im arteriellen Schenkel des Gefäßsystems. Im Gegensatz dazu bleiben die **Plasmaproteine** im Intravasalraum „gefangen", sie können die Gefäßwand nicht passieren. Da die Proteinkonzentration im interstitiellen Raum deutlich geringer ist, wird so ein kolloidosmotischer Druck erzeugt. Dieser so genannte onkotische Druck hält das Wasser im Gefäß. Das Zusammenspiel von onkotischem und hydrostatischem Druck an der Kapillarmembran entscheidet schließlich über die Nettobewegung von Wasser in das Interstitium bzw. Gefäßlumen (s. S. 28). Letzteres spielt bei der Ödembildung eine entscheidende Rolle.

> Diffusion von Wasser über die Zellmembran führt zur Zellexpansion oder zur Zellschrumpfung. Im Gehirn hat das in beiden Fällen neurologische Zeichen und Symptome, z. B. Bewusstseinsstörungen, zur Folge.

### Zusammenfassung

- Das Gesamtkörperwasser verteilt sich auf zwei Hauptkompartimente: den Intrazellulärraum (IZR) und den Extrazellulärraum (EZR).
- Das Volumenverhältnis IZR : EZR beträgt 2 : 1.
- Überwässerung führt zu einem Volumenanstieg des IZR und EZR, Wasserverlust führt zu einer Volumenabnahme des IZR und EZR.
- Natrium ist das Hauptkation des EZR, Kalium das Hauptkation des IZR.
- Der Volumenstatus eines Patienten wird durch Anamnese und klinische Untersuchung abgeschätzt.
- Die Serumosmolalität kann direkt gemessen oder mit Hilfe der Serumkonzentrationen von Natrium, Glukose und Harnstoff berechnet werden.

# Wasser und Natrium: Regulation

Der Organismus ist für Veränderungen der Wasserkompartimente sehr anfällig. Es gibt eine Reihe homöostatischer Mechanismen, die diese verhindern bzw. minimieren. Verluste des EZV führen zur Erniedrigung der Mikrozirkulation. Der Mangel an Sauerstoff und Glukose einerseits und der fehlende Abtransport von Stoffwechselendprodukten ($CO_2$, $H^+$) andererseits führt so rasch zur Gewebsnekrose.
Gleiches gilt für die Elektrolytkonzentrationen, die durch regulatorische Mechanismen in engen Grenzen gehalten werden.

## Wasserhaushalt

Das Gleichgewicht zwischen Wasseraufnahme und -verlust ist in ▌Abb. 1 dargestellt. Einer weitgehend von sozialen Gewohnheiten abhängigen Wasseraufnahme steht eine ähnlich variable Wasserabgabe über die Niere gegenüber. Eine komplette Einstellung der Urinproduktion bei extremem Wassermangel ist jedoch nicht möglich. Zusätzliche Wasserverluste erfolgen über Haut und Lunge (insensitiver Verlust) sowie im Rahmen von Erkrankungen, beispielsweise bei Diarrhö, chronischem Erbrechen oder Fisteln. Das Gesamtwasservolumen bleibt dabei trotz enormer Fluktuationen des Wasserumsatzes bemerkenswert konstant. An der Kontrolle der Wasserausscheidung ist v. a. das antidiuretische Hormon (ADH) beteiligt (s. u.).

## Natriumhaushalt

Der gesamte Natriumbestand des Körpers beträgt ungefähr 3.700 mmol (▌Abb. 2). Etwa ein Viertel ist Bestandteil von Knochen und beteiligt sich nicht am Natriumaustausch. Der Großteil des Natriums befindet sich im EZR und ist rasch austauschbar. Die extrazelluläre Natriumkonzentration von 140 mmol/l unterliegt strengen Regulationsmechanismen, die v. a. durch das Steroidhormon Aldosteron vermittelt werden.
Die Niere passt die Natriumausscheidung an die Natriumaufnahme an. Auf diese Weise können auch Schwankungen in der Natriumaufnahme von unter 5 mmol bis zu über 750 mmol pro Tag kompensiert werden. Trotzdem kann die Natriumausscheidung bei Erkrankungen des Gastrointestinaltrakts erheblich ansteigen. Das spielt in der klinischen Praxis vor allem bei Säuglingen und Kleinkindern eine wichtige Rolle, bei denen schwere Diarrhö zu Wasser- und Natriummangel und nicht selten zum Tod führen kann.

## Regulation des Wasser- und Natriumhaushalts

Eine intakte Volumen- und Osmoregulation ist Voraussetzung für die Aufrechterhaltung eines ausreichend großen, isotonischen EZV. Dabei ist zu beachten, dass Volumen und Osmolalität gegenseitig reguliert werden. So reagiert der Organismus bei Volumenmangel mit einer Erhöhung der Natriumretention. Umgekehrt wird bei erhöhter Plasmaosmolalität die Wasserresorption über ADH gesteigert.

## Sensoren der Volumen- und Osmoregulation

**Mechanorezeptoren** registrieren Druck- und Dehnungsreize, die wiederum volumenabhängig sind. Das **effektive intraarterielle Blutvolumen (EABV)**, welches durch Rezeptoren des Hochdrucksystems (Karotissinus, Aortenbogen, juxtaglomerulärer Apparat in der Niere) gemessen wird, ist eine besonders empfindliche Messgröße des EZV. Bei Abfall des EABV werden entsprechende gegenregulatorische Maßnahmen getroffen (▌Abb. 3).
Die **Osmorezeptoren** sind im Hypothalamus lokalisiert. Diese spezialisierten Zellen vergleichen intra- mit extrazellulärer Osmolalität und passen dementsprechend die Sekretion von ADH im Hypophysenhinterlappen an. Eine erhöhte Osmolalität fördert, eine erniedrigte Osmolalität verringert die ADH-Ausschüttung. (▌Abb. 3).

## Effektoren der Volumen- und Osmoregulation

Wie in ▌Abb. 3 am Beispiel eines erniedrigten EZV zu erkennen ist, wird die Natriumausscheidung durch Aldosteron und ANP gesteuert. Die Wasserresorption wird durch ADH reguliert.
**Aldosteron** steigert die Natriumretention im Nierentubulus auf Kosten von Kalium und Wasserstoffprotonen. Der Hauptstimulus für die Aldosteronsekretion sind Volumenschwankungen des Plasmavolumens. Bei fallendem Blutdruck wird in der Niere das Enzym Renin freigesetzt, welches eine Aktivierungskaskade (Renin-Angiotensin-Aldosteron-System, RAAS) in Gang setzt, an deren Ende die Sekretion von Aldosteron in der Nebennierenrinde steht.
Das **atriale natriuretische Peptid (ANP)** wird in den Vorhöfen gebildet und bei Vorhofdehnung freigesetzt. Es fördert die Natriurese und senkt dadurch das EZV.

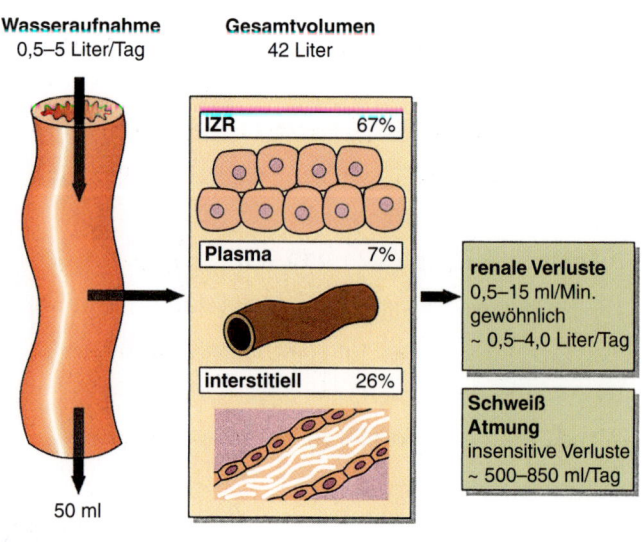

▌Abb. 1: Wasserhaushalt. [3]

# Diagnostik nach Stoffklassen

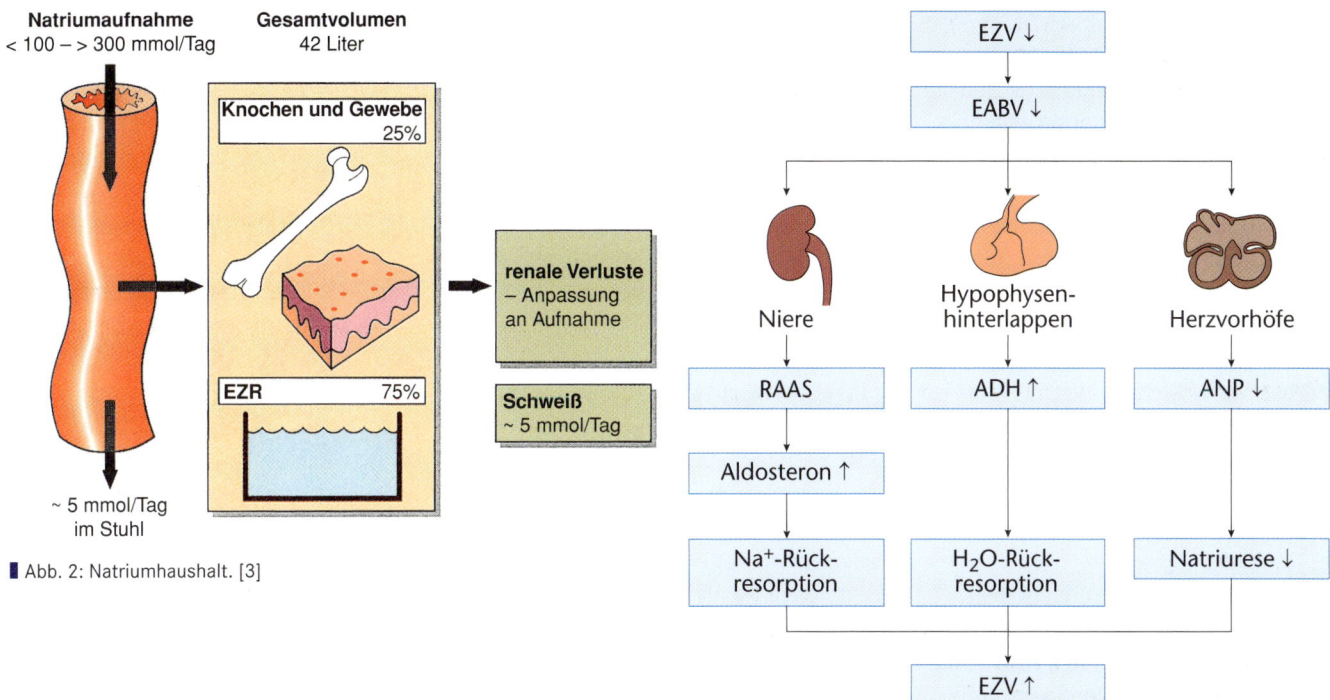

Abb. 2: Natriumhaushalt. [3]

Abb. 3: Regulation des Wasser- und Natriumhaushalts am Beispiel eines erniedrigten EZV. EABV = effektives intraarterielles Blutvolumen, RAAS = Renin-Angiotensin-Aldosteron-System, ADH = antidiuretisches Hormon, ANP = atriales natriuretisches Peptid. [5]

Das **antidiuretische Hormon (ADH)**, syn. **Vasopressin**, erhöht die Wasserrückresorption im distalen Tubulus der Niere. Sekretionsreiz ist ein Anstieg der Osmolalität des EZV. Durch Regulation der Wasserausscheidung bzw. -retention werden so die Elektrolytkonzentrationen konstant gehalten. Zusätzlich kann der Sympathikus die ADH-Freisetzung steigern, z. B. bei Stress oder erniedrigtem EABV. Dies geschieht unabhängig von der Osmolalität (nonosmolale ADH-Sekretion).

Für das Verständnis der Volumenregulation sollte man sich die folgende wichtige Tatsache vor Augen führen: Wasser wird nur durch die osmotische Kraft der darin befindlichen Moleküle (Ionen, Glukose etc.) im EZR gehalten. Da Natrium mehr oder weniger auf den EZR beschränkt ist und in hoher Konzentration vorliegt, bestimmt die Menge an Natrium das Volumen dieses Kompartiments. Bei Verlust extrazellulärer Flüssigkeit wird daher zunächst die Natriumretention gesteigert, worauf eine erhöhte Wasserresorption folgt. Ein Beispiel soll diese Zusammenhänge verdeutlichen: Ein Patient mit Diarrhö und heftigem Erbrechen infolge einer Gastroenteritis verliert Wasser und Natrium. Der Körper reagiert durch eine Gegenregulation. Zunächst führt die Hypovolämie zum Blutdruckabfall, und Aldosteron wird ausgeschüttet, die Natriumreabsorption steigt. Durch die Zunahme der Natriummenge steigt die Osmolalität, was wiederum die ADH-Sekretion fördert, die Wasserretention in der Niere steigt (Abb. 3). Aldosteron und ADH bewerkstelligen so eine Normalisierung des EZV, die therapeutisch verabreichten Infusionen, bestehend aus Wasser und Kochsalz, gehen nicht verloren.

## Zusammenfassung

✱ Der Organismus verliert Wasser über die Niere sowie obligatorisch über Haut und Lunge (insensitiver Verlust).

✱ Natrium geht über Niere und Darm (verstärkt bei Diarrhö, chronischem Erbrechen oder Fisteln) verloren.

✱ Mechanorezeptoren im Hochdrucksystem registrieren Änderungen des EZV.

✱ Osmorezeptoren im Hypothalamus registrieren Änderungen der Plasmaosmolalität.

✱ Aldosteron und ANP regulieren das EZV über die renale Natriumausscheidung.

✱ ADH reguliert die Plasmaosmolalität über die Wasserscheidung der Niere.

✱ Bei Volumenmangel wird zunächst die Natriumretention erhöht, und die Plasmaosmolalität steigt. In der Folge kommt es zur Wasserrückresorption durch ADH.

# Hypo- und Hypernatriämie: Pathophysiologie

Wasser- und Natriumbestand sind eng miteinander verknüpft. Änderungen des Wasserbestandes verteilen sich gleichmäßig auf IZV und EZV und ziehen Veränderungen des Serumnatriums nach sich, da sich Natrium überwiegend extrazellulär befindet. Hypo- und Hypernatriämie sind daher meistens Ausdruck eines veränderten Wasserbestandes. Störungen des Natriumbestandes werden in der Regel durch Wasserverschiebungen ausgeglichen, was mit Änderungen des EZV einhergeht. Das Plasma ist daher meist isoton.

## Hyponatriämie

Unter Hyponatriämie versteht man den Abfall des Serumnatriums unter 135 mmol/l. Natriummenge (in mmol) und Wasservolumen (in l) bestimmen die Serumkonzentration, so dass sich Natriumverlust oder Wasserretention als zwei mögliche Ursachen einer Hyponatriämie ergeben (Abb. 1).

## Wasserretention (Verdünnungshyponatriämie)

Eine gesteigerte Wasserretention verdünnt die Bestandteile des EZR einschließlich Natrium. Wird die Natriummenge nicht an das ansteigende Volumen angepasst, führt dies zu einer **hypotonen Hyperhydratation**. Eine häufige Ursache hierfür ist das so genannte Syndrom der inadäquaten ADH-Sekretion **(SIADH)**, das z.B. bei Infektionen, Tumoren oder Verletzungen auftreten kann. Auch Medikamente können SIADH induzieren. Nicht das Serumnatrium, sondern nichtosmotische Stimuli wie Hypovolämie und/oder Hypotonie, Hypoglykämie und Schmerzen sind in diesem Fall für die ADH-Sekretion verantwortlich. Die Ausschüttung von ADH ist unter den genannten Umständen durch seine zusätzlichen physiologischen Funktionen erklärbar, nämlich Vasokonstriktion, Glykogenolyse und Kortisolfreisetzung über ACTH.

## Natriumverlust (Verlusthyponatriämie)

Bei Hyponatriämie sollten primäre Natriumverluste immer in Betracht gezogen werden, wenngleich die Verlusthyponatriämie weitaus seltener als die Verdünnungshyponatriämie ist. Bei signifikanten Natriumverlusten geht Wasser ebenfalls verloren **(hypotone Dehydratation)**. In der Regel handelt es sich um **gastrointestinale Verluste** (v.a. Erbrechen, Diarrhö). **Renale Verluste** sind entweder Folge eines Mangels an Mineralokortikoiden oder werden durch Aldosteronantagonisten, z.B. Spironolacton, begünstigt. Der Verlust an Natrium geht anfangs mit einem Verlust an Wasser einher, und die Natriumkonzentration des Plasmas bleibt konstant. Im weiteren Verlauf nimmt das EZV stetig ab, und es kommt, trotz normaler Osmolalität, zu einer hypovolämisch bedingten Ausschüttung von ADH. Die daraus resultierende gesteigerte Wasserretention führt zur Hyponatriämie. Letztlich bedingt also auch hier der Verdünnungseffekt die Hyponatriämie.
Nicht alle Patienten, die Natrium verlieren, sind auch hyponatriämisch. Wenn bei osmotischer Diurese mehr Wasser als Natrium verloren geht, kommt es zur Hypernatriämie **(hypertone Dehydratation)**. Lebensbedrohlicher Natriummangel kann auch bei normalen Natriumkonzentrationen vorhanden sein. Die Natriumkonzentration allein sagt also nichts über den Natriumbestand des Organismus aus. Anamnese und klinische Untersuchung sind somit auch hier unerlässlich.

## Pseudohyponatriämie

Bei Patienten mit schwerer Hyperproteinämie oder Hyperlipidämie ist die Natriumkonzentration gelegentlich erniedrigt. In solchen Fällen nehmen Proteine und Lipide mehr Plasmavolumen ein, und der Lösungsraum für Elektrolyte, das Plasmawasser, wird kleiner. Bezogen auf das Plasmawasser ist die Natriumkonzentration normal. Da einige analytische Methoden dies nicht berücksichtigen, wird die Natriumkonzentration fälschlich zu niedrig bestimmt. Eine Pseudohyponatriämie sollte immer dann in Betracht gezogen werden, wenn die bestimmte Natriumkonzentration mit der bestehenden Symptomatik nicht in Einklang zu bringen ist, beispielsweise bei einem Patienten mit einer Natriumkonzentration von 110 mmol/l, der komplett asymptomatisch ist. Proteine und Lipide lösen sich bei der Osmolalitätsbestimmung nicht im Plasmawasser und tragen daher auch nicht zur Osmolalität bei. Eine normale Serumosmolalität bei schwerer Hyponatriämie ist somit ein deutlicher Hinweis auf eine Pseudohyponatriämie.

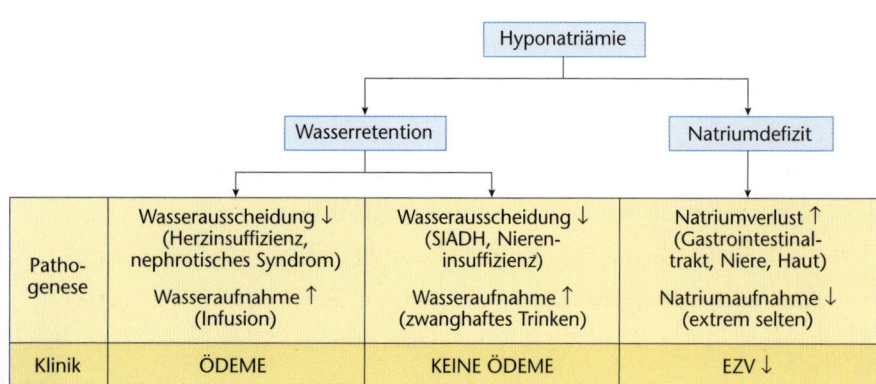

Abb. 1: Ursachen der Hyponatriämie. [5]

## Hypernatriämie

Eine Hypernatriämie liegt vor, wenn die Serumnatriumkonzentration oberhalb der oberen Referenzgrenze von 145 mmol/l liegt. Wasserverlust und/oder eine Erhöhung des Natriumbestands können zur Hypernatriämie führen (Abb. 2).

### Wasserverlust

Eine **verringerte Wasseraufnahme** findet man häufig bei älteren Patienten, die bewusst oder unbewusst (z. B. nach einem Schlaganfall) wenig Wasser zu sich nehmen. Übersteigt die Wasserabgabe über Haut und Niere die Wasseraufnahme, kommt es zur Hypernatriämie.
Beim **Diabetes insipidus** liegt eine Störung der ADH-Sekretion (zentraler Diabetes insipidus) bzw. -Funktion (renaler Diabetes insipidus) vor. Hier resultiert die Hypernatriämie aus einer verringerten, ADH-vermittelten Wasserreabsorption in der Niere.
Bei gleichzeitigen Natrium- und Wasserverlusten, beipielsweise bei osmotischer Diurese oder schweren Diarrhöen, kann sich ebenfalls eine Hypernatriämie entwickeln, wenn mehr Wasser als Natrium verloren geht. Für gewöhnlich führt dies jedoch zur Hyponatriämie.

### Zunahme des Natriumbestandes

Exogene Natriumzufuhr und erhöhte renale Reabsorption können den Natriumbestand erhöhen.
Ersteres wird beispielsweise bei der Therapie lebensbedrohlicher Azidosen mit **Natriumbikarbonatinfusionen** beobachtet. Zudem kann **natriumreiche Ernährung** die Entwicklung einer Hypernatriämie bei Kleinkindern fördern. Bereits ein Teelöffel Kochsalz erhöht die Serumnatriumkonzentration eines Neugeborenen um 70 mmol/l.

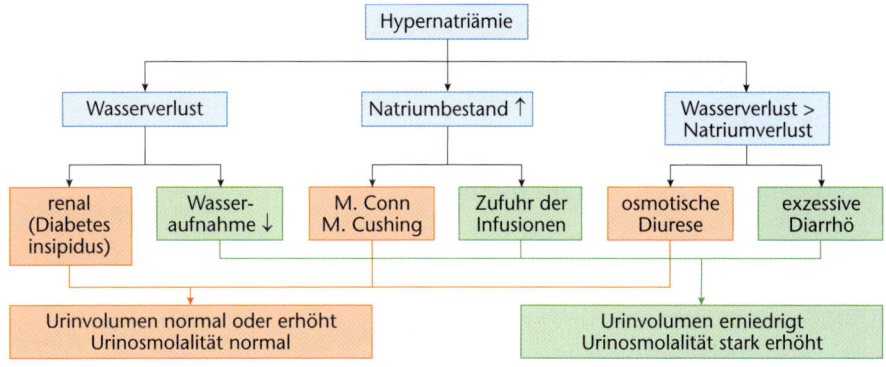

Abb. 2: Ursachen der Hypernatriämie. [5]

Der **primäre Hyperaldosteronismus (Conn-Syndrom)** ist durch eine abnorme Aldosteronsekretion aufgrund eines Nebennierenrindenadenoms gekennzeichnet, was eine Erhöhung der Natriumreabsorption im Nierentubulus nach sich zieht. Auch beim **Cushing-Syndrom**, bei dem die Kortisolfreisetzung gesteigert ist, kann der Natriumspiegel aufgrund einer schwachen mineralokortikoiden Wirkung des Kortisols zunehmen. In beiden Fällen steigt die Natriumkonzentration selten über 150 mmol/l.

> Patienten, die nicht trinken oder ihren Bedarf an Wasser nicht kommunizieren können (z. B. im Koma), werden oft hypernatriämisch. Zur Wasserbilanzierung muss neben der Urinausscheidung auch an die insensitiven Verluste gedacht werden, die ebenfalls substituiert werden müssen!

### Zusammenfassung

✱ Störungen des Wasserbestandes führen zu Hypo- bzw. Hypernatriämie, Störungen des Natriumbestandes zu Änderungen des EZV bei isotonem Plasma.

✱ Hyponatriämie aufgrund von Wasserretention ist die häufigste Elektrolytveränderung in der klinischen Praxis. In den meisten Fällen wird die ADH-Sekretion durch nichtosmotische Regulationsmechanismen erhöht, in der Folge wird Wasser in der Niere verstärkt zurückgehalten.

✱ Hyponatriämie kann bei Patienten mit gastrointestinalen oder renalen Flüssigkeitsverlusten auftreten, die einen Verlust an Natriumionen nach sich ziehen. Die daraus resultierende Hypovolämie stimuliert die ADH-Sekretion, Wasser wird verstärkt rückabsorbiert, und die Natriumkonzentration fällt.

✱ Die häufigste Ursache einer Hypernatriämie ist Wasserverlust aufgrund verringerter Wasseraufnahme.

✱ Weitere Ursachen einer Hypernatriämie können sein: Diabetes insipidus, Conn-Syndrom, massive Natriumzufuhr durch Infusionen.

✱ Gleichzeitige Wasser- und Natriumverluste, beispielsweise durch osmotische Diurese bei diabetischer Ketoazidose, können ebenfalls eine Hypernatriämie verursachen, führen aber meist zur Hyponatriämie.

# Hypo- und Hypernatriämie: Klinik

## Hyponatriämie

Bei Vorliegen einer Hyponatriämie sollten folgende Fragestellungen angegangen werden:

### Ist die Hyponatriämie lebensbedrohlich?

Parameter zur Einschätzung des Risikos von Morbidität und Mortalität bei hyponatriämischen Patienten sind:
▸ **Natriumkonzentration im Serum:** Bei Serumwerten unter 120 mmol/l steigt das Risiko deutlich an.
▸ **Geschwindigkeit des Konzentrationsabfalls:** Der (willkürliche) Schwellenwert von 120 mmol/l sollte mit Vorsicht angewendet werden. Ein Patient, dessen Natriumspiegel innerhalb von 24 Stunden von 145 mmol/l auf 125 mmol/l fällt, schwebt möglicherweise bereits in Lebensgefahr.
▸ **Klinische Zeichen und Symptome:** Hyponatriämiebedingte Symptome spiegeln neurologische Fehlfunktionen wider, die aus einer zerebralen, intrazellulären Überwässerung infolge der Hypoosmolalität des Plasmas resultieren. Diese Symptome sind unspezifisch und äußern sich in Form von Übelkeit, Unwohlsein, Kopfschmerzen, Lethargie und Bewusstseinsstörungen. Krämpfe, Koma und fokal-neurologische Zeichen treten ab Konzentrationen unter 110–115 mmol/l auf.
▸ **Anzeichen für Natriumverluste:** Bei Hinweisen auf Natriumverluste (s. u.) besteht ein hohes Mortalitätsrisiko, wenn nicht sofort eine Therapie eingeleitet wird.

### Liegt Natriumverlust oder Wasserretention vor?

Die **Anamnese** liefert erste Hinweise zur Klärung diese Frage. Flüssigkeitsverluste, z. B. aus Niere oder Darm, deuten auf Natriumverluste hin, die sich möglicherweise bereits durch Schwindel und Schwäche äußern. Umgekehrt ist Wasserretention als Ursache für eine Hyponatriämie wahrscheinlich, wenn sich anamnestisch keine Flüssigkeitsverluste eruieren lassen. Dabei sollte gezielt nach möglichen Ursachen eines SIADH gefragt werden, z. B. Schüttelfrost bei Infektionen oder Gewichtsverlust bei malignen Erkrankungen.
Auf **klinische Zeichen** eines erniedrigten EZV (s. S. 8, ▮ Tab. 1) sollte immer geachtet werden. Bei Patienten mit Hyponatriämie weisen sie auf einen Mangel an Natrium hin. Sind sie im Ruhezustand vorhanden, liegt ein schwerwiegender, lebensbedrohlicher Natriummangel vor, der eine sofortige Therapie erfordert. Im Gegensatz dazu zeigt eine gesteigerte Wasserretention oft ein klinisch weniger auffälliges Bild. Das liegt zum einen an der langsamen Entwicklung über Wochen bis Monate hinweg, zum anderen an der gleichmäßigen Wasserverteilung auf IZV und EZV; Letzteres steigt daher nur moderat an.
Anamnese und klinischer Untersuchung kommen bei Hyponatriämie besondere Bedeutung zu, da sich Natriummangel und Wasserretention in ihrer **laborchemischen Konstellation** (▮ Tab. 1) ähneln. Niedrige Serum- und erhöhte Urinosmolalität spiegeln Hyponatriämie bzw. erhöhte ADH-Sekretion wider.
**Ödeme** sind Flüssigkeitsansammlungen im interstitiellen Raum und stellen ein wichtiges differentialdiagnostisches Kriterium dar. Bei ambulanten Patienten äußern sie sich als nicht wegdrückbare Ödeme an den unteren Extremitäten (▮ Abb. 1), bei bettlägerigen Patienten oberhalb des Sakrums. Durch ein Ungleichgewicht zwischen hydrostatischem Druck („drückt" Wasser ins Interstitium) und onkotischem Druck („hält" Wasser im Gefäß) kommt es zu einer Nettobewegung von Wasser ins Gewebe, beispielsweise bei Herzinsuffizienz oder Hypoalbuminämie. Das zirkulierende Blutvolumen nimmt ab, was wiederum die Aldosteronsekretion fördert (sekundärer Hyperaldosteronismus). In der Folge wird Natrium (und Wasser) renal reabsorbiert, das EZV steigt. Trotz der gesteigerten Natrium-

|  | Natriummangel | SIADH |
|---|---|---|
| Symptome | Oft; Schwindel, Kollaps | Eher selten |
| Klinische Zeichen | Oft; ▮ Abb. 1; beweisen Natriummangel | Eher selten; Ödeme grenzen DD ein |
| Klinischer Verlauf | Schnell | Langsam |
| Serumosmolalität | Niedrig | Niedrig |
| Urinosmolalität | Hoch | Hoch |
| Natriumausscheidung (Urin) | Niedrig bei Verlust über Haut/Darm; Variabel bei renalen Verlusten | Variabel, meistens erhöht |
| Volumenstatus | Zu niedrig | Zu hoch |
| Natriumstatus | Zu niedrig | Normal; Zu hoch, falls Ödeme |
| Therapie | Natriumsubstitution | Wasserrestriktion; Natriurese bei Ödemen |

▮ Tab. 1: Laborchemische Konstellation bei Natriummangel und SIADH.

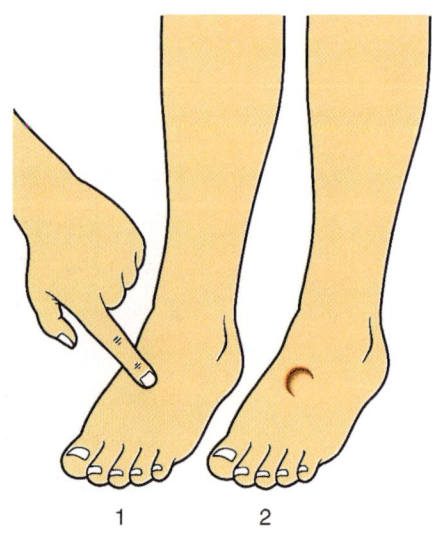

▮ Abb. 1: Nicht wegdrückbares Ödem. Das Eindrücken der Haut für ein paar Sekunden hinterlässt eine Delle, die erst nach einiger Zeit wieder verschwindet. [3]

resorption kommt es dennoch zur Hyponatriämie, da auch die ADH-Sekretion zunimmt und dadurch zusätzlich Wasser zurückgewonnen wird (s. S. 11, ❙ Abb. 3).

## Wie behandle ich den Patienten?

Bei hypovolämischen Patienten ist Natrium- und Wassersubstitution indiziert. Bei normovolämischen Patienten mit Hyponatriämie sollten Flüssigkeitsgaben eingeschränkt werden. Der Natrium- und Wasserüberschuss bei ödematösen Patienten wird mit Diuretika und Wasserrestriktion behandelt. Bei Natriumkonzentrationen unter 110 mmol/l kann die Gabe hypertoner Infusionen notwendig werden.

## Hypernatriämie

### Klinik

Hypernatriämien sind seltener als Hyponatriämien. Auch hier ist der klinische Zusammenhang besonders wichtig. Ein offensichtlich dehydrierter Patient (❙ Abb. 2) mit leichtem Natriumanstieg bis 150 mmol/l verliert vermutlich Wasser und Natrium, wobei der Wasserverlust leicht überwiegt. Für reinen Wasserverlust spricht eine höhere Natriumkonzentration (150–170 mmol/l) bei im Verhältnis zur Natriumkonzentration leicht ausgeprägten klinischen Zeichen. Hier verteilt sich der Wasserverlust gleichmäßig auf IZV und EZV bei gleich bleibender Natriummenge des EZV. Bei Natriumwerten über 170 mmol/l sollte eine erhöhte exogene Natriumzufuhr in Betracht gezogen werden, wenn keine oder nur wenige Anzeichen für eine Dehydratation bestehen.

### Therapie

Reine Wassergabe ist bei überwiegendem Wasserverlust (z.B. beim Diabetes insipidus) sinnvoll und kann oral oder als 5%ige Dextroselösung verabreicht werden. Bei zusätzlichem Natriumverlust sollte Natrium substituiert werden. Bei Natriumüberschuss ist Natriurese mit gleichzeitiger Wassersubstitution indiziert. Vorsicht mit Dextroselösungen: Patienten mit Natriumüberschuss haben bereits ein erhöhtes EZV und neigen zu Lungenödemen.

## Weitere Störungen der Osmolalität

Neben Natrium können auch Harnstoff (bei Nierenerkrankungen), Glukose (Diabetes mellitus) oder Ethanol die Serumosmolalität erhöhen. Die Berechnung der osmotischen Lücke (s. S. 9) kann hier wegweisend sein. Von den oben genannten drei Beispielen verursacht einzig Glukose signifikante Wasserverschiebungen, da sie nicht frei in alle Zellen diffundieren kann. Intrazelluläre Dehydratation bei Hyperglykämie ist die Folge.

> Ödeme sind nicht nur Folge systemischer Veränderungen (z.B. bei Hyperaldosteronismus). Auch lokale Faktoren, beispielsweise Entzündungen oder ein gestörter venöser Rückfluss, können die Ödembildung fördern.

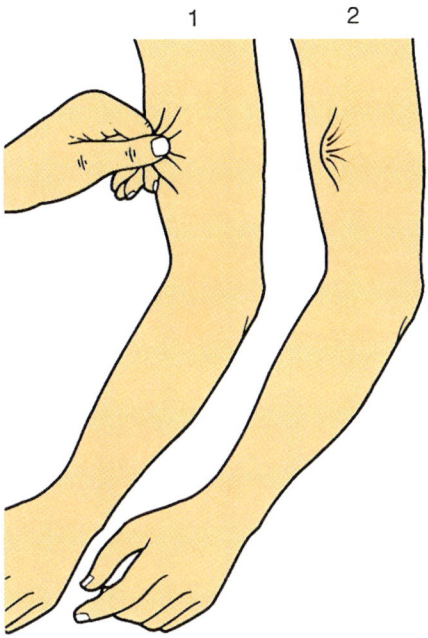

❙ Abb. 2: Verringerter Hautturgor. Im Alter ist dieses Zeichen wegen der geringeren Hautelastizität häufig unzuverlässig, bei Jüngeren jedoch Merkmal einer schweren Dehydratation mit Flüssigkeitsverlusten aus dem EZV. [3]

### Zusammenfassung

✖ Bei hyponatriämischen Patienten ohne Ödeme mit erniedrigtem EZV liegt Natriummangel vor. Therapie: Wasser- und Natriumsubstitution.

✖ Bei hyponatriämischen Patienten ohne Ödeme mit normalen EZV liegt ein Wasserüberschuss vor. Therapie: Wasserrestriktion.

✖ Bei hyponatriämischen Patienten mit Ödemen sind Gesamtkörpernatrium und -wasser gleichermaßen erhöht. Therapie: Diuretika, Wasserrestriktion.

✖ Bei Hypernatriämie lässt der Natriumspiegel Rückschlüsse auf die Ursache zu: Wasser- und Natriumverlust (< 150 mM), reiner Wasserverlust (150–170 mM) und exogene Natriumzufuhr (> 170 mM). Die Therapie richtet sich nach dem klinischen Bild.

✖ Glukose, Harnstoff und Ethanol sind häufig Ursache einer erhöhten Plasmaosmolalität.

# Störungen des Kaliumhaushalts

## Kaliumstoffwechsel

Der Kaliumgehalt des Organismus beträgt ca. 50 mmol/kg KG, wovon sich 98 % in leicht mobilisierbarer Form im IZR befinden; auf den EZR entfallen 2 %. Die Kaliumausscheidung wird der täglich aufgenommenen Menge (30–100 mmol) angepasst und erfolgt überwiegend über die Niere (▌Abb. 1). Kalium wird glomerulär filtriert und praktisch vollständig proximal-tubulär reabsorbiert. Die Exkretion des distalen Tubulus bestimmt (im Austausch gegen Natrium) die Kaliumausscheidung, ein für die Pathophysiologie wichtiger Umstand. Die Kaliumausscheidung über den Stuhl ist vergleichsweise gering (5 mmol/Tag), kann aber bei gastroenteralen Erkrankungen stark ansteigen, z. B. bei Diarrhöen und Adenomen.

## Serumkalium

Im Serum befinden sich nur 0,4 % des Körperkaliums. Änderungen des Wasserbestandes beeinflussen die **Serumkonzentration** (4,5 mmol/l) nur unwesentlich, da Kalium relativ frei zwischen IZV und EZV ausgetauscht werden kann. Im Gegensatz dazu verursachen kleine und **plötzliche Kaliumverschiebungen** zwischen IZR und EZR, wie sie bei Veränderungen des Blut-pH auftreten, große Veränderungen der Kaliumkonzentration bzw. des Kaliumgehalts des Plasmas. Bei Azidose wird Kalium zur Wahrung der Elektroneutralität im Austausch gegen Protonen in den EZR transportiert (▌Abb. 2). Umgekehrte Prozesse spielen sich bei einer Alkalose ab. Auch unter Insulinwirkung gelangt Kalium in den IZR. Veränderungen der Protonenkonzentration haben also einen deutlichen Einfluss auf die Kaliumkonzentration. Bei normalem Säure-Basen-Status kann bei Hypo- bzw. Hyperkaliämie von einem Kaliumdefizit- bzw. -überschuss ausgegangen werden.

Wegen seiner guten Membranpermeabilität bestimmt Kalium das **Ruhemembranpotential**. Für erregbare Zellen wie Nerven- und Muskelzellen haben deswegen Veränderungen des Kaliumspiegels unter Umständen lebensbedrohliche Konsequenzen.

## Hyperkaliämie

Hyperkaliämie (Serumkalium > 5,5 mmol/l) ist die gefährlichste Elektrolytstörung. An der quergestreiften Muskulatur kommt es zu Lähmungserscheinungen und Parästhesien, bei Konzentrationen über 7 mmol/l kann **Herzstillstand** auftreten. Die EKG-Veränderungen bei Hyperkaliämie (▌Abb. 3) können aber auch andere Erkrankungen, beispielsweise Herzinfarkt, imitieren. Daher ist die Bestimmung der Kaliumkonzentration bei Herzstillstand dringend erforderlich.

Ursachen einer Hyperkaliämie können sein:
▶ Verminderte Ausscheidung: Bei **Niereninsuffizienz** wird durch die erniedrigte GFR weniger Kalium ausgeschieden. Ein **Mangel an Mineralokortikoiden** (Aldosteronantagonisten, ACE-Hemmer, M. Addison) verringert die distal-tubuläre Kaliumausscheidung.
▶ Umverteilung: Bei **Azidose** kommt es zur Kaliumverlagerung vom IZR in den EZR. Aufgrund des hohen intrazellulären Kaliumgehalts kann die Serumkonzentration bei **Zelluntergang** stark ansteigen (Rhabdomyolyse, Hämolyse, Zytostatikatherapie).
▶ Vermehrte Zufuhr (übermäßige orale Substitution).

Die **Therapie** besteht in der Gabe von Kalziumglukonat i. v., das als Kaliumantagonist wirkt. Insulin und Glukose transportieren Kalium in den IZR. Bei schweren Hyperkaliämien ist eine Dialyse häufig unumgänglich. Kationenaustauscher fördern die Ausscheidung.

## Pseudohyperkaliämie

Unter Pseudohyperkaliämie versteht man den Anstieg der gemessenen Kaliumkonzentration im Serum während oder nach der Blutabnahme. Übermäßiges Stauen und sog. Pumpen (Faustschluss und -öffnung während der Blutabnahme) sind meistens die Ursache. Da Kalium auch durch Leukozyten und Thrombozyten während der Blutgerinnung freigesetzt wird, kann die Kaliumkonzentration bei Patienten mit hämatologischen Neoplasien auf bis zu 9 mmol/l ansteigen.

▌ Abb. 1: Kaliumhaushalt. [3]

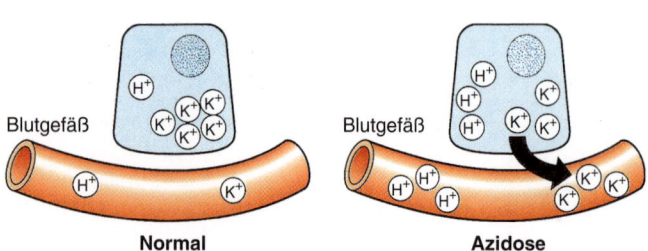

▌ Abb. 2: Zusammenhang zwischen Hyperkaliämie und Azidose. [3]

Rasche Weiterverarbeitung der Proben bzw. Abnahme im Zitratröhrchen umgeht dieses Problem. In Plasmaproben verhindern Antikoagulanzien die Blutgerinnung. An eine Pseudohyperkaliämie sollte gedacht werden, wenn keine offensichtlichen Ursachen für eine Hyperkaliämie bestehen und der EKG-Befund unauffällig ist.

## Hypokaliämie

Eine Hypokaliämie (Serumkalium < 3,5 mmol/l) äußert sich klinisch an quergestreifter (Muskelschwäche, Hyporeflexie), glatter (Blasenatonie, Ileus) und Herzmuskulatur (Arrhythmien). Die Insulinsekretion ist vermindert. Es zeigen sich typische EKG-Veränderungen (❚ Abb. 3). Die Empfindlichkeit gegenüber Digoxin ist erhöht, und selbst schwere Hypokaliämien können asymptomatisch sein, wenn sie sich langsam entwickeln.

Ursachen einer Hypokaliämie können sein:
▶ Vermehrte Ausscheidung, v. a. gastrointestinal (**Erbrechen**, Diarrhö, Adenome, Fisteln) und renal (**Diuretika**, Hyperaldosteronismus, Kortikosteroide)
▶ Umverteilung bei **Alkalose** und Hyperinsulinismus
▶ Verminderte Zufuhr bei parenteraler Ernährung ohne Kalium, Alkoholismus, Anorexie

Leichte Hypokaliämien werden **therapeutisch** mit Kaliumtabletten ausgeglichen. Bei schwerem Kaliummangel über 500 mmol sind Kaliuminfusionen indiziert.
**Cave:** Intravenös sollte Kalium nicht schneller als 20 mmol/h infundiert werden, außer in besonders schweren Fällen und unter EKG-Kontrolle!

> Voraussetzung für die renale Kaliumausscheidung ist ein ausreichender tubulärer Fluss. Eine tägliche Diurese von 1 l verhindert daher in der Regel die Entstehung einer Hyperkaliämie.

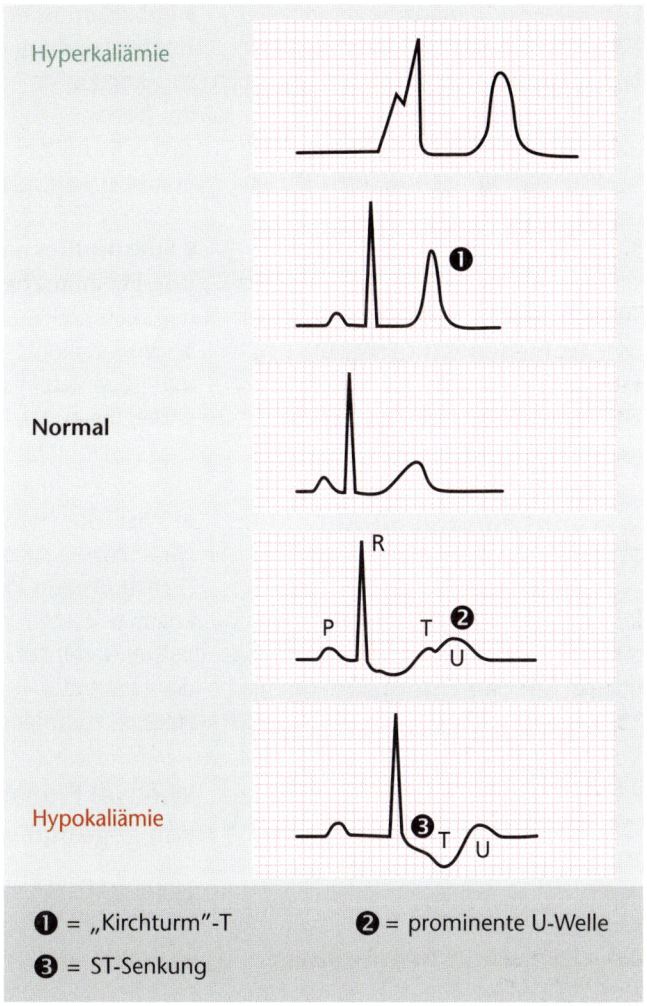

❶ = „Kirchturm"-T    ❷ = prominente U-Welle
❸ = ST-Senkung

❚ Abb. 3: Typische EKG-Veränderungen bei Hyperkaliämie und Hypokaliämie. Auffällig ist die zeltförmige, spitze T-Welle (1) bei Hyperkaliämie. Die Hypokaliämie ist durch eine abgeflachte T-Welle und eine prominente U-Welle gekennzeichnet. [7]

### Zusammenfassung
✖ Kalium ist das Hauptkation des IZR und bestimmt das Ruhemembranpotential von Muskel- und Nervenzellen.
✖ Änderungen der Kaliumkonzentration können durch Veränderung der Gesamtkaliummenge oder durch Verschiebungen zwischen IZR und EZR bedingt sein.
✖ Eine Hyperkaliämie ist potentiell lebensgefährlich. Auch ohne klinische Warnzeichen kann es zum tödlichen Herzstillstand kommen. EKG-Monitoring!
✖ Ursachen einer Hypokaliämie sind gewöhnlich renale oder gastrointestinale Verluste.

# Volumensubstitution

Der Ersatz von verloren gegangenen Körperflüssigkeiten ist eine einfache und wirksame Therapie, die bei vielen Indikationen zum Einsatz kommt. Beim hypovolämischen Schock z. B. ist sie die einzig lebensrettende Maßnahme. Daher sollte jeder Arzt mit den Grundfragen der Volumensubstitution vertraut sein:
**Wie** wird **welche** Flüssigkeit in welcher **Menge** mit welcher **Geschwindigkeit** gegeben? Welche **Überwachungsmaßnahmen** treffe ich?

## Wie wird Flüssigkeit substituiert?

Die orale Substitution ist einfach und effektiv. Bei infektiösen Durchfallerkrankungen sind Salz- und Glukoselösungen die wichtigsten Therapiemaßnahmen. Viele Situationen erfordern jedoch eine intravenöse Substitution. Entweder sind die Patienten nicht in der Lage zu trinken (Koma, postoperativ, wiederholtes Erbrechen), oder Flüssigkeitsverluste müssen schnell bzw. unter kontrollierbaren Bedingungen ausgeglichen werden, z. B. bei Elektrolytstörungen.

## Welche Flüssigkeit wird gegeben?

Prinzipiell lassen sich die zahlreichen zur Verfügung stehenden Lösungen, Mittel und Konzentrate durch ihre Verteilung auf die drei Wasserkompartimente des Körpers unterscheiden (▌ Abb. 1). Die Zuordnung der Präparate in die jeweilige Gruppe erleichtert das Verständnis für deren Einsatz je nach Indikation.

▶ **Substitution mit Wasser:** Ein Defizit an Gesamtwasser, z. B. bei Hypernatriämie, muss mit Wasser (ohne Elektrolyte) ausgeglichen werden. Allerdings würde eine reine Wasserinfusion zur Hämolyse führen. Daher wird hier auf **5 %ige Dextroselösungen** (Glukose) zurückgegriffen, die isoton zum Plasma sind. Die Dextrose wird rasch verstoffwechselt, und das Wasser verteilt sich gleichmäßig intravasal, interstitiell und intrazellulär.

▶ **Substitution mit isotonischer Kochsalzlösung (0,9 % NaCl):** Die sog. Kristalloide haben die Osmolalität des Plasmas und bleiben auf den EZR, also IVR und ISR, beschränkt. Indikation ist ein reduziertes EZV, beispielsweise bei Natriummangel.

▶ **Substitution mit Plasma, Vollblut und Plasmaexpandern:** Plasmaexpander, auch Kolloide genannt, haben einen höheren onkotischen Druck als Plasma und führen zu einer Flüssigkeitsverschiebung in den Intravasalraum, da sie die Kapillarmembran nicht passieren können. Zu ihnen zählen **Hydroxyethylstärke (HES), Dextran** sowie körpereigene kolloidale Lösungen **(Fresh Frozen Plasma = FFP)**. Sie kommen gemeinsam mit Erythrozytenkonzentraten bei Defiziten des Plasmavolumens, d. h. Blutungen jedweder Ursache, zum Einsatz.

## Wie viel Flüssigkeit soll gegeben werden?

Für diese Entscheidung müssen sowohl bereits bestehende als auch erwartete Verluste innerhalb der nächsten 24 Stunden miteinbezogen werden.

**Vorausgegangene Verluste** lassen sich beispielsweise bei Blutungen aufgrund von Frakturen – abhängig von der Lokalisation – abschätzen. Häufig sind sie allerdings nicht berechenbar. Dies ist jedoch nicht immer entscheidend, da eine allzu rasche Substitution nicht unter allen Umständen wünschenswert ist (s. Hyponatriämie). Neben dem Wasserdefizit müssen in jedem Fall auch die Elektrolyte berücksichtigt werden.

Der **voraussichtliche tägliche Flüssigkeitsbedarf** beträgt normalerweise 2 bis 3 l Wasser, 100 bis 200 mmol Natrium und 20 bis 200 mmol Kalium. Diese Werte schließen Verluste über Haut und Lunge ein, sind aber je nach Begleitumständen erheblichen Schwankungen unterworfen (starkes Schwitzen, künstliche Beatmung).

## Wie schnell soll substituiert werden?

Die Geschwindigkeit der Volumensubstitution variiert stark. Ein Patient mit Diabetes insipidus verliert beispielsweise bis zu 15 l Flüssigkeit pro Tag. Die Bedeutung der Substitutionsrate sollen die beiden folgenden Beispiele erläutern.

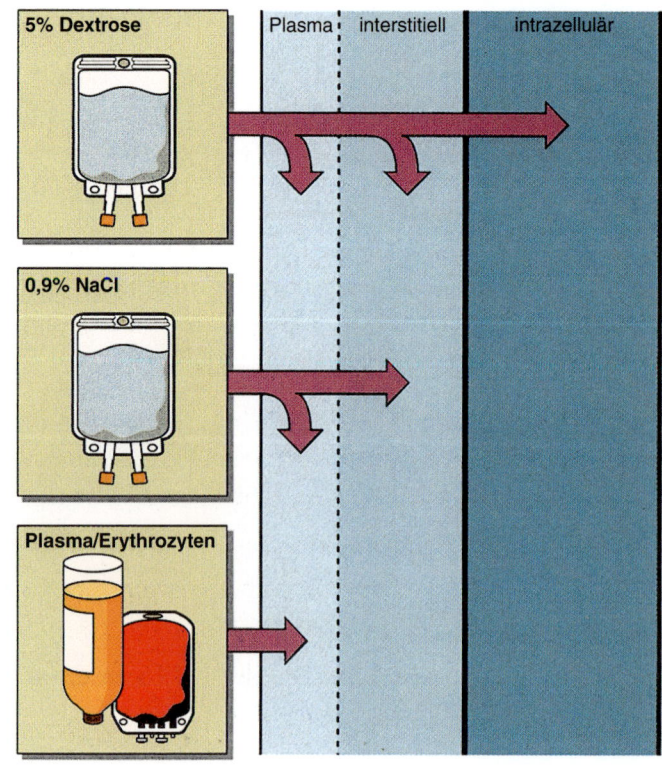

▌ Abb. 1: Volumensubstitution mit Dextrose-, Salz- und Kolloidlösungen und deren Verteilung auf die Wasserkompartimente. [3]

# Diagnostik nach Stoffklassen

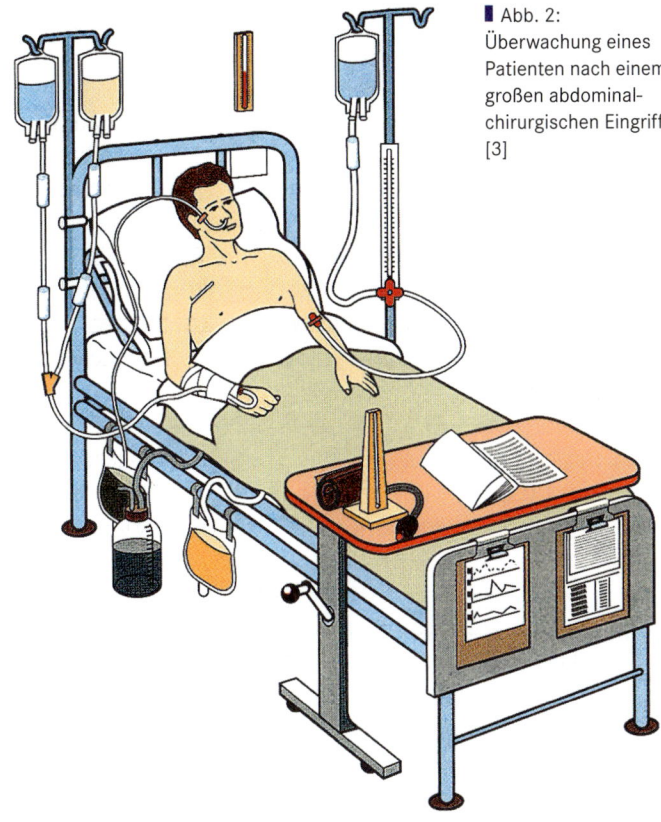

Abb. 2: Überwachung eines Patienten nach einem großen abdominalchirurgischen Eingriff. [3]

Ein Patient unterzieht sich einer elektiven Operation. Man könnte diese **perioperative Situation** bezüglich des Flüssigkeitshaushalts als „normal" betrachten und folgenden Therapieplan aufstellen: 2 bis 3 l isotonische Flüssigkeit einschließlich 1 l isotonischer NaCl-Lösung (enthält ca. 155 mmol Natrium) mit zusätzlicher Kaliumsubstitution. Allerdings wird hier außer Acht gelassen, dass der Organismus auf den Stressstimulus Operation u. a. mit einer verstärkten (nichtosmotischen) ADH-Sekretion reagiert. Wasserretention ist die Folge. Zusätzlich wird stressbedingt weniger Natrium reabsorbiert und weniger Kalium ausgeschieden. Dementsprechend wäre eine Therapie, bestehend aus 1 bis 1,5 l Flüssigkeit mit 30 bis 50 mmol Natrium, aber ohne Kalium, angemessen.

Schwere **Hyponatriämien** müssen langsam ausgeglichen werden. Steigt das Serumnatrium zu schnell, besteht die Gefahr einer osmotisch bedingten Schrumpfung der Myelinscheiden, welche die Axone umwickeln. Vor allem im Bereich des Pons des Hirnstamms treten derartige Demyelinisierungen häufiger auf (zentrale pontine Myelinolyse). Sie führen nicht selten zu schweren neurologischen Störungen und zum Tod. **Die Natriumkonzentration sollte deswegen um nicht mehr als 10 bis 12 mM pro Tag angehoben werden.**

## Wie sollte der Patient überwacht werden?

Um den Wasser- und Elektrolythaushalt eines Patienten zu beurteilen, bedarf es neben der biochemischen Interpretation natürlich auch klinischer Fähigkeiten. Erst die Zusammenschau mehrerer Informationen erlaubt die vollständige Einschätzung des Patientenstatus. Zu diesen Informationen zählen (Abb. 2):
- Patientenakte (Anamnese, Untersuchungen)
- Klinische Untersuchung (Puls, Blutdruck, zentralvenöser Druck; Vorhandensein von Ödemen, Lungengeräuschen; Beurteilung des Hautturgors)
- Kurve (Puls, Blutdruck, Temperatur, Flüssigkeitsbilanz)
- Magensonde, Wunddrainage, Blasenkatheter mit Beutel
- Infusionstherapie (Art, Menge)
- Umgebungstemperatur

---

### Zusammenfassung

✖ Die Volumensubstitution korrigiert nicht nur Flüssigkeitsverluste, sondern auch Elektrolytschwankungen.

✖ Bei infusionsbedürftigen Patienten muss der Herz- und Nierenfunktion besondere Beachtung geschenkt werden.

✖ Die verschiedenen Präparate zur Volumensubstitution unterscheiden sich in ihrer Verteilung auf die Wasserkompartimente: Plasmaexpander („Kolloide") erhöhen das Plasmavolumen, isotone Salzlösungen („Kristalloide") das EZV und Dextroselösungen das Gesamtkörperwasser.

✖ Bei der Bestimmung der infundierten Flüssigkeitsmenge müssen bestehende und bevorstehende Verluste berücksichtigt werden.

✖ Bei der Bestimmung der Infusionsgeschwindigkeit sind die klinischen Begleitumstände maßgebend.

✖ Die Volumensubstitution bedarf einer sorgfältigen Überwachung.

# Säure-Basen-Haushalt: Grundlagen

## pH-Wert und Puffer

Der **pH-Wert** ist das Maß für die freie Wasserstoffprotonenkonzentration ($H^+$). Das Referenzintervall des pH liegt zwischen 7,36 und 7,44, was einer Protonenkonzentration von 36 bis 44 nmol/l entspricht. Der mathematische Zusammenhang zwischen pH und $[H^+]$ lautet:

$$pH = -\log [H^+]$$

Es gilt: je höher die Protonenkonzentration, desto niedriger der pH.
Pro Tag werden im Organismus ca. 60 mmol **Protonen** gebildet. Zu ihrer Produktion tragen flüchtige Säuren, zu denen praktisch nur $CO_2$ zählt, und nichtflüchtige Säuren, z.B. Milchsäure, Ketosäuren und Schwefelsäure beim Abbau von schwefelhaltigen Aminosäuren, bei.
Ein konstanter pH-Wert ist Voraussetzung vieler physiologische Vorgänge, beispielsweise der Enzymaktivität. Um dies zu gewährleisten, werden die gebildeten Protonen zunächst an Pufferbasen gebunden, um dann im nächsten Schritt über die Lunge in Form von $CO_2$ oder über die Niere in Form von Phosphat und Ammonium (s.u.) ausgeschieden zu werden.
Ein **Puffersystem** besteht aus einer schwachen Säure und ihrer zugehörigen Base (Salz). Die Aufgabe eines Puffers ist die Konstanthaltung des pH nach „oben" und „unten", er muss also auch Hydroxylionen ($OH^-$) eliminieren. Allerdings werden im Organismus deutlich mehr Säuren als Basen gebildet. Daher kommt den Pufferbasen besondere Bedeutung zu. Zu den **Pufferbasen des Blutes** zählen Bikarbonat ($HCO_3^-$), Plasmaproteine, sekundäres Phosphat ($HPO_4^{2-}$) und im Erythrozyten das Hämoglobin. Im Blut ist das **Bikarbonatsystem** am wichtigsten. Es ist zu 65% an der Gesamtpufferkapazität beteiligt. Neben der effektiven Pufferung ist der entscheidende Vorteil des Bikarbonatsystems, dass durch Protonenbindung über die Bildung von Kohlensäure ($H_2CO_3$) flüchtiges $CO_2$ entsteht, welches über die Lunge abgeatmet werden kann. Die Abspaltung von $CO_2$ aus Kohlensäure wird dabei durch das Enzym Carboanhydrase katalysiert:

$$HCO_3^- + H^+ \leftrightarrows H_2CO_3 \leftrightarrows CO_2 \text{ (Abatmung)} + H_2O$$

## Protonenausscheidung über die Niere

Neben der Lunge ist auch die Niere an der Protonenausscheidung beteiligt. Zusätzlich sorgt sie dafür, dass die Bikarbonatkonzentration des Plasmas konstant bleibt (Abb. 1). Hierbei sind verschiedene Vorgänge voneinander abzugrenzen.

Zunächst wird das glomerulär filtrierte Bikarbonat aus dem Primärharn ins Blut rückresorbiert (Bikarbonatretention, Abb. 1a). Dieser Transport ist abhängig von dem Vorhandensein eines nach intrazellulär gerichteten Natriumgradienten, der durch die $Na^+$-$K^+$-ATPase aufrechterhalten wird. In einem zweiten Schritt werden Protonen in das Tubuluslumen sezerniert (Abb. 1b), die bei der Reaktion aus physikalisch gelöstem $CO_2$ und Wasser über die Carboanhydrase entstehen. Das gebildete Bikarbonat wird ins Blut abgegeben. Schließlich müssen die freien Protonen im Harn gepuffert werden, um ein Absinken des pH-Werts unter 4,5 zu verhindern (Abb. 1c). Dafür stehen glomerulär filtriertes sekundäres Phosphat ($HPO_4^{2-}$) und Ammoniak ($NH_3$) zur Verfügung. Ammoniak wird in den Tubuluszellen aus Glutamin abgespalten (Enzym: Glutaminase). Die im Stoffwechsel gebildeten Protonen werden also in Form von Ammonium ($NH_4^+$) und primärem Phosphat ($H_2PO_4^-$) ausgeschieden.

## Beurteilung des Säure-Basen-Status

Zu der quantitativen Bedeutung des Bikarbonatsystems kommt hinzu, dass seine Komponenten einfach zu messen sind. Zu einer Beurteilung des Säure-Basen-Status kann die **Henderson-Hasselbalch-Gleichung** verwendet werden, die eine Umformung des Massen-Wirkungs-Gesetzes darstellt:

$$pH = pK + \log \frac{[HCO_3^-]}{0{,}03 \times pCO_2}$$

Die Normwerte für pH, Bikarbonatkonzentration und $CO_2$-Partialdruck sind in Tab. 1 aufgelistet. Der pK-Wert ist konstant (pK = 6,1), daraus folgt, dass sich der pH proportional zum Quotienten aus Pufferbase und Puffersäure verhält:

$$pH \sim \frac{[HCO_3^-]}{pCO_2}$$

Zu einem pH-Abfall kommt es also bei einer Erniedrigung der Bikarbonatkonzentration und/oder einer Erhöhung des $pCO_2$. Umgekehrt lassen eine hohe Bikarbonatkonzentration und/oder ein erniedrigter $pCO_2$ den pH-Wert steigen.

## Störungen des Säure-Basen-Haushalts

Man unterscheidet **metabolische** Störungen, die durch Änderungen der Bikarbonatkonzentration hervorgerufen

| | |
|---|---|
| pH-Wert | 7,36–7,44 bzw. 36–44 nmol/l $H^+$-Ionen |
| $pCO_2$ | 35–45 mmHg |
| Aktuelles Bikarbonat | 22–28 mmol/l; Berechnung aus pH und $pCO_2$ nach der Henderson-Hasselbach-Gleichung; stark $pCO_2$-abhängig! |
| Standardbikarbonat | 20–26 mmol/l; In-vitro-Messung unter Standardbedingungen, d.h. $pCO_2$ 40 mmHg, volloxygeniertes Vollblut ⇒ Erfassung der metabolischen Komponente einer Säure-Basen-Störung |
| Basenüberschuss (BE) | 0 ± 2 mmol/l; Abweichung vom Normalwert aller Pufferbasen |

Tab. 1: Normalwerte des Säure-Basen-Haushalts.

**Abb. 1:** Bikarbonatretention, Protonensekretion und Urinpufferung der Niere. a) Glomerulär filtriertes Bikarbonat wird abhängig von einem Natriumgradienten ins Blut rückresorbiert. b) Protonensekretion ins Tubuluslumen. c) Pufferung der sezernierten Protonen durch sekundäres Phosphat ($HPO_4^{2-}$) und Ammoniak ($NH_3$). [8]

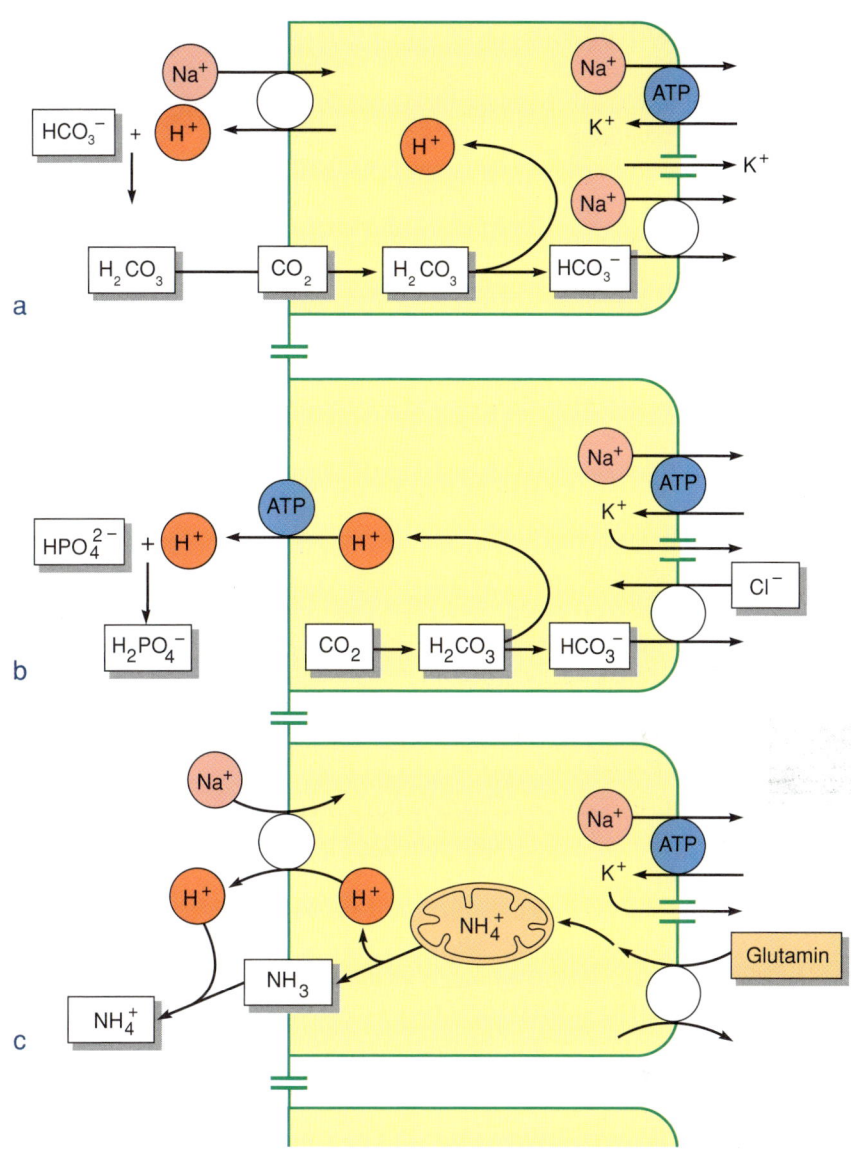

werden, und **respiratorische** Störungen, die auf vermehrte oder verminderte Abatmung von $CO_2$ zurückzuführen sind. Auch **gemischte** Störungen können auftreten. Auf ihre Genese wird auf den folgenden Seiten genauer eingegangen.

Die Begriffe **Azidose** (pH < 7,36) und **Alkalose** (pH > 7,44) bezeichnen die primäre Veränderung des pH-Wertes aufgrund der oben genannten Ursachen. Bei einer metabolischen Azidose ist primär die Bikarbonatkonzentration erniedrigt, bei einer respiratorischen Azidose der $pCO_2$ erhöht.

Zur Aufrechterhaltung eines konstanten pH-Werts treten **Kompensationsmechanismen** des Organismus in Kraft. Dabei gilt, dass metabolische Störungen respiratorisch kompensiert werden und umgekehrt. Liegt beispielsweise eine metabolische Azidose vor ($HCO_3^-$ ↓), kommt es gegenregulatorisch zur Hyperventilation, und der $pCO_2$ fällt. Im Gegensatz dazu wird bei respiratorischen Störungen die Bikarbonatkonzentration über die Niere gesteuert. Die kompensatorische Veränderung ist also immer gleichsinnig zur ursächlichen Veränderung: Ein Abfall des Bikarbonats wird durch Abfall des $pCO_2$ kompensiert. Auf diese Weise wird der Base/Säure-Quotient in Richtung Normwert verschoben. Prinzipiell kommt die respiratorische Kompensation (Lunge) schneller in Gang als die metabolische (Niere), trotzdem wird dadurch selten der Normal-pH erreicht (unvollständige Kompensation). Bei vollständiger Kompensation (7,36 < pH < 7,44) liegt dennoch eine Säure-Basen-Störung vor, da $pCO_2$ und Bikarbonat außerhalb ihres Referenzbereichs liegen. Ein normaler pH ist nicht mit einem normalen Säure-Basen-Haushalt gleichzusetzen.

### Zusammenfassung

✹ Anfallende Protonen werden durch die Pufferbasen des Blutes (Bikarbonat, Plasmaproteine, Phosphat, Hämoglobin) abgefangen und in Form von $CO_2$ (Lunge) oder Phosphat und Ammonium (Niere) ausgeschieden.

✹ Das Bikarbonatsystem ist das wichtigste Puffersystem des Organismus. Seine beiden Komponenten Bikarbonat und $pCO_2$ bestimmen den Blut-pH, der sich mit Hilfe der Henderson-Hasselbalch-Gleichung berechnen lässt.

✹ Azidose: Der Blut-pH fällt durch [$HCO_3^-$] ↓ und/oder $pCO_2$ ↑.

✹ Alkalose: Der Blut-pH steigt durch [$HCO_3^-$] ↑ und/oder $pCO_2$ ↓.

✹ Metabolische Störungen entstehen durch Veränderung der Bikarbonatkonzentration.

✹ Respiratorische Störungen entstehen durch Veränderung des $pCO_2$.

✹ Durch Kompensationsmechanismen (Lunge, Niere) versucht der Organismus, den pH-Wert zu normalisieren. Dies gelingt in der Regel nur teilweise (unvollständige Kompensation).

# Säure-Basen-Haushalt: Pathophysiologie

## Metabolische Störungen

Metabolische Störungen gehen primär auf eine Veränderung der Bikarbonatkonzentration zurück. Bei solchen Patienten kommt es gewöhnlich rasch zu einer respiratorischen Kompensation ($pCO_2$ ↑↓) im Sinne von Hypo- bzw. Hyperventilation, die allerdings meist unvollständig ist.

## Metabolische Azidose

Bei der metabolischen Azidose sinkt die Bikarbonatkonzentration aufgrund der Pufferfunktion (vermehrte Protonenbildung und verringerte Protonenausscheidung) oder durch erhöhte Verluste (Tab. 1). Besonders die häufige Laktatazidose kann als schwere Azidose auftreten. Der Laktatspiegel steigt bei Sauerstoffmangel und/oder gestörter Gewebeoxygenierung bzw. mitochondrialer Dysfunktion (Schock, Leberversagen, Alkoholintoxikation etc.).

Die sog. **Anionenlücke** umfasst sämtliche Anionen, die laborchemisch nicht erfasst werden (Proteinat, Sulfat, Phosphat, organische Anionen). Bei metabolischen Azidosen unklarer Genese kann ihre Berechnung zur Klärung hilfreich sein:

$$\text{Anionenlücke} = [Na^+] - ([HCO_3^-] + [Cl^-])$$
Normbereich: 8–16 mmol/l

Liegt die Anionenlücke trotz Azidose im Normbereich, wird der $HCO_3^-$-Verlust durch $Cl^-$ ausgeglichen („hyperchlorämische Azidose"). Dies ist bei der Verlustazidose der Fall. Eine Zunahme der Anionenlücke über 16 mM („normochlorämische Azidose") spricht für eine Zunahme an Protonen, wie es bei der Additions- und Retentionsazidose der Fall ist. Kompensatorisch kommt es zu einer schnellen, vertieften Atmung **(Kussmaul-Atmung)**, die zu einem Abfall des $pCO_2$ führt. Einem zu starken pH-Abfall wird so entgegengewirkt (Abb. 1). Allgemein begünstigt der pH-Abfall die Entwicklung einer Hyperkaliämie (cave: Herzstillstand!). Die Reaktivität der Gefäßmuskulatur auf Katecholamine ist vermindert (cave: kardiogener Schock, Minderdurchblutung der Niere!).

## Metabolische Alkalose

Die metabolische Alkalose ist durch eine Zunahme der Bikarbonatkonzentration gekennzeichnet. Überwiegend liegt eine vermehrte Protonenausscheidung vor (Tab. 2).

| Additionsazidose | Produktion ↑ von $H^+$ | Laktat-, Ketoazidose; Salizylatintoxikation Anionenlücke ↑ |
|---|---|---|
| Retentionsazidose | Ausscheidung ↓ von $H^+$ | Schwere Niereninsuffizienz Anionenlücke ↑ |
| Subtraktionsazidose | Verlust ↑ von $HCO_3^-$ | Diarrhö; renal-tubuläre Azidose Anionenlücke normal |

Tab. 1: Ursachen der metabolischen Azidose.

| Verlustalkalose | Ausscheidung ↑ von $H^+$ | Verlust von Magensaft (Erbrechen, Sonde) Diuretikatherapie mit Hypokaliämie Hyperaldosteronismus |
|---|---|---|
| Additionsalkalose | Zufuhr ↑ von $HCO_3^-$ | Überkorrektur einer Azidose mit $HCO_3^-$-Infusionen |

Tab. 2: Ursachen der metabolischen Alkalose.

Der Bikarbonatabfall wird respiratorisch durch Hypoventilation kompensiert (Abb. 1). Allgemeine Rückwirkungen auf den Organismus bei Alkalose bestehen in der Entwicklung einer Hypokaliämie (Herzrhythmusstörungen) und einer Verminderung des freien Kalziums im Blut (Krämpfe).

## Respiratorische Störungen

Respiratorischen Störungen liegt ein Ventilations- und/oder Diffusionsproblem zugrunde, das zu einer Veränderung des $pCO_2$ führt. Die renale Kompensation entwickelt sich langsam.

## Respiratorische Azidose

Ursache der respiratorischen Azidose ist eine alveoläre Hypoventilation unterschiedlicher Genese (Tab. 3) mit einem primären Anstieg des $pCO_2$.

Eine **akute** respiratorische Azidose entwickelt sich innerhalb von Minuten bis Stunden und wird wegen der langen Adaptationszeit der Niere nur unvollständig kompensiert. Der Anstieg des $pCO_2$ **(Hyperkapnie)** führt zu einer intrakraniellen Drucksteigerung, die mit Verwirrtheitszuständen und Koma einhergeht. Die Hypoventilation bedingt zusätzlich einen Abfall des $pO_2$ **(Hypoxämie)**. Tachykardie und pulmonale Hypertonie sind die Folge. Eine **chronische** respiratorische Azidose liegt häufig bei COPD (chronische Bronchitis, Emphysem) vor. Die maximale renale Kompensation (Abb. 1) ermöglicht nicht selten eine vollständige Kompensation, d. h. eine Normalisierung des Blut-pH.

## Respiratorische Alkalose

Eine respiratorische Alkalose entsteht durch alveoläre Hyperventilation und ist mit einem primären Abfall des $pCO_2$ verbunden (Tab. 4).

| Mechanismus | Beispiel |
|---|---|
| Lungenerkrankungen | COPD, Pneumonie, Lungenödem |
| Störung der Atemmechanik | Rippenfrakturen, Pneumothorax |
| Neuromuskuläre Störung | Myopathien, Elektrolytstörungen |
| Depression des Atemzentrums | Medikamente (Opioide), organische Läsionen |

Tab. 3: Ursachen der respiratorischen Azidose.

Abb. 1: Kompensationsmechanismen bei metabolischen und respiratorischen Störungen. [5]

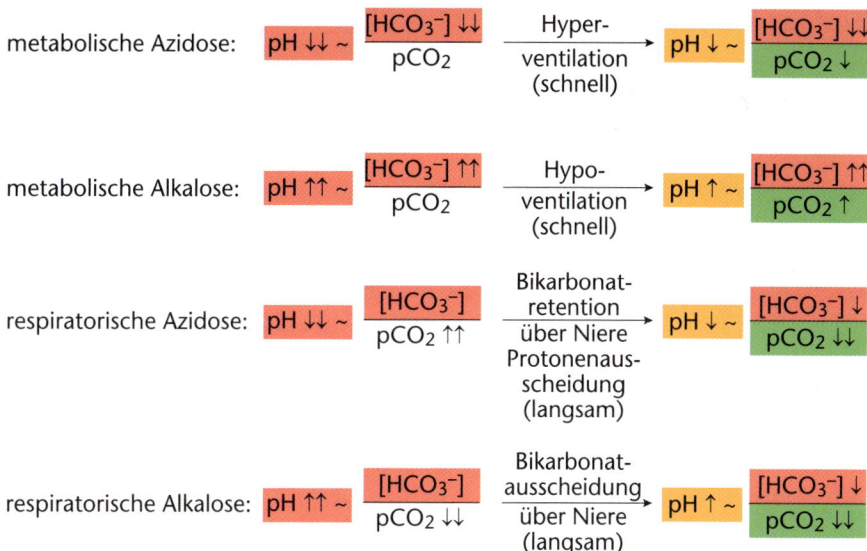

Die häufigste Ursache ist die psychogene Hyperventilation, die akut auftritt und daher nicht kompensiert wird. Bei länger bestehender Hypokapnie sinkt die renale Protonenausscheidung (Abb. 1) kompensatorisch.

## Kombinierte Störungen

Von einer kombinierten metabolisch-respiratorischen Störung kann ausgegangen werden, wenn der pH niedriger als 7,2 oder höher als 7,6 ist. Im Fall einer Azidose wird ein erhöhter $pCO_2$ von einem erniedrigten Bikarbonatspiegel begleitet, bei Alkalose verhält es sich umgekehrt. Die folgenden Beispiele erläutern die Entstehung kombinierter Störungen:

▸ Eine respiratorische Azidose bei COPD (Hypoventilation ⇒ $pCO_2$ ↑) kann durch die metabolische Komponente ($pO_2$ ↓ ⇒ Laktatazidose) verstärkt werden.

▸ Ein Patient, der künstlich beatmet wird und eine Magensonde hat, ist anfällig für eine respiratorisch-metabolische Alkalose (mechanische Hyperventilation und Protonenverlust über die Sonde).

| Mechanismus | Beispiel |
| --- | --- |
| Stimulation des Atemzentrums | Psychogen, organische Läsionen, Medikamente (Salizylate), hormonell (Thyroxin), Fieber, Sepsis |
| Stimulation peripherer Chemorezeptoren | Hypoxie |
| Stimulation intrathorakaler Rezeptoren | Lungenembolie, Lungenparenchymerkrankungen |
| Mechanische Hyperventilation | |

Tab. 4: Ursachen der respiratorischen Alkalose.

### Zusammenfassung

✖ Bei der metabolischen Azidose liegt eine primäre Erniedrigung des $[HCO_3^-]$ vor. Der $pCO_2$ fällt kompensatorisch (Hyperventilation).

✖ Die häufigsten Ursachen der metabolischen Azidose sind Niereninsuffizienz, Laktat- und Ketoazidose. Die Berechnung der Anionenlücke kann zur Klärung der Genese beitragen.

✖ Die metabolische Alkalose ist durch erhöhtes $[HCO_3^-]$ gekennzeichnet. Der $pCO_2$ steigt kompensatorisch (Hypoventilation). Häufigste Ursache ist wiederholtes Erbrechen.

✖ Der respiratorischen Azidose liegt ein Anstieg des $pCO_2$ zugrunde. Da die renale Kompensation (Bikarbonatretention und vermehrte Protonenausscheidung) langsam in Kraft tritt, ist die akute respiratorische Azidose ein Notfall (z. B. Exazerbation einer COPD).

✖ Chronische respiratorische Azidosen sind meist vollständig kompensiert.

✖ Respiratorische Alkalosen sind selten und überwiegend psychogen bedingt.

✖ Metabolische und respiratorische Störungen können auch gemeinsam auftreten.

# Säure-Basen-Haushalt: Diagnostik und Therapie

## Blutgasanalyse

Bei der Blutgasanalyse (BGA) werden pH-Wert und $pCO_2$ gemessen. Die Bikarbonatkonzentration wird mit Hilfe der Henderson-Hasselbalch-Gleichung berechnet. Gewöhnlich werden zusätzlich $pO_2$ und Basenüberschuss (BE = „base excess") mitbestimmt. Für die BGA bestimmtes Blut muss arteriell abgenommen werden. Da Arterienpunktionen (A. radialis, A. femoralis) technisch schwieriger sind, wird meist arterialisiertes Kapillarblut aus dem Ohrläppchen oder der Fingerbeere entnommen. Hierfür sollte die Entnahmestelle vorher mit feuchter Wärme oder Finalgon®-Salbe hyperämisiert werden, um zuverlässige Befunde zu erhalten. Bei zentralisiertem Kreislauf ist Kapillarblut nicht geeignet. Folgende Punkte sollten bei der Entnahme beachtet werden:

▶ Das Blut muss luftblasenfrei abgenommen werden.
▶ Massieren oder Quetschen der Entnahmestelle kann das Messergebnis verfälschen (Hämolyse, Verdünnung mit Interstitialflüssigkeit).
▶ Als Antikoagulans sollte Heparin verwendet werden.
▶ Die Proben müssen schnell, d.h. innerhalb weniger Minuten, untersucht werden, da der Erythrozytenstoffwechsel (anaerobe Glykolyse) zu einem pH- und $pO_2$-Abfall führt. Proben, die auf Eiswasser gelagert werden, können noch 30 Minuten nach Entnahme ausgewertet werden.

## Interpretation der BGA

Bei der Interpretation der BGA empfiehlt es sich, systematisch vorzugehen (Abb. 2). Folgende Fragen sollten zur vollständigen Beurteilung des Säure-Basen-Status beantwortet werden:

▶ Azidose oder Alkalose? → Betrachtung des pH-Werts
▶ Metabolische oder respiratorische Störung? → Betrachtung des $pCO_2$ bzw. der Bikarbonatkonzentration
▶ Kompensation? → $pCO_2$ und $[HCO_3^-]$ sind gleichsinnig verändert. Auf eine vollständige Kompensation weisen veränderte $pCO_2$- und $[HCO_3^-]$-Werte bei normalem pH hin.
▶ Kombinierte Störung? → $pCO_2$ und $[HCO_3^-]$ sind gegensätzlich verändert.

Die sich daraus ergebenden Befundkonstellationen (Tab. 1) sind in

| pH | $[HCO_3^-]$ | $pCO_2$ | Störung | Kompensation |
|---|---|---|---|---|
| ↓ | ↓ | (↓) | Metabolische Azidose | Alveoläre Hyperventilation |
| ↑ | ↑ | (↑) | Metabolische Alkalose | Alveoläre Hypoventilation |
| ↓ | (↑) | ↑ | Respiratorische Azidose | Renale Bikarbonatausscheidung ↓ |
| ↑ | (↓) | ↓ | Respiratorische Alkalose | Renale Bikarbonatausscheidung ↑ |

Tab. 1: Veränderungen primärer Säure-Basen-Parameter. Kompensatorische Veränderungen in Klammern.

| Anamnese | pH | $[HCO_3^-]$ | $pCO_2$ | Störung |
|---|---|---|---|---|
| Chronische Bronchitis | 7,36 | 39 mM | 70 mmHg | Kompensierte respiratorische Azidose |
| Akuter Asthmaanfall | 7,62 | 20 mM | 20 mmHg | Unkompensierte respiratorische Alkalose |
| Erbrechen seit 24 h | 7,57 | 48 mM | 54 mmHg | Teilkompensierte metabolische Alkalose |
| Gastroenteritis seit 2 Wochen | 7,20 | 8 mM | 21 mmHg | Teilkompensierte metabolische Azidose |

Tab. 2: Klinische Beispiele zur Beurteilung des Säure-Base-Status.

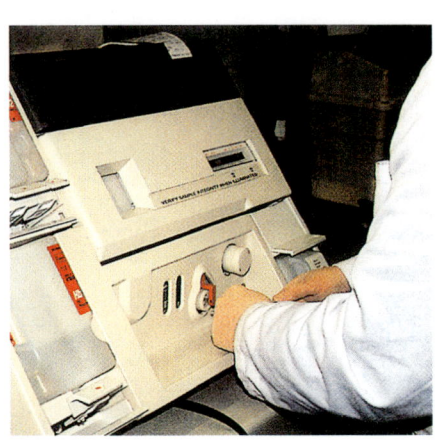

Abb. 1: Gerät zur Blutgasanalyse. [3]

Tab. 2 anhand einiger klinischer Beispiele dargestellt. Mit Hilfe des **Säure-Basen-Nomogramms** (Abb. 3) lassen sich diese Ergebnisse besser einordnen. Die markierten Bezirke repräsentieren die sog. einfachen Störungen. Eine kombinierte Störung ist anzunehmen, wenn die Werte außerhalb liegen.

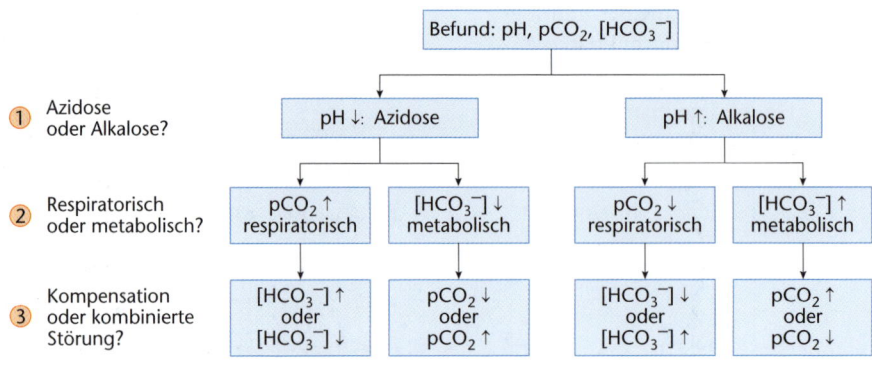

Abb. 2: Algorithmus zur Beurteilung des Säure-Basen-Status. [5]

Abb. 3: Säure-Basen-Nomogramm. [9]

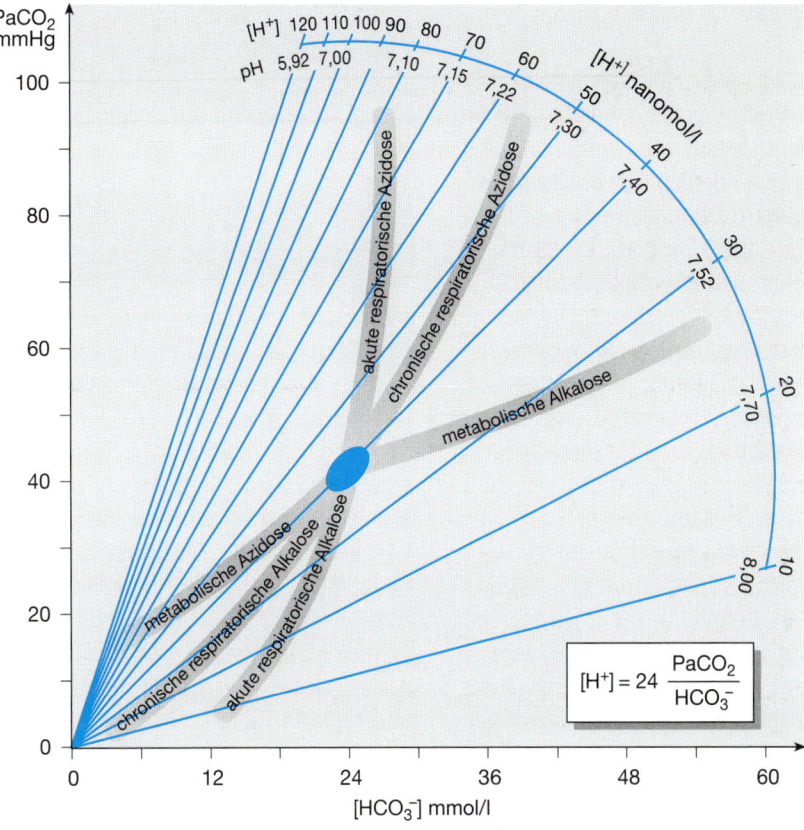

## Therapie

In den meisten Fällen sind Säure-Basen-Störungen Folge eines anderen Defekts. Daher ist, solange kein Notfall vorliegt, die Behandlung der Grunderkrankung das primäre Therapieziel. Typische Ursachen und deren Behandlung sind:

- Metabolische Azidose: Ketoazidose (Volumentherapie, Insulin), Laktatazidose (Schocktherapie)
- Metabolische Alkalose: chronisches Erbrechen (Volumentharapie, Kaliumsubstitution)
- Respiratorische Azidose: Behandlung der COPD, evtl. Beatmung
- Respiratorische Alkalose: meist psychogen (Beruhigung, Plastikbeutelrückatmung)

Die **akute metabolische Azidose** mit einem pH < 7,2 oder einem $[HCO_3^-]$ < 15 mM ist ein Notfall, der mit $NaHCO_3$-Infusionen behandelt wird:

$$\text{Bedarf an } NaHCO_3 \text{ in mmol} = BE \times KG \text{ (kg)} \times 0{,}3$$

Die Indikation zur Bikarbonatzufuhr sollte mit Bedacht gestellt werden, insbesondere bei rasch reversiblen bzw. leicht behebbaren Grunderkrankungen. Bei respiratorischer Azidose ist Bikarbonat kontraindiziert, da das gebildete $CO_2$ nicht abgeatmet werden kann. Eine Überkompensation ist möglich.

> Durch die klinisch-chemische Bestimmung von pH, $pCO_2$ und $[HCO_3^-]$ lässt sich das Ausmaß einer Säure-Basen-Störung quantifizieren. Für eine adäquate Beurteilung und Therapie müssen die gemessenen Werte jedoch im klinischen Kontext (Anamnese, klinische Untersuchung) betrachtet werden.

### Zusammenfassung

✖ Die Blutgasanalyse wird mit arteriellem und luftblasenfreiem Blut durchgeführt. Die Messung sollte rasch erfolgen.

✖ Das Blutgasanalysegerät misst pH und $pCO_2$. Die Bikarbonatkonzentration wird berechnet.

✖ Die Einteilung einer Säure-Basen-Störung erfolgt systematisch nach pH-Wert (Azidose/Alkalose), Mechanismus (metabolisch/respiratorisch) und Kompensation (unkompensiert/teilkompensiert/vollständig kompensiert).

✖ Zur Beurteilung des Säure-Basen-Status müssen BGA und klinischer Kontext betrachtet werden.

✖ Die Therapie der Säure-Basen-Störungen richtet sich in erster Linie nach der Grunderkrankung. Die akute metabolische Azidose (pH < 7,2) ist ein Notfall und wird ggf. mit $NaHCO_3$-Infusionen behandelt.

# Respiratorische Insuffizienz

## Sauerstofftransport

Sauerstoff wird physikalisch gelöst (2%) oder an Hämoglobin gebunden (98%) im Blut transportiert. Beide Größen zusammen ergeben den **Blutsauerstoffgehalt**. Der physikalisch gelöste Anteil ist direkt proportional zum arteriellen **Sauerstoffpartialdruck** ($pO_2$; normal: 65–100 mmHg), der die physikalische Oxygenierung („Arterialisierung") des Blutes in der Lunge widerspiegelt. Er beeinflusst die **Sauerstoffsättigung**, d.h. den Anteil des oxygenierten Hämoglobins (Oxyhämoglobin) am Gesamthämoglobin, als Maß für die Sauerstoffversorgung des Gewebes (normal: > 90%). Auch pH-Wert, Temperatur und Hämoglobinzusammensetzung (HbA, HbF) sind wichtige Einflussgrößen auf die Sauerstoffsättigung (Abb. 1). Ein niedriger pH-Wert führt zur Linksverschiebung der **Sauerstoffbindungskurve**, also zu einer Abnahme der Sauerstoffaffinität des Hämoglobins. Die Sauerstoffabgabe an das Gewebe wird dadurch erleichtert.

Neben dem Blutsauerstoffgehalt wird die Sauerstoffversorgung des Gewebes durch die **Gewebeperfusion** als Funktion von Herzminutenvolumen und peripherem Widerstand beeinflusst. Zur weiteren Beurteilung der Gewebeoxygenierung kann die Bestimmung von Laktat nützlich sein: Bei Sauerstoffmangel wird durch die anaerobe Glykolyse vermehrt Laktat produziert.

## Atmungsphysiologie

Die Belüftung der Lungenalveolen nennt man alveoläre Ventilation. **Kohlendioxid** diffundiert trotz des geringen Druckgradienten zwischen Alveole und Kapillare leicht ins Blut (Abb. 2). Der $pCO_2$ in Alveole und Arterie ist identisch, weswegen der arterielle $pCO_2$ als Maß der alveolären Ventilation herangezogen werden kann. **Sauerstoff** passiert die alveoläre Membran weitaus schlechter. Der für eine effiziente Diffusion notwendige Gradient kommt in der **alveoloarteriellen Druckdifferenz (AaDO$_2$)** zum Ausdruck:

$$AaDO_2 = pO_{2\ alveolär} - pO_{2\ arteriell} \approx 15\ mmHg$$

Der $pO_{2\ arteriell}$ wird direkt gemessen, der $pO_{2\ alveolär}$ berechnet:

$$pO_{2\ alveolär} = pO_{2\ inspiratorisch} - (pCO_{2\ arteriell}/RQ)$$

Der respiratorische Quotient (RQ) bezeichnet das Verhältnis aus abgegebenem $CO_2$ und aufgenommenem $O_2$ und beträgt normalerweise 0,8. Nimmt die AaDO$_2$ zu (> 25 mmHg), liegt ein gestörter Gasaustausch vor.

Der **Atemantrieb** wird vor allem durch $CO_2$ gesteuert. Eine Zunahme des arteriellen $pCO_2$ steigert die Ventilation. Ein Abfall des pH führt ebenfalls zur Hyperventilation. Die regulatorische Funktion des arteriellen $pO_2$ tritt erst bei Werten unter 60 mmHg in Kraft. Bei Patienten mit chronisch erhöhtem $pCO_2$ kann der $pO_2$ allerdings der wichtigste Atemantrieb sein (s. Sauerstofftherapie).

## Respiratorische Insuffizienz

Bei einem isolierten Abfall des $pO_2$ spricht man von respiratorischer **Partialinsuffizienz** (Tab. 1). Kommt es zusätzlich zu einem Anstieg des $pCO_2$, liegt eine respiratorische **Globalinsuffizienz** vor.

Die physiologischen Funktionen der Lunge (Ventilation, Diffusion, Perfusion) müssen in allen Lungenabschnitten gleichmäßig ablaufen, um eine regelrechte Arterialisierung des Blutes bzw. eine effiziente Abatmung von $CO_2$ zu gewährleisten. Sind Ventilation und Perfusion nicht aufeinander abgestimmt, kommt es zur Verteilungsstörung. In der Regel verursachen Diffusions- und Verteilungsstörungen eine Partialinsuffizienz, wohingegen Ventilationsstörungen eine Globalinsuffizienz nach sich ziehen (Abb. 3).

▶ **Diffusionsstörungen:** Durch Flüssigkeitsansammlung (Lungenödem) oder Verdickung der Alveolarwand (Lungenfibrose) wird die Sauerstoffdiffusion beeinträchtigt. Der $pCO_2$ ist meist normal (Abb. 3b).

▶ **Verteilungsstörungen:** Perfundierte, aber nichtventilierte Alveolen nehmen nicht am Gasautausch teil. Die belüfteten Areale kompensieren diesen Ausfall durch vermehrte Ventilation, der $pCO_2$ bleibt normal bzw. fällt leicht ab. Aller-

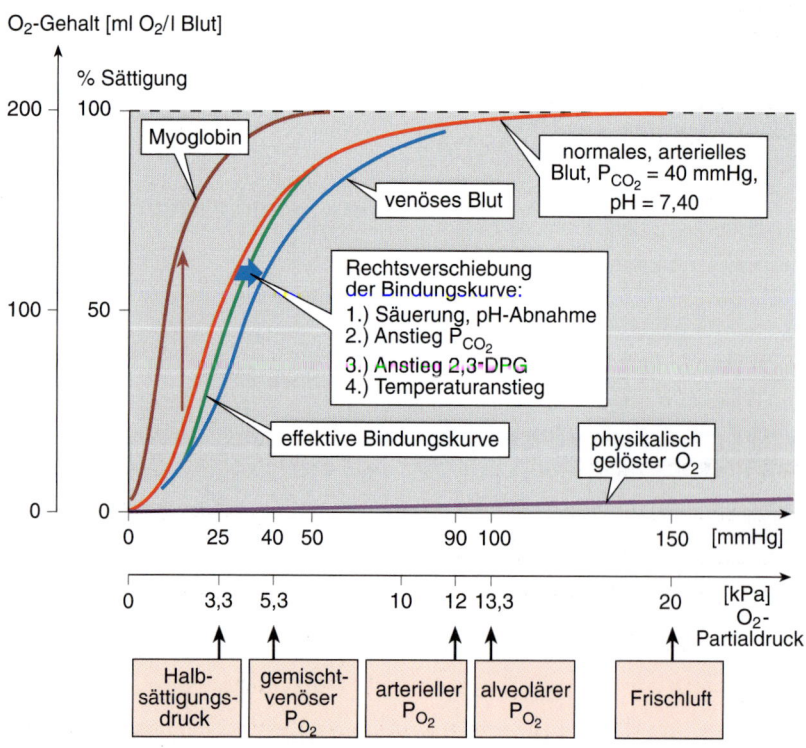

Abb. 1: Sauerstoffbindungskurve des Blutes. [4]

dings kann die Hyperventilation den $pO_2$ nicht erhöhen, solange normale Raumluft eingeatmet wird (Abb. 3c). Verteilungsstörungen können primär ventilatorisch (z.B. Lobärpneumonie) oder primär zirkulatorisch (z.B. Lungenembolie) bedingt sein.

▶ **Ventilationsstörungen:** Wird die gesamte Lunge minderbelüftet (Hypoventilation), kann $CO_2$ nicht mehr abgeatmet werden, und es entwickelt sich eine Globalinsuffizienz (Abb. 3d). Man unterscheidet obstruktive (z.B. COPD) und restriktive (z.B. Lungenfibrose) Ventilationsstörungen.

## Sauerstofftherapie

Bei **chronischer Hyperkapnie** ist der $CO_2$-Atemantrieb so weit abgeschwächt, dass der erniedrigte $pO_2$ den wichtigsten Ventilationsstimulus darstellt. Unkontrollierte Sauerstoffgabe bedeutet in diesem Fall Lebensgefahr, da dem Patienten der letzte Atemantrieb genommen wird. Sie erfordert kontrollierte Beatmung unter BGA-Kontrolle.

> Die Pulsoxymetrie ist eine nichtinvasive, einfache und schnelle Methode zur Bestimmung der Sauerstoffsättigung. Dabei wird ein Clip am Zeigefinger angebracht, der Licht einer bestimmten Wellenlänge durch die Fingerkuppe emittiert. Wegen der unterschiedlichen Absorptionsspektren von Oxy- und Desoxyhämoglobin für diese Wellenlänge kann aus dem Signal die Sauerstoffsättigung berechnet werden.

|  | $pO_2$ (65–100 mmHg) | $pCO_2$ (35–45 mmHg) | Sauerstoffsättigung (90–100%) |
|---|---|---|---|
| Resp. Partialinsuffizienz | ↓ | n | ↓ |
| Resp. Globalinsuffizienz | ↓ | ↑ | ↓ |

Tab. 1: Veränderung der Blutgase bei respiratorischer Insuffizienz.

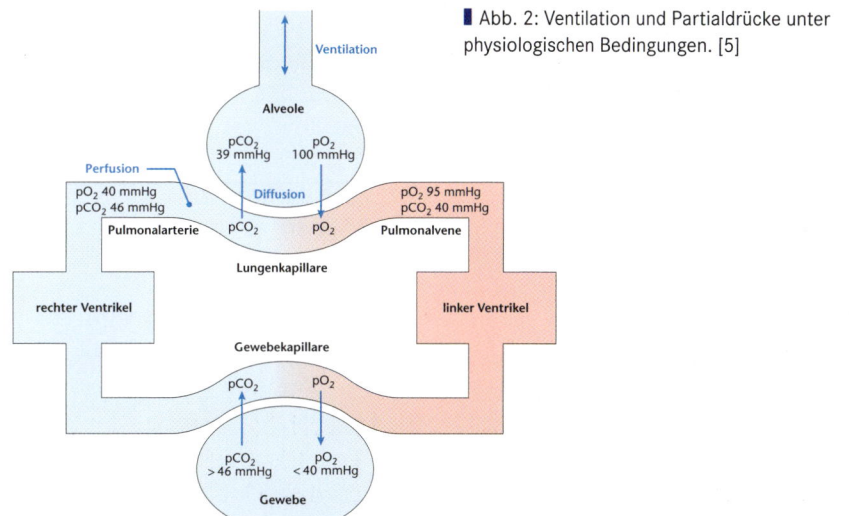

Abb. 2: Ventilation und Partialdrücke unter physiologischen Bedingungen. [5]

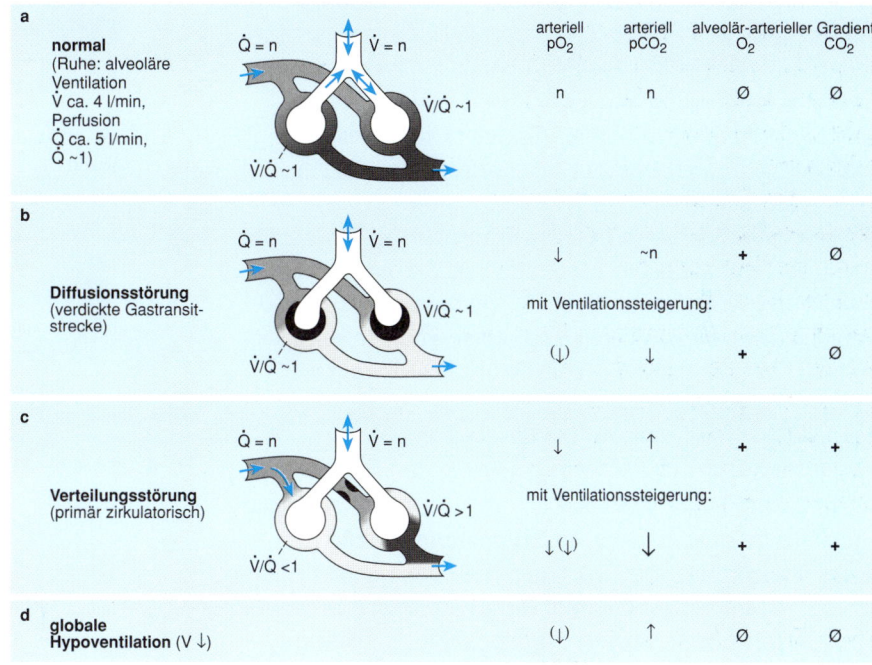

Abb. 3: Veränderungen der Blutgase unter pathologischen Bedingungen.
a) Normal, b) Diffusionsstörung, c) Verteilungsstörung, d) Ventilationsstörung. [9]

## Zusammenfassung

✖ Der Sauerstoffpartialdruck ist ein Maß für die Oxygenierungsfähigkeit der Lunge. Die Sauerstoffsättigung ist ein Maß für die Sauerstoffversorgung des Gewebes.

✖ Man unterscheidet die respiratorische Partialinsuffizienz ($pO_2$ ↓, $pCO_2$ normal) von der respiratorischen Globalinsuffizienz ($pO_2$ ↓, $pCO_2$ ↑).

✖ Diffusions- und Verteilungsstörungen der Lunge führen in der Regel zu einer Partialinsuffizienz.

✖ Die Globalinsuffizienz wird meist durch Ventilationsstörungen verursacht.

# Plasmaproteine und Enzyme

## Plasmaproteine

Die Plasmaproteine erfüllen vielfältige Aufgaben, zu denen u. a. Volumenaktivität, Transport- und Pufferfunktion sowie Immunabwehr zählen (Tab. 1). Die Leber ist Hauptsyntheseort, Ausnahme sind die Immunglobuline, die durch Plasmazellen synthetisiert werden. Den größten Anteil am Gesamtproteingehalt von ca. 70 g/l Plasma hat Albumin. Gewöhnlich werden Gesamtprotein und Albumin bestimmt und deren Differenz als Globulinfraktion bezeichnet. Abweichungen des Gesamtproteins können einerseits relativer Natur sein. Sie sind auf Veränderungen des Plasmavolumens bei Störungen des Wasserhaushalts zurückzuführen (**Pseudohypo- bzw. Pseudohyperproteinämie**). In diesen Fällen ist der Hämatokrit gleichsinnig verändert. Andererseits beruhen absolute Veränderungen praktisch immer auf einer Erniedrigung des Albumingehalts oder einer Erhöhung der Immunglobuline.

## Serumelektrophorese

Plasmaproteine lassen sich elektrophoretisch hauptsächlich ihrer Größe nach auftrennen (Abb. 1a). Auch Ladungsunterschiede der Proteine spielen eine Rolle. Aufgrund seiner geringen Molekülgröße wandert Albumin am weitesten in Richtung Anode (Pluspol). In der Plasmaelektrophorese kommt die Fibrinogenbande als diskreter Gipfel (Peak) zwischen β- und γ-Bande zum Vorschein. Sie fehlt bei der Serumelektrophorese.
Die Serumelektrophorese ist eher ein Suchtest bei Dysproteinämien als ein quantitatives Messverfahren. Sie dient der Diagnostik und Verlaufskontrolle bei Entzündungen (s. a. S. 100, Entzündungsmarker), Nieren- und Lebererkrankungen, spezifischem Proteinmangel und Malignomen (Abb. 1b, 1c, 2).

## Albumin

Albumin wird in der Leber gebildet und hält den onkotischen Druck des Plasmas aufrecht. Bei **Hypoalbuminämie** überwiegt der hydrostatische Druck, der Wasser in das Interstitium „presst", es kommt zur **Ödembildung**. Ursachen einer Hypoalbuminämie sind verringerte Synthese (Mangelernährung, Malabsorption, Leberzirrhose), vermehrte Ausscheidung/Abbau (nephrotisches Syndrom, Proteinverlustenteropathien, Verbrennungen) oder Verdünnung (Hyperhydratation durch Infusionen, Schwangerschaft).

## Immunglobuline

Immunglobuline werden von Plasmazellen synthetisiert und vermitteln die spezifisch-humorale Immunabwehr. Sie bilden in der Elektrophorese die γ-Bande.
Mögliche Ursachen einer **Hypergammaglobulinämie** sind Infektionen und Autoimmunerkrankungen. Sie führen zu einer „polyklonalen" Immunantwort, bei der „viele" Plasmazellklone ihren spezifischen Antikörper produzieren. Dies

| Protein | Funktion | Indikation für Bestimmung |
|---|---|---|
| Albumin | Onkotischer Druck | Ödeme |
| Coeruloplasmin | Transport von $Cu^{2+}$ | M. Wilson |
| Thyroxin bindendes Globulin | Transport von $T_3/T_4$ | Schilddrüsenerkrankungen |
| Haptoglobin | Transport von Hämoglobin | Hämolyse |
| Transferrin | Transport von $Fe^{2+}$ | Eisenstatus |
| Lipoproteine | Transport von Lipiden | Fettstoffwechselstörungen |
| Fibrinogen | Blutgerinnung | Gerinnungsstörung, DIG |
| Plasminogen | Fibrinolyse | DIG |
| $\alpha_1$-Antitrypsin | Proteaseinhibitor | V. a. $\alpha_1$-Antitrypsin-Mangel |
| $C_1$-Inhibitor | Hemmung von $C_1$ | Angioneurotisches Ödem |
| CRP | Unspezifische Immunabwehr | Akute Infektionen |
| Komplementfaktoren | Unspezifische Immunabwehr | Autoimmunerkrankungen |
| Immunglobuline | Spezifische Immunabwehr | Infektionen |

Tab. 1: Auswahl einiger Plasmaproteine.

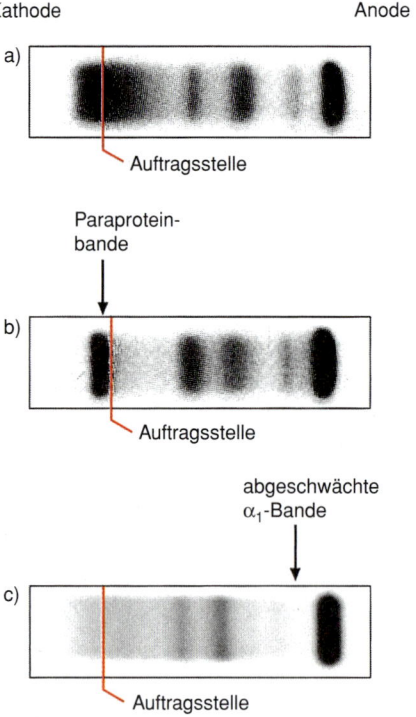

Abb. 1: Serumelektrophorese. a) Normalbefund mit den Gipfeln von Albumin, $\alpha_1$-, $\alpha_2$-, β- und γ-Globulinen (von rechts nach links). b) Paraproteinbande in der γ-Globulin-Fraktion. c) $\alpha_1$-Antitrypsin-Mangel. [3]

äußert sich als diffuse Erhöhung der γ-Bande. Demgegenüber kommt es bei „monoklonaler" Antikörperproduktion zu einem diskreten, schmalgipfligen γ-Globulin-Peak (Abb. 2f), auch **Paraproteinämie** genannt. Paraproteine kommen bei Malignomen (z. B. multiples Myelom) vor. Sie stellen funktionell inaktive Immunglobuline dar, die von den Tumorzellen auf exzessive Art und Weise produziert werden. Prinzipiell kann jede Ig-Klasse (G, M, A, E oder D) gebildet werden, allerdings sezerniert ein Tumorzellklon immer einen bestimmten Antikörper. Teilweise kommt es zur Überproduktion der leichten Ketten des Ig-Moleküls, welches über die Niere ausgeschieden wird (Bence-Jones-Proteinurie).

# Diagnostik nach Stoffklassen

**Hypogammaglobulinämien** treten im Rahmen genetischer (Bruton-Agammaglobulinämie) oder erworbener (Malignome, Infektionen, Immunsuppression) Erkrankungen auf.

## Enzyme

Der Nutzen der Enzymdiagnostik liegt in der Lokalisierung von Krankheitsherden und der Verlaufskontrolle von Erkrankungen. In der Regel wird nicht die Enzymmenge, sondern die Enzymaktivität, d.h. der Substratumsatz (µmol) pro Zeit (min), gemessen. Man unterscheidet folgende Enzyme:

- **Plasmaspezifische Enzyme** haben ihren physiologischen Wirkort im Plasma (Gerinnungsfaktoren, Cholinesterase).
- **Sezernierte Enzyme** sind exokriner Herkunft, z.B. Amylase aus dem Pankreas. Sie sind bei Schädigung des Herkunftsorgans im Plasma erhöht.
- **Zellenzyme** sind intrazellulärer Herkunft und gelangen bei mehr oder weniger schweren Organschäden in das Blut, z.B. Transaminasen und LDH.

In ∎ Tab. 2 sind einige für die Diagnostik wichtige Enzyme zusammengefasst. Auf sie wird in den entsprechenden Organkapiteln näher eingegangen. Zur genauen Lokalisation einer Organschädigung kann die **Isoenzymdiagnostik** hilfreich sein. Isoenzyme kommen in mindestens zwei Formen vor und haben ähnliche Substratspezifität, unterscheiden sich aber in ihrer Struktur und Substrataffinität. Ihre unterschiedliche Expression in verschiedenen Geweben kann man sich diagnostisch zunutze machen. Beispiele sind die Laktatdehydrogenase (LDH), die Kreatinkinase (CK) und die alkalische Phosphatase (AP).

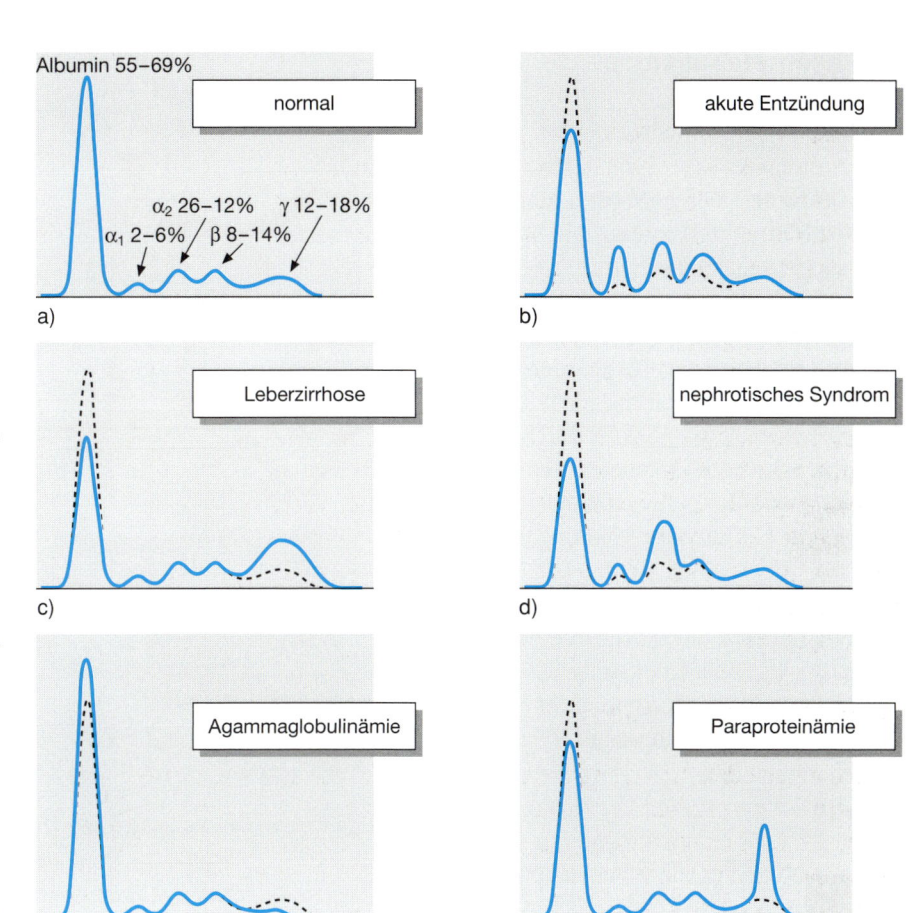

∎ Abb. 2: Serumelektrophoresen bei unterschiedlichen Erkrankungen. a) Normalbefund mit den Peaks von Albumin, $\alpha_1$-, $\alpha_2$-, $\beta$- und $\gamma$-Globulinen (von links nach rechts). b) Akute Entzündung: Erhöhung der $\alpha_1$-, $\alpha_2$-, $\beta$-Globuline (Akute-Phase-Proteine). c) Leberzirrhose: relative Erhöhung der $\gamma$-Globuline. d) Nephrotisches Syndrom: Erniedrigung der Albuminbande, relative Erhöhung der $\alpha_1$-, $\alpha_2$-Globuline. e) Agammaglobulinämie: fehlende $\gamma$-Globuline. f) Paraproteinämie: schmalgipfliger $\gamma$-Globulin-Peak. [9]

| Enzym | Organschaden |
|---|---|
| Alaninaminotransferase (ALAT; syn. GPT) | Leberschädigung |
| Aspartataminotransferase (ASAT; syn. GOT) | Leber-, Herzmuskelschädigung |
| Alkalische Phosphatase (AP) | Knochenerkrankungen, Cholestase |
| Amylase, Lipase | Akute Pankreatitis |
| Kreatinkinase (CK) | Herzmuskelschädigung |

∎ Tab. 2: Wichtige Beispiele der Enzymdiagnostik.

### Zusammenfassung

- Eine Abnahme des Albumingehalts im Plasma (Hypoalbuminämie) führt aufgrund des verringerten onkotischen Drucks zu Ödemen.
- Hypoalbuminämie ist die häufigste Ursache eines verminderten Gesamtproteins im Plasma. Als Ursachen kommen Synthesestörungen (Leberzirrhose) und vermehrte Ausscheidung (nephrotisches Syndrom) in Frage.
- Ein erhöhtes Gesamtprotein ist hauptsächlich auf eine gesteigerte Antikörperproduktion bei chronischen Infekten (bis 90 g/l) oder monoklonalen Gammopathien (Paraproteinämie bis 140 g/l) zurückzuführen.
- Die Serumelektrophorese dient der Diagnostik und Verlaufskontrolle von Dysproteinämien.
- Erhöhte Aktivitäten intrazellulärer Enzyme deuten auf Zellschädigung oder gesteigerte Zellproliferation hin.
- Die Zuordnung erhöhter Enzymaktivitäten zu spezifischen Organschäden wird durch die Isoenzymdiagnostik erleichtert.

# Diabetes mellitus: Pathophysiologie

## Glukosemetabolismus

Die Leber ist das zentrale Organ des Glukosestoffwechsels. Sie nimmt ca. zwei Drittel der über die V. portae angelieferten Nahrungsglukose auf und überführt sie entweder in die Speicherform Glykogen oder verstoffwechselt sie zu Fettsäuren, die in Form von Triglyzeriden zum Fettgewebe weitertransportiert werden (Abb. 1). Bei abfallendem Blutzucker stellt die Leber Glukose durch Glykogenolyse und Glukoneogenese für das Blut bereit. Das periphere Gewebe, das Glukose zur Energiegewinnung in Form von ATP benötigt, wird so konstant mit Substrat versorgt. Das gilt vor allem für das ZNS, das auf Glukose – und nach einer Adaptationszeit auch Ketonkörper – angewiesen ist, da es keine Fettsäuren abbauen kann.

## Insulin

Insulin wird als Peptidhormon in den Langerhans-Zellen (β-Zellen) des Pankreas synthetisiert. Das aktive Hormon besteht aus A- und B-Kette, die über Disulfidbrücken miteinander verbunden sind. Das sog. C-Peptid, das noch intrazellulär aus Proinsulin abgespalten wird, wird ebenfalls sezerniert und dient als Marker für die endogene Insulinsynthese (Abb. 2).

Zielorgane des Insulins sind in erster Linie Leber, Muskel und Fettgewebe. Allgemein gesagt fördert Insulin alle Stoffwechselvorgänge, die den Blutzuckerspiegel senken und die aufgenommene Glukose in Speicherformen überführen. Diese sind im Einzelnen:
- Förderung der Glukoseaufnahme (gemeinsam mit Kalium) in Fett- und Muskelgewebe
- Förderung der Glykogensynthese, Fettsäure-, Triglyzerid- und Cholesterinsynthese, Proteinsynthese, Aktivierung der hepatischen Glykolyse
- Hemmung der Glukoneogenese, Glykogenolyse, Lipolyse und Ketogenese

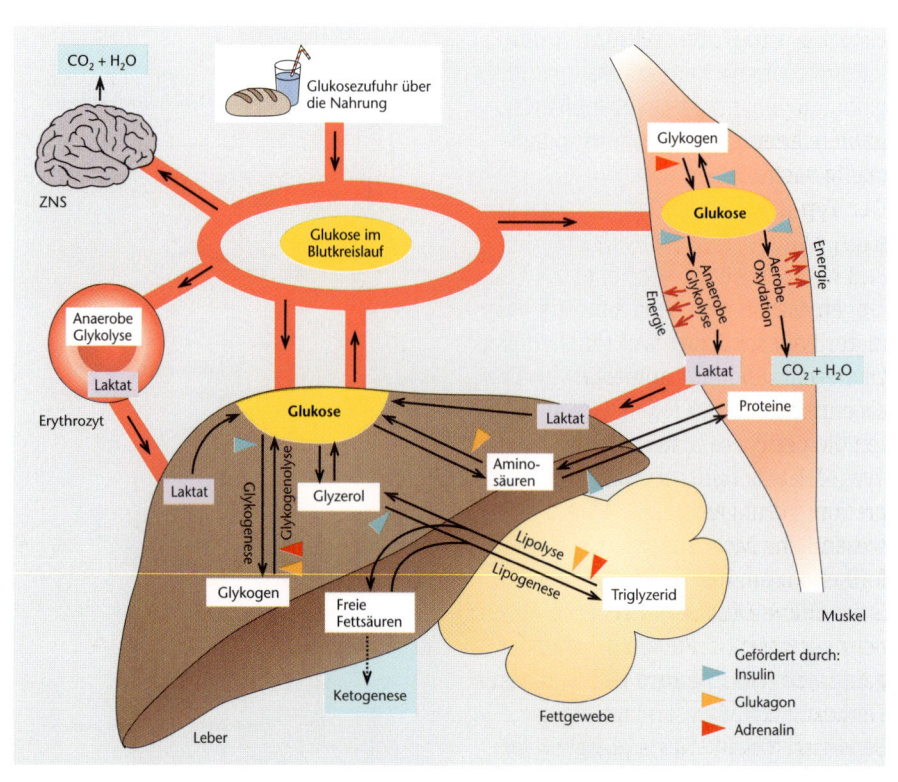

Abb. 1: Regulation des Glukosestoffwechsels. [7]

Gegenspieler des anabolen Hormons Insulin sind die katabolen „Stresshormone" Glukagon, Adrenalin, Noradrenalin, Kortisol und Wachstumshormon.

## Diabetes mellitus

Diabetes mellitus ist die häufigste endokrine Erkrankung. Aufgrund eines absoluten (Typ 1) oder relativen (Typ 2) Insulinmangels kommt es zur Hyperglykämie und einer Reihe von pathobiochemischen Veränderungen (Abb. 3), deren akute Komplikationen und Spätfolgen sowohl Morbidität als auch Mortalität erhöhen.

Neben der **ätiologischen Einteilung** (Typ 1 vs. Typ 2) ist auch eine Einteilung nach **klinischem Schweregrad** in insulinabhängigen (IDDM) und insulinunabhängigen (NIDDM) Diabetes möglich. Der Typ-1-Diabetes ist immer ein IDDM, während der Typ-2-Diabetes als NIDDM beginnt, im Verlauf aber insulinpflichtig (IDDM) werden kann. Vom **Typ-1-Diabetes** (15% aller Diabetiker) sind vor allem Kinder und Jugendliche betroffen. Ihm liegt eine autoimmunologische Zerstörung der β-Zellen des Pankreas zugrunde, die zu einem

|  | Typ-1-Diabetes | Typ-2-Diabetes |
|---|---|---|
| Hauptmanifestationsalter | < 30 Jahre | > 40 Jahre |
| Beginn | Rasch | Langsam |
| Körperbau | Asthenisch | Adipös |
| Pathogenese | Untergang der β-Zellen ⇒ absoluter Insulinmangel | Insulinsekretionsstörung, Insulinresistenz |
| Manifestationsfaktoren | Viruserkrankung | Adipositas |
| Neigung zu Ketoazidose | Stark | Gering |
| HLA-Assoziation | Ja | Nein |
| Autoantikörper | Ja | Nein |
| Genetische Disposition | Schwach | Stark |
| Insulinpflichtigkeit | Ja | Bei Erschöpfung der Reserven |

Tab. 1: Wesentliche Merkmale des Typ-1- und Typ-2-Diabetes.

absoluten Insulinmangel führt. Häufig geht eine Virusinfektion voraus. Antikörper gegen Inselzellen und Insulin sowie weitere Antikörper sind regelmäßig nachweisbar.

Der **Typ-2-Diabetes** (85% aller Diabetiker) ist eine Erkrankung des mittleren und höheren Alters, wird aber auch bei jungen Menschen beobachtet (MODY = maturity-onset diabetes of the young). Überernährung und Adipositas fördern als entscheidende Manifestationsfaktoren die periphere Insulinresistenz. Der Typ-2-Diabetes geht auch mit Insulinsekretionsstörungen einher. ▮ Tab. 1 fasst wesentliche Merkmale beider Diabetesformen zusammen.

**Sekundäre Diabetesformen** treten beispielsweise bei Pankreaserkrankungen, Hyperkortisolismus (M. Cushing, Glukokortikoidtherapie) und in der Schwangerschaft (Gestationsdiabetes) auf.

## Komplikationen des Diabetes mellitus

Neben der akuten Symptomatik der Hyperglykämie (Polydipsie, Polyurie, Muskelschwäche, Visusstörungen, Gewichtsabnahme) kommt es bei Diabetes zu ernst zu nehmenden Komplikationen, die in erster Linie die Gefäße betreffen und sich über Jahre hinweg entwickeln.

▶ Die **Mikroangiopathie** ist Folge einer nichtenzymatischen Glykosylierung kapillärer Basalmembranproteine und konsekutiver Verdickung der Gefäßwände. Besonders betroffen sind die Gefäße der Retina (bis zur Erblindung), Niere (Niereninsuffizienz) und des Nervensystems (autonome Neuropathie, „diabetischer Fuß").

▶ Die **Makroangiopathie** umfasst arteriosklerotische Veränderungen der großen Arterien, die vermutlich auf dem gestörten Lipidmetabolismus basieren. Betroffen sind die Zerebral- (Schlaganfall), Koronar- (Herzinfarkt) und Iliakalarterien (pAVK).

▶ Diabetes schwächt das Immunsystem. **Resistenzminderung** gegenüber bakteriellen Haut- und Harnwegsinfekten ist die Folge.

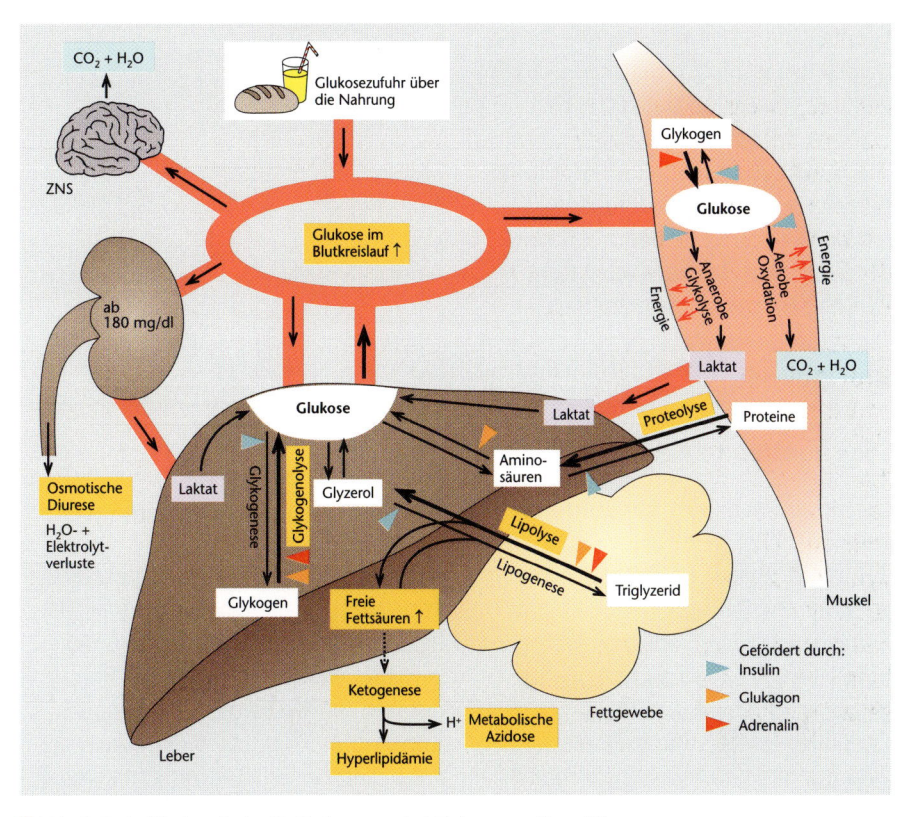

▮ Abb. 3: Pathobiochemische Veränderungen bei Diabetes mellitus. [7]

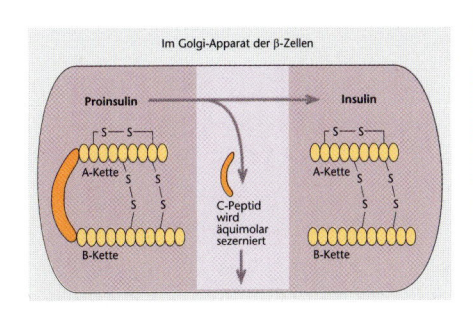

▮ Abb. 2: Insulinsynthese. [7]

### Zusammenfassung

✖ Die Leber ist das zentrale Regulationsorgan des Glukosestoffwechsels.

✖ Insulin fördert die Glukoseaufnahme in Muskel- und Fettzellen, um sie in Speicherformen (Glykogen, Triglyzeride) zu überführen.

✖ Beim Typ-1-Diabetes kommt es aufgrund autoimmunologischer Zerstörung der β-Zellen des Pankreas zu einem absoluten Insulinmangel. Er tritt vor allem bei Jugendlichen auf und ist immer insulinpflichtig (IDDM).

✖ Der Typ-2-Diabetes geht mit einer Störung der Insulinsekretion und einer Insulinresistenz der Zielorgane einher. Betroffen sind überwiegend adipöse Erwachsene mittleren und höheren Alters.

✖ Der Typ-2-Diabetes wird primär diätetisch und evtl. medikamentös (Sulfonylharnstoffe) behandelt (NIDDM). Insulinpflichtigkeit kann sich jedoch entwickeln.

✖ Spätkomplikationen des Diabetes mellitus sind auf Schädigungen der Blutgefäße (Mikro- und Makroangiopathie) zurückzuführen. Zu ihnen zählen Niereninsuffizienz, Blindheit und Herzinfarkt.

# Diabetes mellitus: Diagnostik

Die medizinischen und sozialen Konsequenzen, die mit der Diagnose Diabetes mellitus verbunden sind, erfordern eine sehr sorgfältige Diagnostik. Ihr Ausgangspunkt sind die Leitsymptome Polydipsie, Polyurie und unklarer Gewichtsverlust. Die Bestimmung der Blutglukosekonzentration steht im Zentrum der Untersuchungen.

|  | Nüchternblutzucker | Gelegenheitsblutzucker | Oraler Glukosetoleranztest (OGTT) |
| --- | --- | --- | --- |
| Normal | < 6,1 mmol (110 mg/dl) |  | 2-h-Wert < 7,8 mM (140 mg/dl) |
| Diabetes | > 7,0 mmol (126 mg/dl) | > 11,1 mM (200 mg/dl) und Symptome eines Diabetes | 2-h-Wert > 11,1 mM (200 mg/dl) |
| IGT, IGF | 6,1–7,0 mmol (110–126 mg/dl) |  | 2-h-Wert 7,8–11,1 mM (140–200 mg/dl) |

Tab. 1: Blutzuckerdiagnostik bei Verdacht auf Diabetes mellitus. Die angegebenen Werte beziehen sich auf venöses Plasma.

## Blutglukose

### Diagnostische Kriterien

Der Bestimmung des **Nüchternblutzucker (NBZ)** ist der entscheidende Test für die Diagnose eines Diabetes mellitus. Die Blutentnahme sollte nach 8-stündigem Fasten erfolgen. Werte über 7 mmol/l (126 mg/dl) sind als pathologisch anzusehen (Tab. 1). Ein **Gelegenheitsblutzucker** über 11,1 mmol/l (200 mg/dl) spricht für einen Diabetes, wenn gleichzeitig Symptome vorhanden sind. Eine wiederholte Messung mit Nüchternblut ist empfehlenswert, insbesondere bei grenzwertigen Befunden oder gleichzeitiger Einnahme von Medikamenten (Glukokortikoide, Thiaziddiuretika).
Der **orale Glukosetoleranztest (OGTT)** ist bei unklaren Fällen und bei der Abklärung des Schwangerschaftsdiabetes von Bedeutung, wird aber für die Routinediagnostik nicht empfohlen. Vor der Durchführung müssen die Patienten 3 Tage lang kohlenhydratreiche Nahrung (> 250 g/d) zu sich nehmen. Nach mindestens 10 Std. Fasten wird der NBZ als Referenzwert bestimmt. Die orale Belastung erfolgt mit einer Trinklösung, die 75 g Glukose enthält. Nach 2 Std. wird der Blutzucker erneut gemessen (Abb. 1). Ein 2-h-Wert über 11,1 mmol/l (200 mg/dl) spricht für einen Diabetes. Bei Werten zwischen 7,8 und 11,1 mmol/l (140 bzw. 200 mg/dl) liegt eine **pathologische Glukosetoleranz** („impaired glucose tolerance" = IGT) bzw. eine **gestörte Glukosehomöostase** („impaired fasting glucose" = IFG) vor, die keine eigenständigen Krankheitsbilder darstellen. Sie sind vielmehr Risikofaktoren für die Entwicklung eines Diabetes (1–5% pro Jahr) und kardiovaskulärer Erkrankungen. Sie lassen sich nur durch den OGTT feststellen.

### Untersuchungsmaterial

Bei der Interpretation der Blutglukosekonzentration muss besonderes Augenmerk auf das Untersuchungsmaterial gerichtet werden, aus dem der Befund erhoben wurde. Es bestehen nämlich Konzentrationsunterschiede zwischen arteriellem (arterialisiertes Kapillarblut) und venösem Blut (Differenz ca. 10% bei oraler Belastung) einerseits sowie Plasma und Vollblut (Differenz 10%) andererseits:

$$Plasma_{Kap} > Vollblut_{Kap} \geq Plasma_{venös} > Vollblut_{venös}$$

Um eine falsch niedrige Glukosebestimmung zu vermeiden, werden die zur Blutentnahme verwendeten Röhrchen mit Glykolysehemmer, z. B. Natriumfluorid (NaF), versetzt. Bei Venenblut kommt es trotz NaF zu einer 10%igen Abnahme der Glukosekonzentration innerhalb der ersten Stunde. Danach bleibt die Konzentration für 24 Std. konstant. Daher sollte die Verarbeitung einer venösen Probe rasch erfolgen.

### Bestimmungsmethoden

Die Blutglukose kann durch enzymatische Testverfahren quantitativ bestimmt werden. Das Prinzip besteht in der Kopplung einer Glukose verbrauchenden Reaktion (Messreaktion) mit einer Indikatorreaktion, die zu einer Extinktionsänderung führt. Als Indikatoren dienen Chromogene (Farbbildner, z. B. p-Aminophenazon) oder Reduktionsäquivalente (z. B. NADPH). Die **Glukoseoxidase-(GOD-)Methode** (Abb. 2a) ist sehr spezifisch, unterliegt aber Störeinflüssen (z. B. Ascorbinsäure). Die **Hexokinase-(HK-)Methode** ist ebenfalls spezifisch für Glukose (Abb. 2b). Allerdings enthält der Erythrozyt etwas Glukose-6-Phosphat, so dass die Blutglukose leicht zu hoch bestimmt wird.

### Glukose im Urin

Die Glukoseausscheidung im Urin ist ein wichtiger Diabetessuchtest. Die normale **Nierenschwelle** für Glukose liegt bei 8 bis 10 mmol (145 bis 180 mg/dl). Bei Überschreiten der Nierenschwelle

Abb. 1: Verlauf des Plasmaglukosespiegels nach oraler Glukosebelastung bei Gesunden und Diabetikern. [3]

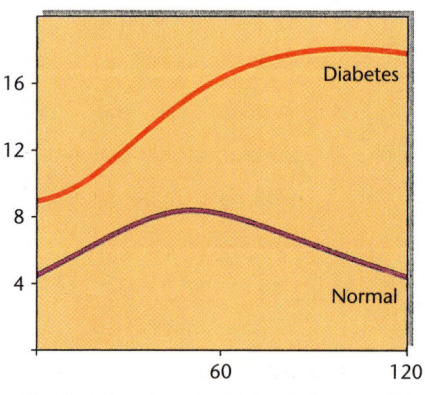

## Diagnostik nach Stoffklassen

a) Glucose + O$_2$ + H$_2$O $\xrightarrow{\text{GOD}}$ Gluconat + H$_2$O$_2$   Messreaktion

H$_2$O$_2$ + Chromogen $\xrightarrow{\text{Peroxidase}}$ Farbstoffbildung   Indikatorreaktion

b) Glucose + ATP $\xrightarrow{\text{HK}}$ Glucose-6-Phosphat + ADP

Glucose-6-Phosphat + NADP$^+$ $\xrightarrow{\text{G6PDH}}$ 6-Phosphogluconolacton + NADPH/H$^+$

**Abb. 2:** Quantitative Glukosebestimmung mit enzymatischen Tests. a) Glukoseoxidase-(GOD-)Methode b) Hexokinase-(HK-)Methode. [5]

wird Glukose im Urin ausgeschieden (Glukosurie), wobei Werte bis 0,8 mmol (15 mg/dl) physiologisch sind. Konzentrationen über 2,2 mmol (40 mg/dl) sollten abgeklärt werden. Die Nierenschwelle ist bei Schwangeren und bei tubulären Funktionsstörungen (verminderte Glukoserückresorption) erniedrigt, so dass es zur normoglykämischen Glukosurie kommt. Im Gegensatz dazu kann bei diabetischer Nephropathie die Nierenschwelle auf bis zu 300 mg/dl erhöht sein. Ein Fehlen von Glukose im Harn schließt also einen Diabetes nicht aus.

Als **Untersuchungsmaterial** dienen Spontan-, Morgen- oder 24-h-Urin. Die Messung erfolgt nach dem Prinzip der GOD-Methode (Abb. 2a) und sollte innerhalb von 2 Stunden stattfinden. Die Glukosekonzentration lässt sich durch unterschiedliche Farbabstufungen des Teststreifens ablesen, die untere Nachweisgrenze beträgt 1,6 mmol (30 mg/dl). Erhöhte Konzentrationen an Ascorbinsäure führen zu falsch negativen Werten.

Die zur **Blutzuckerselbstkontrolle** von Diabetikern verwendeten Teststreifen und Handmessgeräte beruhen ebenfalls auf der GOD-Methode. In letzter Zeit finden vermehrt Messgeräte auf elektrochemischer Grundlage ohne Farbbildung Verwendung (AccuCheck®).

## HbA$_{1c}$ und Fructosamin

Glukose kann sich in einer nichtenzymatischen Reaktion an den N-Terminus von Proteinen anlagern (Proteinglykierung) und stabile Ketiminbindungen bilden, was bei der Pathogenese der Mikroangiopathie von Bedeutung ist. Dies geschieht ständig (auch beim Gesunden), was man sich diagnostisch zunutze machen kann. Der Anteil des **glykierten HbA$_1$ (HbA$_{1c}$)** am Gesamthämoglobin spiegelt die Blutglukosekonzentration der letzten 8 Wochen wider (Abb. 3) und ist somit ein wichtiger Parameter zur **Beurteilung der Diabeteseinstellung**. Es gelten folgende Richtwerte: optimale Einstellung (< 8%), befriedigende Einstellung (< 10%), unbefriedigende Einstellung (< 12%) und dekompensierter Diabetes (≥ 12%). Der HbA$_{1c}$-Anteil hängt von der Erythrozytenüberlebenszeit ab und ist daher bei hämolytischen Anämien erniedrigt. Umgekehrt werden bei Niereninsuffizienz falsch erhöhte Werte beobachtet. Die Hämoglobinglykierung an sich besitzt keinen Krankheitswert, d.h., sie schränkt die Hämoglobinfunktion nicht ein.

Die **Fruktosaminkonzentration** gibt Aufschluss über die Blutzuckerwerte der letzten 1 bis 3 Wochen. Erfolge bei Therapieänderungen können so kurzfristiger überprüft werden.

## Spätkomplikationen

Die Erkennung und Behandlung diabetischer Folgeerkrankungen ist von entscheidender prognostischer Bedeutung. Zu ihnen zählen Mikroalbuminurie (30–300 mg im 24-h-Urin), ein gestörtes Vibrationsempfinden und Veränderungen des Augenhintergrunds.

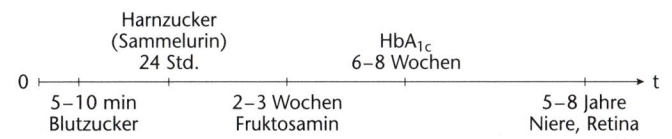

**Abb. 3:** Möglichkeiten retrospektiver Diagnostik bei Hyperglykämie. [5]

### Zusammenfassung

- Ein Diabetes liegt vor, wenn der Nüchternblutzucker über 7 mmol/l (126 mg/dl) liegt.
- In unklaren Fällen kann der orale Glukosetoleranztest (OGTT) herangezogen werden.
- Konzentrationsunterschiede zwischen arteriellem und venösem Blut bzw. Vollblut und Plasma müssen bei der Befundinterpretation berücksichtigt werden.
- Die Glukoseausscheidung im Urin hängt von der Nierenschwelle ab. Sie ist bei Schwangeren erniedrigt und bei diabetischer Nephropathie oft erhöht.
- HbA$_{1c}$ ist ein wichtiger Langzeitparameter der Diabeteseinstellung.
- Im Rahmen der Diagnostik muss auch auf Frühsymptome diabetischer Folgeerkrankungen (Nephro-, Neuro- und Retinopathie, kardiovaskuläres System) geachtet werden.

# Diabetes mellitus: Akute Komplikationen

Ketoazidotisches, hyperosmolares und hypoglykämisches Koma sind drei wichtige akute diabetische Komplikationen. Während die Ketoazidose Folge des Insulinmangels und in einem von vier Fällen die Erstmanifestation eines Diabetes ist, sind Hypoglykämien meist Folge einer Insulinüberdosierung.

## Diabetische Ketoazidose

Die diabetische Ketoazidose ist ein medizinischer Notfall. Insulinmangel (absolut oder relativ) führt einerseits zu verstärkter Lipolyse und Bildung von Ketonkörpern, die die verminderte Glukoseaufnahme im Muskel- und Fettgewebe kompensieren sollen. Dadurch entwickelt sich eine Azidose. Andererseits kommt es zu einer hyperglykämisch bedingten osmotischen Diurese. Beide Faktoren führen über Hypotonie und Schock zu einer verstärkten Ausschüttung von Stresshormonen, die die bestehende Symptomatik weiter verschlechtern (▌Abb. 1). Bei Diabetikern, die bereits mit Insulin behandelt werden, stellen Infektionen (Pneumonie, Harnwegsinfekte) die häufigste auslösende Ursache dar.
Neben der klinischen Schocksymptomatik ist die Bestimmung von Ketonkörpern und Glukose in Blut und Urin **diagnostisch** wegweisend (▌Tab. 1). Serumelektrolyte, Harnstoff und Kreatinin als Parameter der Nierenfunktion und die BGA vervollständigen die Diagnostik. Charakteristisch ist die sog. Kussmaul-Atmung der Patienten, die sich durch abnorm tiefe Atemzüge zur Kompensation der Azidose auszeichnet.
Die **Therapie** erfolgt auf der Intensivstation und umfasst:
▶ Engmaschige **Laborkontrollen** (Blutzucker stündlich, $K^+$ und BGA alle 2 Std.)
▶ Korrektur der Dehydratation mit **physiologischer Kochsalzlösung**. Der Flüssigkeitsbedarf innerhalb der ersten acht Stunden beträgt 6 bis 8 Liter.
▶ Korrektur der Hyperglykämie mit **Insulin** über eine Dosierpumpe. Der Blutzucker sollte nicht schneller als 100 mg/dl pro Stunde gesenkt werden.
▶ **Kaliumsubstitution** in Abhängigkeit von der Serumkonzentration. Insulin verschiebt Kalium in den IZR. Eine anfängliche Hyperkaliämie kann in eine Hypokaliämie umschlagen. Aufgrund der Dehydratation ist i. d. R. auch der Kaliumbestand erniedrigt.
▶ Eine **Korrektur der Azidose** wird normalerweise durch die Insulingabe erreicht. In schweren Fällen kann vorsichtig Bikarbonat gegeben werden.

## Hyperosmolares Koma

Das hyperosmolare Koma tritt überwiegend beim Typ-2-Diabetes auf. Im Gegensatz zur Ketoazidose, die typisch für den Typ-1-Diabetes ist, entwickelt es sich schleichend und ohne Bildung von Ketonkörpern. Im Vordergrund stehen die extrem hohen Blutglukosewerte (> 30 mM bzw. 600 mg/dl) und die damit verbundene osmotische Diurese. Wesentliche Abgrenzungskriterien zur Ketoazidose sind in ▌Tab. 1 aufgelistet. Therapeutisch wird wie bei der Ketoazidose vorgegangen.

## Hypoglykämisches Koma

Erste Symptome eines erniedrigten Blutglukosespiegel sind Folge der gegenregulatorischen Mechanismen, die durch Katecholamine und Glukagon vermittelt werden, z. B. Tachykardie und Tremor. Da das ZNS auf Glukose als Brennstoff angewiesen ist, kommt es bei fortschreitender Hypoglykämie zu neuroglykopenischen Symptomen wie Konzentrationsschwäche, fokalen Ausfällen bis hin zum Koma (▌Tab. 2).

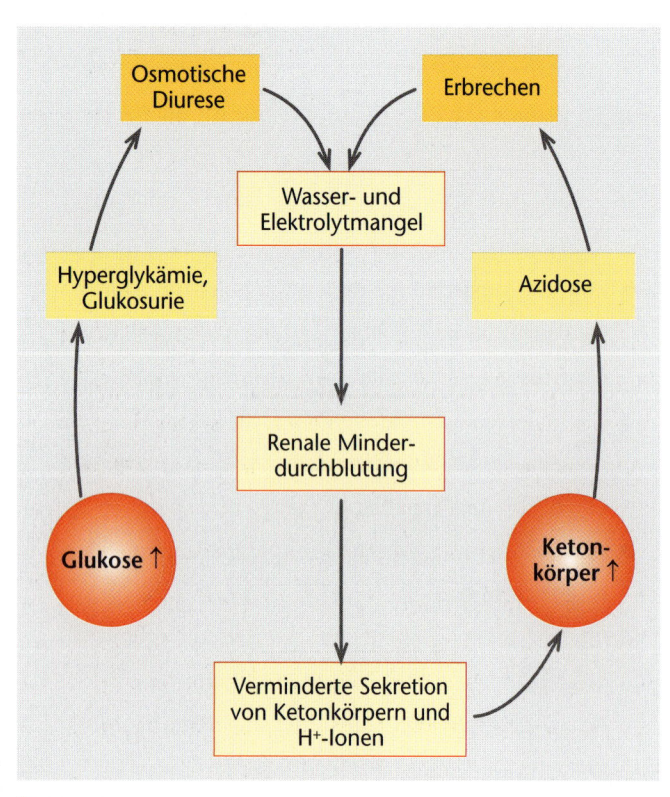

▌Abb. 1: Pathogenese der Ketoazidose. [7]

|  | Ketoazidose | Hyperosmolares Koma |
|---|---|---|
| Plasmaglukose | > 15 mM bzw. 300 mg/dl | > 30 mM bzw. 600 mg/dl |
| Ketonkörper | Hoch | Normal |
| Azidose | Ja | Nein |
| Hyperventilation | Ja | Nein |
| Dehydratation | Ja | Ja |

▌Tab. 1: Unterscheidungsmerkmale zwischen diabetischer Ketoazidose und hyperosmolarem Koma.

| Glukose | ≥ 3,5 mM | ≥ 2,5 mM | ≥ 2,0 mM | ≥ 1,0 mM | < 1,0 mM |
|---|---|---|---|---|---|
| Symptome | Normal | Schwitzen, Unruhe, HF ↑, Schwäche | Bewusstseinsstörungen | EEG-Veränderungen | Koma |

▌Tab. 2: Hypoglykämiesymptomatik in Abhängigkeit vom Blutglukosespiegel.

# Diagnostik nach Stoffklassen

Eine Hypoglykämie liegt vor, wenn die sog. **Whipple-Trias** erfüllt ist. Blutzucker < 2,5 mM (bzw. 45 mg/dl) plus hypoglykämische Symptome plus Symptombesserung unter Glukosegabe.
Generell lassen sich ätiologisch zwei Gruppen unterscheiden:
▶ Hypoglykämien im nüchternen Zustand (**Nüchternhypoglykämien**) kommen bei Insulin produzierenden Tumoren (Insulinome), verminderter Glukoneogenese (Leber- und Nierenerkrankungen), Ausfall kontrainsulinärer Hormone (M. Addison) und angeborenen Stoffwechselstörungen (Glykogenosen) vor.
▶ **Reaktive Hypoglykämien** sind Folgen eines Stimulus. Sie treten bei der Überdosierung von Medikamenten (Insulin, Sulfonylharnstoff, β-Blocker), bei Alkoholabusus (Mangelernährung, Hemmung der Glukoneogenese) und beim postprandialen Dumpingsyndrom nach Magenresektion (Hyperinsulinismus nach schlagartiger Magenentleerung und Glukoseresorption) auf.
▶ Auslösende Faktoren bei Diabetikern sind: verminderte Kohlenhydratzufuhr, Insulin- bzw. Sulfonylharnstoff-Überdosierung, erhöhte körperliche Aktivität und Alkohol.

Für die Differentialdiagnose der Hypoglykämie ist die Insulinbestimmung während einer symptomatischen Phase (Abb. 2) entscheidend. Ein erhöhtes C-Peptid spricht dabei für eine endogene Insulinsynthese (s. S. 31, Abb. 2).
Ist ein Diabetiker bereits komatös, muss das hypoglykämische Koma vom Coma diabeticum (Ketoazidose bzw. hyperosmolares Koma) abgegrenzt werden (Tab. 3). Im Zweifelsfall ist therapeutisch zunächst Glukose indiziert, da sie eine Hypoglykämie leicht behebt und das Coma diabeticum kaum beeinflusst.

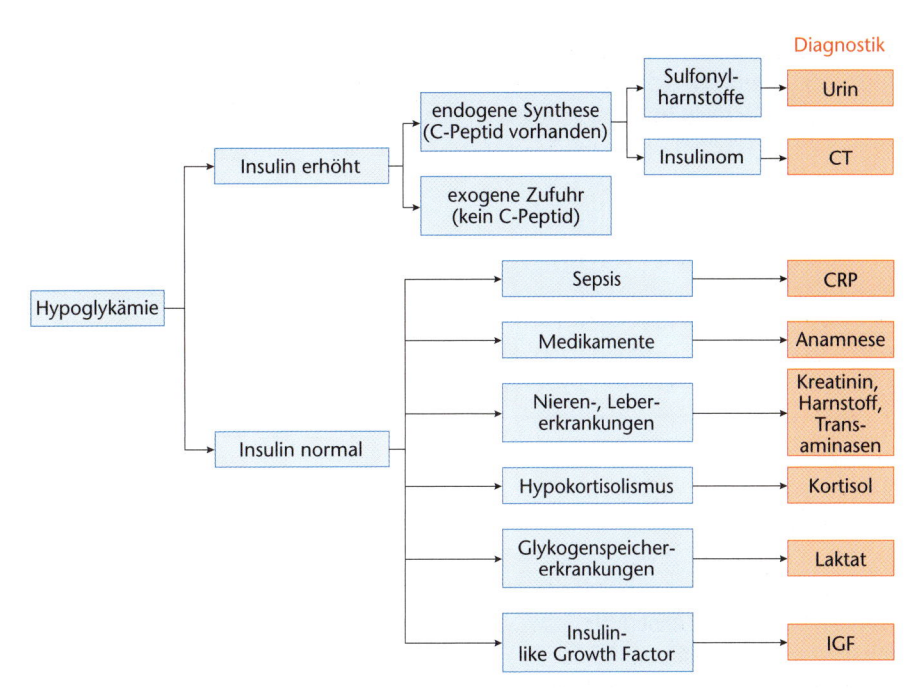

Abb. 2: Differentialdiagnose der Hypoglykämie. [5]

|  | Coma diabeticum | Hypoglykämisches Koma |
|---|---|---|
| Entwicklung | Langsam (Tage) | Plötzlich (Minuten) |
| Hunger | Nein | Ja |
| Durst | Ja | Nein |
| Muskulatur | Hypoton | Tremor |
| Haut | Trocken | Feucht |
| Atmung | evtl. Azidoseatmung | Normal |
| Augenbulbi | Weich | Normal |
| Sonstiges | Fieber, Bauchschmerzen | evtl. neurologische Ausfälle |
| Therapie | Siehe dort | Glukose oral (5–20 g) oder per Infusion (40% Dextrose), ggf. Glukagon i.m. |

Tab. 3: Differentialdiagnose der diabetischen Komaformen.

## Zusammenfassung

✱ Die diabetische Ketoazidose ist Folge eines Insulinmangels und führt über verschiedene pathophysiologische Mechanismen zum Schock. Sie tritt typischerweise beim Typ-1-Diabetes auf. Der wichtigste Auslöser sind Infektionen. Die Therapie (Insulin, Flüssigkeit, Kaliumsubstitution) erfolgt auf der Intensivstation.

✱ Das hyperosmolare Koma beruht ebenfalls auf einem Insulinmangel und kommt typischerweise beim Typ-2-Diabetes vor. Eine massive Hyperglykämie ist charakteristisch.

✱ Hypoglykämien entwickeln sich plötzlich und sind bei Diabetikern Folge verminderter Kohlenhydrataufnahme, Insulinüberdosierung oder erhöhten Alkoholkonsums.

# Lipoproteine

Der Begriff **Lipide** umfasst eine Gruppe von Stoffklassen, die sich durch ihre schlechte Löslichkeit in Wasser (hydrophober Charakter) auszeichnen. Man unterscheidet:
- Cholesterin und Cholesterinester
- Glyzeride (Triglyzeride, Phosphoglyzeride)
- Fettsäuren
- Sphingolipide
- Terpene (Vit. A, E, K)

| Apoprotein | Syntheseort | Funktion |
|---|---|---|
| A-I | Darm, Leber | Aktivierung der LCAT |
| A-II | Darm, Leber | Aktivierung der hepatischen LPL |
| $B_{100}$ | Leber | Lipidtransport im VLDL, Bindung an LDL-Rezeptor |
| | Darm | Lipidtransport in Chylomikronen |
| C-I | Leber | Aktivierung der LCAT |
| C-II | Leber | Aktivierung der LPL |
| C-III | Leber | Hemmung der LPL |
| E | Darm, Leber | Bindung an hepatischen APO-E-Rezeptor und zelluläre LDL-Rezeptoren |

Tab. 1: Funktion der Apolipoproteine. LPL = Lipoproteinlipase, LCAT = Lecithin-Cholesterin-Acyl-Transferase.

## Lipoproteinstruktur und -klassifikation

Aufgrund ihrer schlechten Wasserlöslichkeit werden Lipide im Blut in Form von Lipoproteinen transportiert, die sphärische Partikel bilden (Abb. 1). In ihrem hydrophoben Kern befinden sich Triglyzeride und Cholesterinester. Die „Hülle" besteht aus freiem Cholesterin und Phospholipiden, die mit ihren hydrophilen Gruppen nach außen ragen, sowie den sog. Apolipoproteinen. Die Apolipoproteine sind für die strukturelle Integrität des Lipoproteins, für die Regulation der zwei Schlüsselenzyme des Lipoproteinstoffwechsels (LPL, LCAT) sowie für die Erkennung von Rezeptoren verantwortlich (Tab. 1). Nach ihren physikochemischen Eigenschaften werden die Lipoproteine in vier Hauptklassen eingeteilt (Tab. 2).

| | Mobilität in Elektrophorese | Hauptsächliche Apolipoproteine | Funktion |
|---|---|---|---|
| Chylomikronen | Auftragstelle | $B_{48}$, A-I, C-II, E | Transport der Nahrungsfette vom Darm zur Leber |
| VLDL | Prä-β | $B_{100}$, C-II, E | Transport endogener Triglyzeride von der Leber zu extrahepatischen Organen |
| LDL | β | $B_{100}$ | Cholesterintransport von der Leber zu extrahepatischen Organen |
| HDL | α | A-I, A-II | Cholesterintransport von extrahepatischen Organen zur Leber |

Tab. 2: Lipoproteinklassen. VLDL = very-low-density liporotein, LDL = low-density lipoprotein, HDL = high-density lipoprotein.

## Lipoproteinstoffwechsel

Der Stoffwechsel der Lipoproteine lässt sich in einen exogenen und einen endogenen Zyklus unterteilen (Abb. 2).

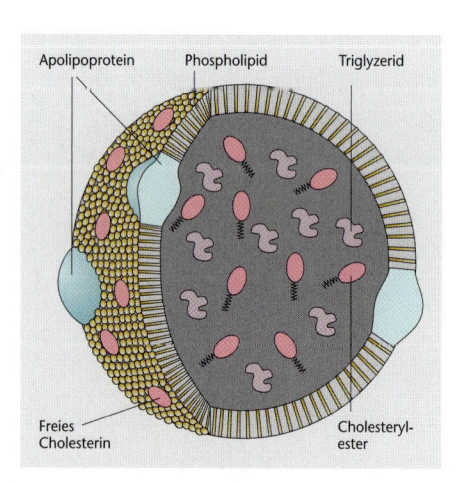

Abb. 1: Lipoproteinstruktur. [7]

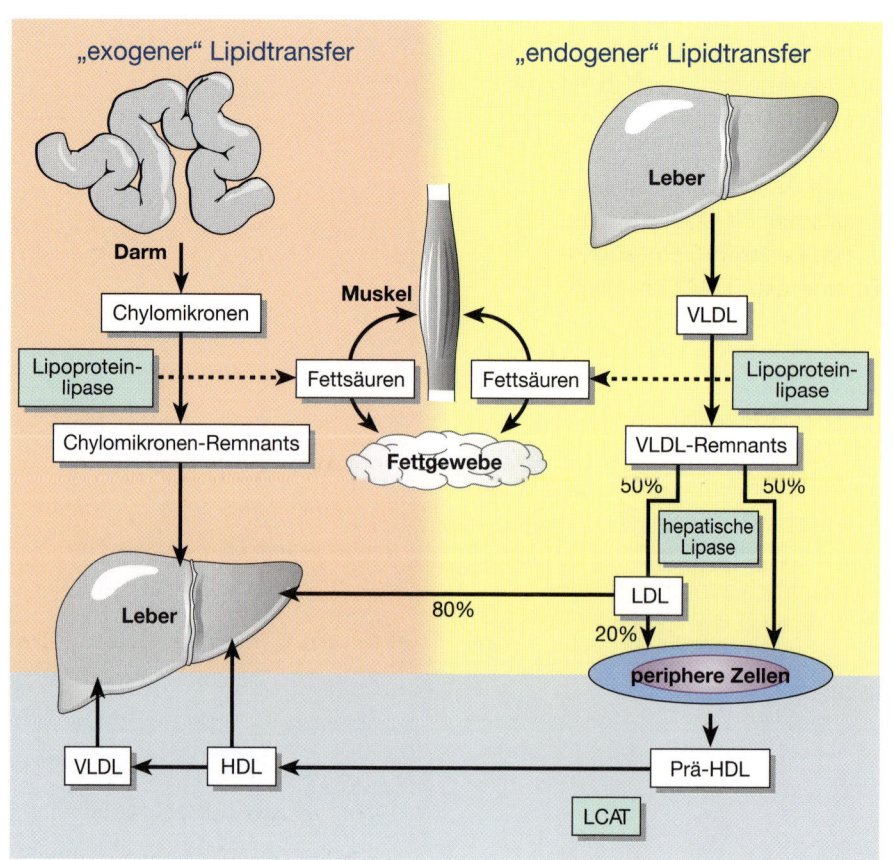

Abb. 2: Lipoproteinstoffwechsel. [8]

● **Exogener Zyklus:** Die Nahrungsfette werden im Dünndarm resorbiert und in **Chylomikronen** verpackt. Sie gelangen über die Lymphe in den Blutkreislauf. Die transportierten Triglyzeride werden v. a. im Muskel- und Fettgewebe durch die **Lipoproteinlipase (LPL)**, ein membranständiges Enzym des Kapillarendothels, zu Glycerin und Fettsäuren abgebaut und in die Zellen aufgenommen. Die Überreste („remnants") werden in der Leber verstoffwechselt, z. B. zu Gallensäuren, die der Fettemulgierung im Darm dienen und die einzig relevante Ausscheidungsform von Cholesterin darstellen.

● **Endogener Zyklus:** Von der Leber gelangen endogene Triglyzeride als **VLDL** zu den extrahepatischen Organen, die sich durch die LPL mit Lipiden versorgen. Dabei ändert sich die Lipidzusammensetzung des VLDL, das sich über das „intermediate-density lipoprotein" (IDL) zu **LDL** umbaut. LDL wird rezeptorvermittelt durch hepatische und extrahepatische Zellen aufgenommen. Auch sog. Schaumzellen („scavenger cells"), die an der Bildung atheromatöser Plaques beteiligt sind, nehmen LDL auf. Dieser Mechanismus liegt vermutlich der arteriosklerosefördernden Wirkung des LDL zugrunde. **HDL** werden in Darm und Leber gebildet. Sie transportieren Cholesterin in Form von Cholesterinester von den extrahepatischen Organen zur Leber. Das Enzym **Lecithin-Cholesterin-Acyl-Transferase (LCAT)** ist Bestandteil von HDL und katalysiert die Cholesterinesterbildung. Man nimmt an, dass HDL auch aus Schaumzellen Cholesterin entfernt und so antiarteriosklerotisch wirkt.

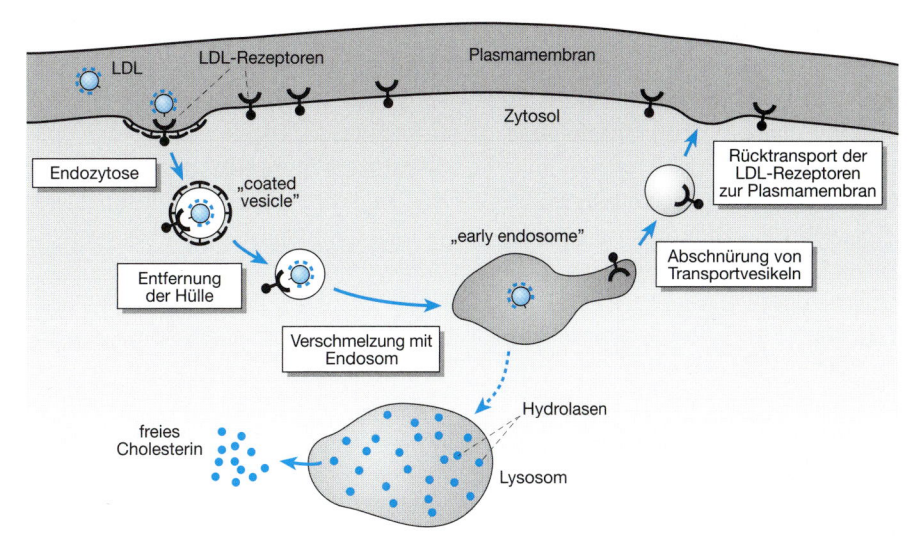

▌ Abb. 3: Rezeptorvermittelte Endozytose des LDL-Rezeptors. [9]

## LDL-Rezeptor

LDL-Rezeptoren befinden sich an der Oberfläche aller Zellen. Nach Bindung des LDL an den Rezeptor, die durch die Apolipoproteine $B_{100}$ und E erfolgt, wird das gesamte LDL von der Zelle internalisiert (rezeptorvermittelte Endozytose) (▌ Abb. 3). Der Rezeptor gelangt nach Trennung vom LDL zurück zur Plasmamembran. Das freie Cholesterin wird in der Zelle durch das Enzym **Acyl-CoA-Cholesterin-Acyl-Transferase (ACAT)** verestert. Das intrazelluläre Cholesterin ist ein wichtiger Regulator des Cholesterinstoffwechsels. Ein hoher intrazellulärer Cholesterinspiegel hemmt einerseits die LDL-Rezeptor-Synthese und andererseits die endogene Cholesterinsynthese (HMG-CoA-Synthase).

> Die rezeptorvermittelte Endozytose von LDL ist bei Fehlen des LDL-Rezeptors (familiäre Hypercholesterinämie) oder bei Mutation im $B_{100}$-Protein (familiär defektes Apolipoprotein $B_{100}$) gestört. Die damit verbundenen hohen LDL-Spiegel führen bereits im jungen Erwachsenenalter zu KHK und Herzinfarkt.

### Zusammenfassung

✻ Lipide werden im Blut in Form von Lipoproteinen transportiert. An ihrer Außenhülle befinden sich Apolipoproteine, die strukturelle, regulatorische und Erkennungsfunktionen übernehmen.

✻ Lipoproteine unterscheiden sich in Dichte, Aufbau und Funktion.

✻ Chylomikronen transportieren die Nahrungsfette zur Leber.

✻ VLDL und LDL transportieren Triglyzeride und Cholesterin zu extrahepatischen Organen.

✻ HDL transportiert Cholesterin zurück zur Leber.

✻ LDL fördert, HDL hemmt die Entstehung arteriosklerotischer Plaques.

# Lipidstoffwechselstörungen

## Klassifizierung

Bei den Hyperlipoproteinämien unterscheidet man zwischen primären und sekundären Störungen.

**Primäre Störungen** sind genetisch bedingt. Eine Einteilung nach den genetischen Ursachen (Tab. 1) gestaltet sich aufgrund der Fülle der verschiedenen Mutationen zunehmend komplexer und ist für den klinischen Alltag häufig unpraktisch. Daher hat sich die Einteilung nach **Fredrickson** durchgesetzt, die sich an den Plasmakonzentrationen der Lipoproteine orientiert (Tab. 2). Diese Klassifizierung berücksichtigt weder genetische Ursachen noch sekundäre Störungen. Jedoch lässt sich durch Bestimmung des Gesamtcholesterins und der Triglyzeride der Großteil der Lipidstoffwechselstörungen erkennen.

Zur weiteren Differenzierung kann der sog. **Kühlschranktest** durchgeführt werden. Dazu wird Nüchternserum bei 4 °C mindestens 12 Stunden stehen gelassen und anschließend begutachtet (Abb. 1). Trübes Serum spricht für eine Erhöhung der Triglyzeride (Typ IIb bis V), klares Serum für normale Triglyzeridwerte. Ein erhöhter Cholesterinwert lässt sich nicht erkennen (Typ IIa). Bei Chylomikronenerhöhung bildet sich ein weißer Ring am oberen Rand des Röhrchens, das Serum ist „lipämisch". Dies kann mit unauffälligen (Typ I) oder auffälligen Triglyzeridwerten (Typ V) verbunden sein.

**Sekundäre Hyperlipoproteinämien** sind Folge anderer Erkrankungen oder werden durch äußere Einflüsse verursacht:

▶ Eine Erhöhung der Triglyzeride findet sich bei Diabetes mellitus, chronischem Nierenversagen, Alkoholabusus und Verabreichung bestimmter Medikamente, z. B. Thiaziden.

▶ Erhöhungen des Gesamtcholesterins sind vor allem ernährungsbedingt, kommen aber auch bei nephrotischem Syndrom, Hypothyreose und Cholestase vor.

## Normwerte

**Cholesterin** wird – ähnlich wie Glukose (s. a. Glukosebestimmung, S. 32) – in einem enzymatischen Test mit dem Messenzym Cholesterinoxidase bestimmt. Die Normwerte sind stark alters- und geschlechtsabhängig, was bei der Befundinterpretation zu berücksichtigen ist. Im Allgemeinen kann eine Gesamtcholesterinkonzentration unter 220 mg/dl als normal betrachtet werden, wobei präventivmedizinisch Werte unter 200 mg/dl wünschenswert sind.

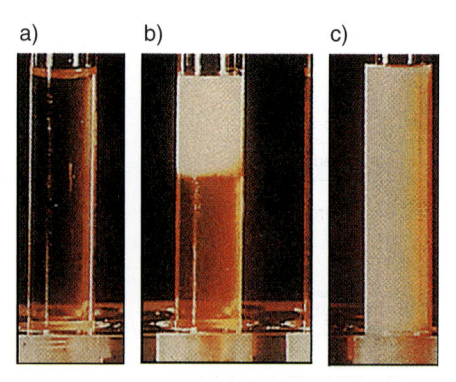

Abb. 1: Serumproben nach Kühlschranktest. a) Normales Serum. b) Serum bei Hyperchylomikronämie (Typ I). c) Serum bei Hypertriglyzeridämie (Typ IV). [3]

Der Gesamtcholesterinwert kann weiter in **HDL-** und **LDL-Cholesterin** unterteilt werden. Die direkte Bestimmungsmethode ist gut für Analyseautomaten geeignet, jedoch kostenintensiv. Bei der indirekten Methode wird zunächst die HDL-Konzentration durch Ausfällen von LDL und VLDL im Plasma bestimmt. Bei Kenntnis der Triglyzeride und des Gesamtcholesterins kann das LDL-Cholesterin berechnet werden (Friedewald-Formel):

$$\text{LDL-Cholesterin} = \text{Gesamtcholesterin} - (\text{HDL-Cholesterin} + 0{,}2 \times \text{Triglyzeride})$$

Das Arterioskleroserisiko hängt weniger vom Gesamtcholesterin als vom Verhältnis LDL-Cholesterin zu HDL-Cholesterin ab. LDL hat eine atherogene Wirkung, die durch HDL antagonisiert wird. Die Referenzwerte für LDL und HDL sind in Tab. 3 aufgeführt. Bei Vorliegen einer KHK oder bei Z. n. Herzinfarkt sind die therapeutischen Zielwerte niedriger.

Die Bestimmung der **Triglyzeride** erfolgt ebenfalls enzymatisch. Das Messenzym ist Glycerinkinase, die Glycerin nach dessen hydrolytischer Freisetzung aus den Triglyzeriden umsetzt. Auch hier unterliegen die Normwerte großen Schwankungen in Abhängigkeit von Alter und Geschlecht. Bei Werten über 200 mg/dl spricht man von Hypertriglyzeridämie. Die Triglyzeridkonzentration im Serum ist besonders von den Ernährungsgewohnheiten abhängig. Daher ist

| Erkrankung | Genetischer Defekt | Fredrickson | Klinische Folgen |
|---|---|---|---|
| Familiäre Hypercholesterinämie | LDL-Rezeptoren ↓ | IIa oder IIb | KHK |
| Familiäre Hypertriglyzeridämie | Uneinheitlich; evtl. LPL-Defekt (?) | IV oder V | Sehnenxanthome |
| Chylomikronämie-Syndrom | APO-C-II-Mangel | I | Sehnenxanthome |
| Abetalipoproteinämie | Fehlen von APO B | Normal | Neurologische Störungen |

Tab. 1: Genetische Ursachen einiger Lipidstoffwechselstörungen.

| | I | IIa | IIb | III | IV | V |
|---|---|---|---|---|---|---|
| Lipoproteine | CM | LDL | LDL + VLDL | IDL | VLDL | VLDL + CM |
| Cholesterin | n | ↑↑ | ↑ | ↑ | n bis ↑ | n bis ↑ |
| Triglyzeride | ↑↑ | n | ↑ | ↑ | ↑↑ | ↑↑ |
| Serum | Lipämisch | Klar | Trüb | | | |
| Rahmschicht | Ja (klarer Unterstand) | Nein | Nein | Nein | Nein | Ja (trüber Unterstand) |
| Häufigkeit | Sehr selten | Häufig | Häufig | Selten | Häufig | Selten |

Tab. 2: Einteilung nach Fredrickson. CM = Chylomikronen, n = normal.

## Diagnostik nach Stoffklassen

|  | Kein Risiko | Kontrollbedürftig | Behandlungsbedürftig |
|---|---|---|---|
| LDL-Cholesterin (Männer und Frauen) | < 3,9 mM bzw. 150 mg/dl | 3,9–4,9 mM bzw. 150–190 mg/dl | > 4,9 mM bzw. 190 mg/dl |
| HDL-Cholesterin (Männer) | > 1,4 mM bzw. 54 mg/dl | 1,4–0,9 mM bzw. 54–35 mg/dl | < 0,9 mM bzw. 35 mg/dl |
| HDL-Cholesterin (Frauen) | > 1,7 mM bzw. 66 mg/dl | 1,7–1,2 mM bzw. 66–46 mg/dl | < 1,2 mM bzw. 46 mg/dl |

Tab. 3: Referenzwerte für LDL-Cholesterin und HDL-Cholesterin.

|  | CM | VLDL | CM- und VLDL-Remnants | LDL | Lp(a) | HDL |
|---|---|---|---|---|---|---|
| Risiko | 0 | + | +++ | ++++ | ++++ | Vermindert |

Tab. 4: Arterioskleroserisiko der Lipoproteinfraktionen. CM = Chylomikronen.

es nicht verwunderlich, dass sekundäre Hypertriglyzeridämien einen der häufigsten Nebenbefunde bei Laboruntersuchungen darstellen.

### Arterioskleroserisiko

Die klinische Bedeutung der Hyperlipoproteinämien liegt in einem erhöhten Risiko für Arteriosklerose, v. a. der Koronararterien. Die verschiedenen Lipoproteine tragen dazu in unterschiedlichem Maße bei (Tab. 4). Bei Lp(a) handelt es sich um ein Lipoprotein, das sowohl an LDL-Rezeptoren als auch an Fibrin binden kann. Dadurch wird einerseits die Aufnahme von LDL vermindert und andererseits die Plasminwirkung gehemmt. Lp(a)-Werte über 30 mg/dl stellen daher einen unabhängigen Risikofaktor für Arteriosklerose dar.

Neben der Anamnese können auch inspektorische Befunde den Verdacht auf eine Lipidstoffwechselstörung lenken. Xanthelasmen finden sich im Bereich der Augenlider (Abb. 2a) und treten im jungen Alter bei familiärer Hypercholesterinämie auf. Eruptive Xanthome (Abb. 2b) kommen bei Hypertriglyzeridämie vor. Sehnenxanthome, z. B. an der Achillessehne (Abb. 2c), sind pathognomonisch für die familiäre Hypercholesterinämie. Der Arcus lipoides corneae, Syn. Arcus senilis (Abb. 2d), wird bei Jugendlichen in Zusammenhang mit Fettstoffwechselstörungen beobachtet, ist im höheren Alter jedoch häufig unabhängig von den Serumlipiden.

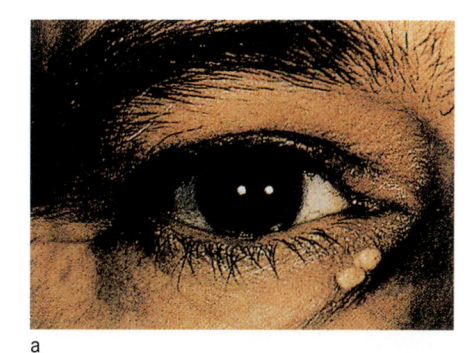

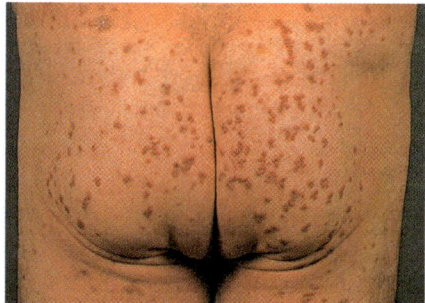

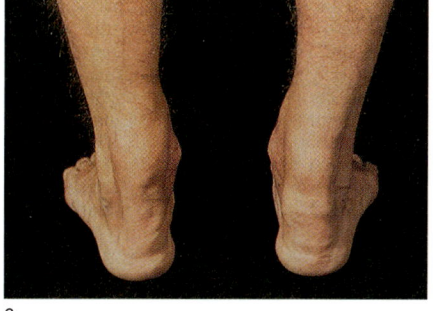

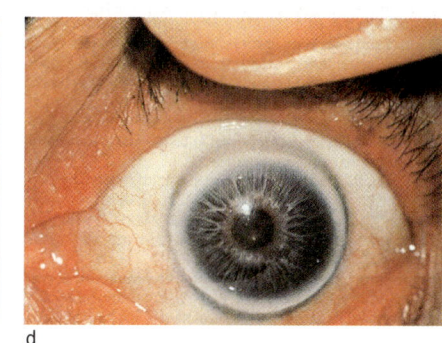

Abb. 2: Inspektionsbefunde bei Hyperlipoproteinämien. a) Xanthelasma. b) Eruptives Xanthom. c) Sehnenxanthom. d) Arcus lipoides corneae. [2, 3]

### Zusammenfassung

* Primäre Hyperlipidämien sind genetisch bedingt und werden entsprechend den erhöhten Lipoproteinfraktionen eingeteilt (Klassifikation nach Fredrickson).
* Sekundäre Hyperlipidämien sind Folge anderer Erkrankungen, z. B. Diabetes mellitus.
* Die Normwerte für Cholesterin und Triglyzeride sind abhängig von Alter und Geschlecht.
* Für die Beurteilung des Cholesterinwerts ist das LDL/HDL-Verhältnis entscheidend.
* Hohe LDL- und Lp(a)-Werte sind mit einem erhöhten Arterioskleroserisiko verbunden.

# Nukleotide: Harnsäure und Gicht

## Harnsäure

Ein Nukleotid setzt sich aus Ribose (bzw. Desoxyribose in der DNA), Phosphat und einer organischen Base zusammen. Adenin und Guanin sind Purinbasen, Thymin und Cytosin sind Pyrimidinbasen. Die Purinbasen werden zu Harnsäure abgebaut (Abb. 1). Der Harnsäurespiegel im Blut wird durch drei Komponenten beeinflusst (Abb. 2):

- **Harnsäurebildung:** Fallen vermehrt Purinbasen an, beispielsweise ernährungsbedingt oder bei starkem Zelluntergang, steigt die Harnsäurekonzentration im Plasma an.
- **„Salvage pathway":** Der Großteil der freien Purinbasen wird nicht zu Harnsäure abgebaut, sondern wiederverwertet, d. h. in die Synthese neuer Nukleotide geleitet. Ein Schlüsselenzym der Purinwiederverwertung ist die Hypoxanthin-Guanin-Phosphoribosyl-Transferase (HGPRT).
- **Harnsäureausscheidung:** In der Niere wird Harnsäure aktiv im proximalen Tubulus sezerniert und hauptsächlich in den distalen Abschnitten reabsorbiert. Über den Darm wird ca. ein Drittel der Harnsäure ausgeschieden.

Sowohl Harnsäure als auch Urat weisen eine relativ schlechte **Löslichkeit** im wässrigen Milieu auf, wobei die Löslichkeit für Urat – bedingt durch die negative Ladung – besser ist. Die Wahrscheinlichkeit für die Bildung von Harnsäurekristallen ist neben der Harnsäurekonzentration auch vom pH-Wert abhängig. Harnsäure liegt aufgrund des pK-Werts bei physiologischem pH zu über 95 % als (besser lösliches) Urat vor:

Harnsäure → Urat + H$^+$ (pK = 5,75)

Je saurer das Milieu, desto mehr Urat wird in Harnsäure umgewandelt und desto höher ist das Risiko für die Bildung von Harnsäurekristallen.
Die **Harnsäurebestimmung** erfolgt enzymatisch mit Urikase als Mess- und Aldehyddehydrogenase als Indikatorenzym. Drei Tage vor der Blutabnahme sollten purinreiche Kost und schwere Muskelarbeit vermieden werden.

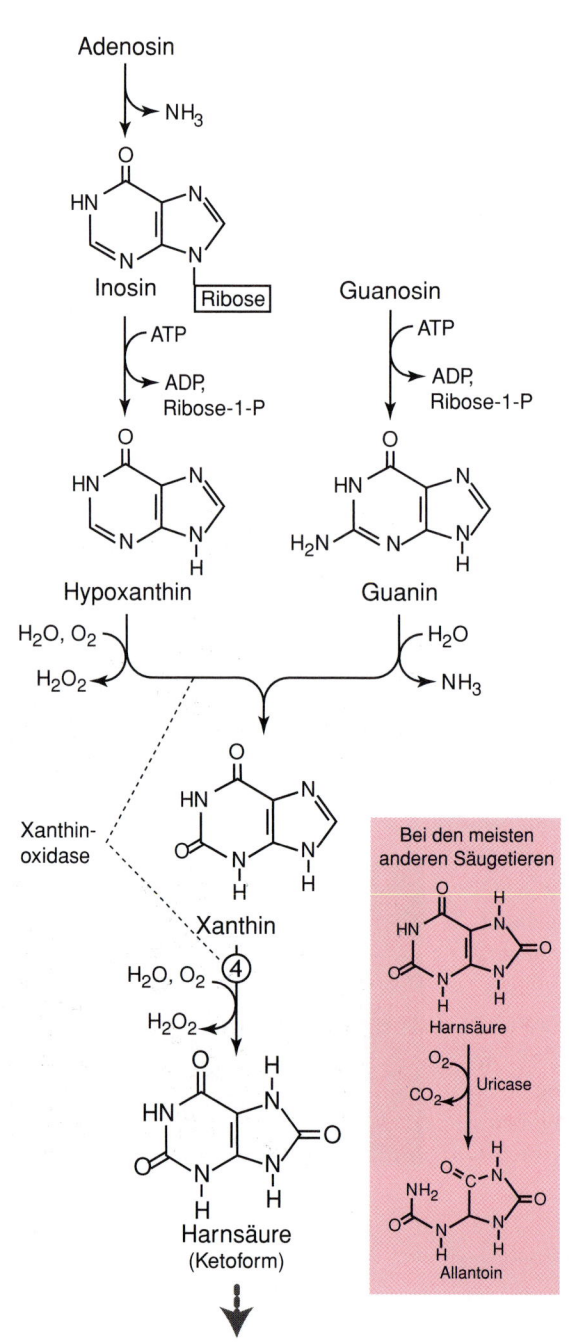

Abb. 1: Abbau der Purinbasen zu Harnsäure. [10]

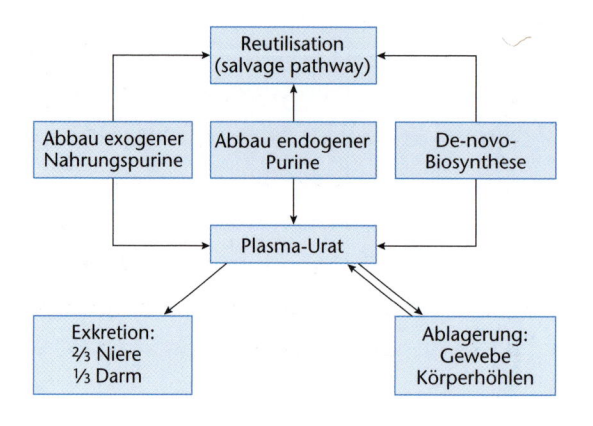

Abb. 2: Einflussgrößen auf den Harnsäurespiegel im Blut. [5]

## Hyperurikämie

Bei einem Anstieg der Serumharnsäure über 380 µmol/l (6,4 mg/dl) liegt eine Hyperurikämie vor. Männer sind weitaus häufiger betroffen als Frauen. Hyperurikämien treten häufig im Rahmen des sog. **metabolischen Syndroms** gemeinsam mit Diabetes mellitus (Typ 2), Hyperlipoproteinämien und Hypertonie auf. Man unterscheidet primäre Hyperurikämien, die genetischer Ursache sind, und sekundäre Hyperurikämien (Tab. 1). Ein Harnsäureanstieg im Blut kann auf eine vermehrte Bildung oder eine verminderte Ausscheidung von Harnsäure zurückzuführen sein. Die Bestimmung der Harnsäure im Urin ist zur Klärung dieser Frage hilfreich.

## Gicht

Beim **akuten Gichtanfall** kommt es zum Ausfall von Harnsäurekristallen in der Synovialflüssigkeit der Gelenke, die daraufhin von polymorphkernigen Leukozyten phagozytiert werden. Diese setzen ihrerseits Entzündungsmediatoren und proteolytische Enzyme frei. Eine stark schmerzhafte Arthritis, typischerweise des Großzehengrundgelenks, ist die Folge. Das Risiko eines Gichtanfalls steigt mit dem Harnsäurespiegel. Bei Werten über 535 µmol/l (9 mg/dl) beträgt die Inzidenzrate ca. 5 % pro Jahr. Wichtige Triggerfaktoren sind Alkoholexzesse und purinreiche Ernährung sowie Stress und körperliche Belastung.

|  | Produktion an Harnsäure ↑ | Renale Harnsäureausscheidung ↓ |
|---|---|---|
| Primäre Hyperurikämie | Lesch-Nyhan-Syndrom (HGPRT-Mangel) | Idiopathisch (Störung der tubulären Sekretion) |
| Sekundäre Hyperurikämie | Purinreiche Ernährung Erhöhter Turnover an Nukleinsäuren (Leukämien, Zytostatikatherapie) | Niereninsuffizienz Laktat-, Ketoazidose Medikamente: Thiazide, Acetylsalicylsäure |
| Harnsäure im Urin | Erhöht | Erniedrigt |

Tab. 1: Ursachen der Hyperurikämie.

Die **chronische Gicht** wird heute nur noch selten beobachtet. Es kommt zu Uratablagerungen („Tophi") in Weichteilen und Knochen (Abb. 3). Renale Manifestationen sind Nephrolithiasis, Uratnephropathie (abakterielle interstitielle Nephritis) und selten die akute Harnsäurenephropathie. Ein plötzlicher Anfall großer Harnsäuremengen, z. B. bei Zytostatikatherapie, führt zur Verstopfung der Tubuli und damit zu akutem Nierenversagen.

> Eine Hyperurikämie ist während des akuten Gichtanfalls nicht obligat. Anamnese, Klinik und ein rasches Ansprechen auf Colchicin sind wichtige diagnostische Wegweiser. Gegebenenfalls muss die Diagnose durch eine Synovialanalyse gesichert werden. Im akuten Anfall kommen therapeutisch Entzündungshemmer (Indometacin, Colchicin; kein Aspirin!) zum Einsatz. Eine langfristige Normalisierung des Harnsäurespiegels kann durch das Urikostatikum Allopurinol (Hemmung der Xanthinoxidase) und das Urikosurikum Probenecid (Steigerung der renalen Ausscheidung) erreicht werden.

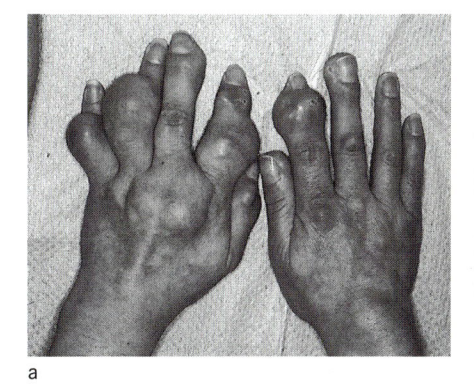

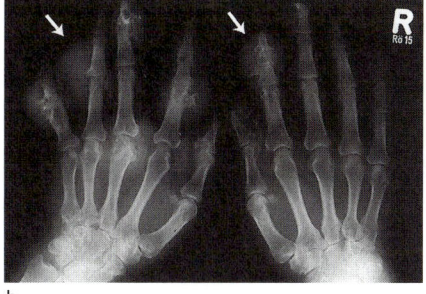

Abb. 3: a) Gichttophi an beiden Händen, b) mit radiologischen Veränderungen. [2]

### Zusammenfassung

✖ Harnsäure ist das Abbauprodukt der Purinbasen.

✖ Der Harnsäurespiegel wird durch den Anfall von Purinen (exogen oder endogen), die Purinwiederverwertung („salvage pathway") und die Harnsäureausscheidung beeinflusst.

✖ Primäre (genetisch bedingte) Hyperurikämien sind zu 99 % idiopathisch. Sekundäre Hyperurikämien sind v. a. ernährungsbedingt.

✖ Medikamente (Thiazide, ASS) konkurrieren mit Harnsäure um die tubuläre Sekretion und senken dadurch die renale Harnsäureausscheidung.

✖ Hohe Harnsäurekonzentrationen und ein niedriger pH-Wert fördern die Bildung von Uratkristallen in Gelenken (akuter Gichtanfall). Wichtige Auslösefaktoren sind hoher Alkoholkonsum und purinreiche Ernährung.

# Nukleinsäuren: Molekularbiologische Diagnostik

Jede kernhaltige Zelle enthält die komplette genetische Information des Organismus in Form von DNA. Je nach Gewebe- bzw. Zelltyp wird ein Teil der genetischen Information in mRNA umgeschrieben (Transkription), so dass für jeden möglichen Funktions- und Entwicklungszustand einer Zelle ein spezifisches mRNA-Muster existiert. Verschiedene Regulationsfaktoren, z.B. Hormone, bestimmen, welche Gene abgelesen und welche Proteine somit synthetisiert (Translation) werden.

## Anwendungsgebiete

Die Arbeit mit Nukleinsäuren umfasst neben der Diagnostik, Typisierung und Identifizierung auch die Isolierung und Amplifikation von DNA. Molekularbiologische Methoden werden für folgende Fragestellungen herangezogen:

▶ **Nachweis körperfremder Nukleinsäuren:** beispielsweise bei der Diagnostik bakterieller und viraler Infektionen. Bei Viren ist darauf zu achten, ob das virale Genom aus DNA (HBV) oder RNA (HCV) besteht. In diesen Bereich fällt auch der Nachweis von Tumor-DNA zur Frühdiagnostik, Therapie- und Verlaufskontrolle.

▶ **Nachweis von Mutationen genomischer DNA:** Sequenzabweichungen in der körpereigenen DNA spielen eine Rolle bei Erbkrankheiten (Mukoviszidose, familiäre Hypercholesterinämie), bei polymorphen Merkmalen (HLA-Typisierung) und bei der Charakterisierung von somatischen Mutationen in Tumorzellen (BCR-ABL bei CML).

▶ Der **Nachweis von Unterschieden in der Genexpression** dient der Charakterisierung und Therapieempfindlichkeitsbestimmung von Tumoren.

## Molekularbiologische Methoden

Zu den wichtigsten molekularbiologischen Methoden zählen PCR (polymerase chain reaction), Restriktionsenzyme und die Southern-Blot-Technik. Die **PCR** ermöglicht eine rasche Vervielfältigung kleinster DNA-Mengen.

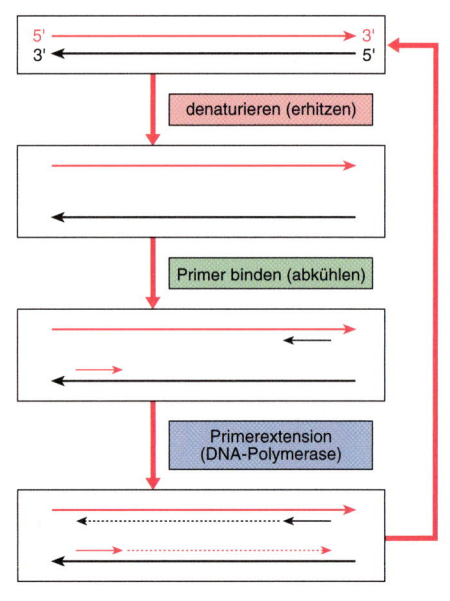

Abb. 1: Prinzip der PCR. [2]

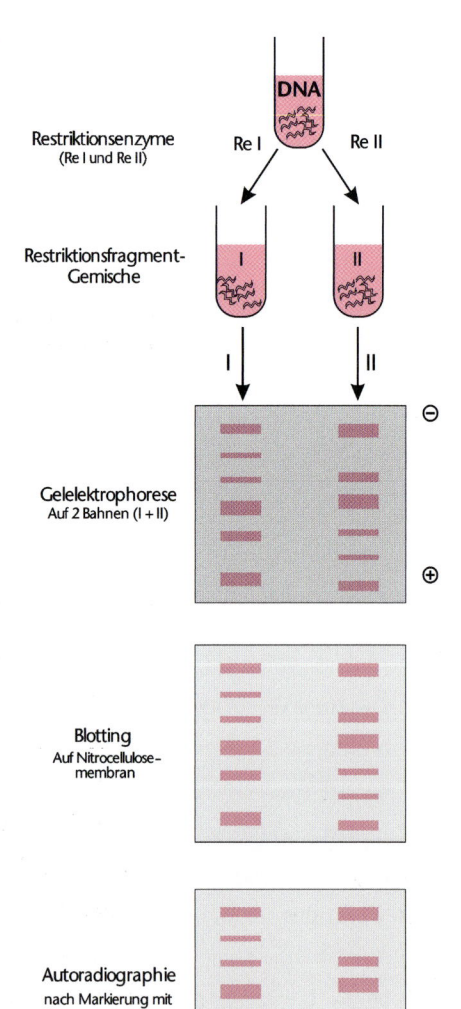

Abb. 2: Southern-Blot. [10]

Der Ablauf der PCR ist in Abb. 1 dargestellt. Die sog. Primer sind Oligonukleotide, die zu einem bestimmten Abschnitt des Genoms komplementär sind, was voraussetzt, dass Sequenzabschnitte des zu vervielfältigenden Genombereichs bekannt sind. Nach Strangauftrennung (Denaturierung) erfolgen Anlagerung der Primer („Annealing") und DNA-Synthese (Elongation). Als DNA-Polymerasen werden hitzestabile Enzyme, z.B. die Taq-Polymerase, verwendet, da die Strangauftrennung bei 94 °C stattfindet. Der Replikationszyklus wird in der Regel 30-mal wiederholt, so dass man am Ende ca. $2^{30} \approx 10^9$ Kopien des ursprünglichen DNA-Strangs erhält. Da dafür schon ein Nukleinsäuremolekül ausreicht, ist die PCR von unschätzbarem Wert, v.a. für die Infektiologie, pränatale Diagnostik und Rechtsmedizin.

**Restriktionsenzyme** sind bakterielle Enzyme, die bestimmte Basensequenzen erkennen und spalten. Meistens handelt es sich um eine Abfolge von 6 Basen, deren komplementäre Sequenz – in 5´3´-Richtung gelesen – identisch ist („Palindrom"), z.B. CCATGG. Die unterschiedlich großen DNA-Fragmente werden nach der Restriktion elektrophoretisch auf Agarosegelen aufgetrennt und sichtbar gemacht (Abb. 4). DNA-Fragmente mit bekannter Sequenz können nach gelelektrophoretischer Auftrennung und Transfer auf eine Membran **(Southern-Blot)** durch markierte Sonden sichtbar gemacht werden (Abb. 2). Northern-Blot bezeichnet dieselbe Technik mit RNA-Fragmenten.

## Indirekter Nachweis von Mutationen

Die Vererbung von Defekt- oder Normalgenen kann mit **Kopplungsanalysen** untersucht werden (Abb. 3). Sie kommen dann zum Einsatz, wenn das krankheitsauslösende Gen noch nicht ausreichend charakterisiert ist. Bei der Kopplungsanalyse werden polymorphe Marker, z.B. CA-Sequenzwiederholungen, eingesetzt, die in unmittelbarer Nähe

## Diagnostik nach Stoffklassen

**Abb. 3:** Indirekter Mutationsnachweis (Kopplungsanalyse) in einer Familie mit einer X-chromosomal-rezessiven Erkrankung. [9]

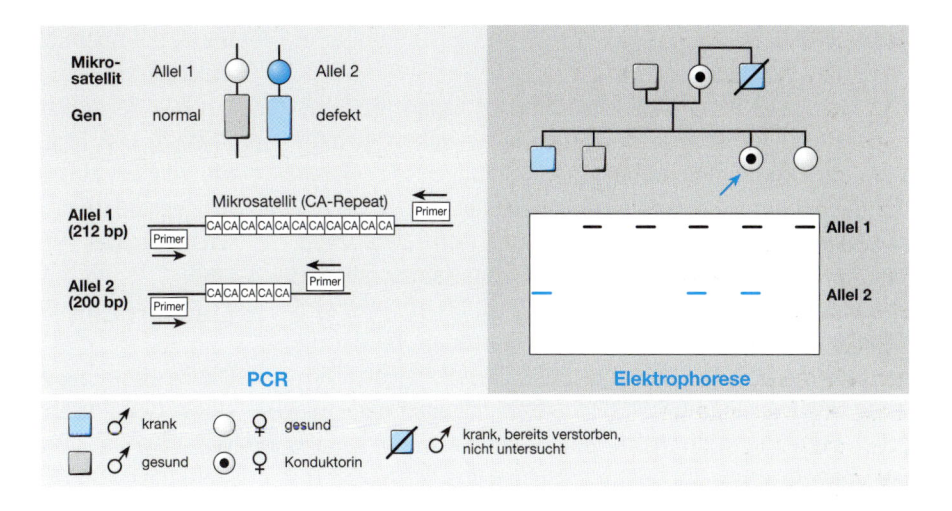

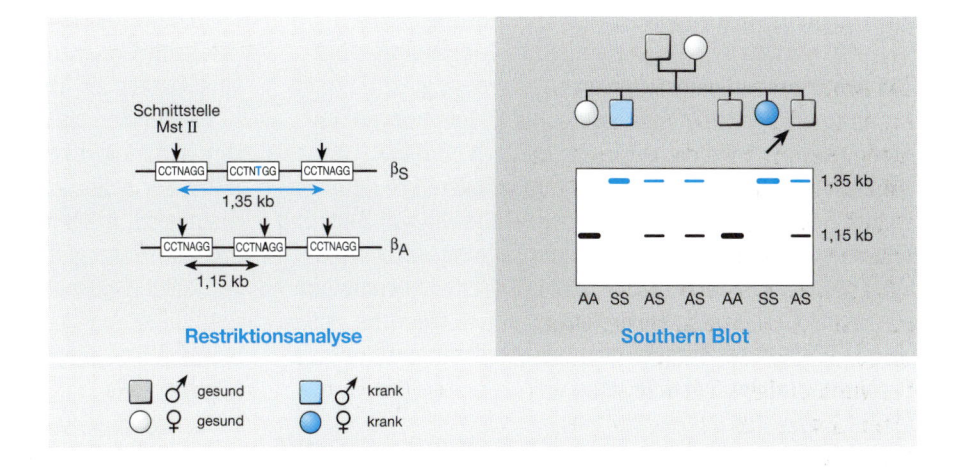

**Abb. 4:** Direkter Mutationsnachweis für die autosomal-rezessiv vererbte Sichelzellanämie. $\beta_S$ = β-Globin-Gen bei Sichelzell-Hämoglobin (HbS), $\beta_A$ = β-Globin-Gen bei HbA. AA bzw. SS = homozygoter Genotyp, AS = heterozygoter Genotyp. [9]

des krankheitsauslösenden Gens liegen. Abbildung 3 zeigt das Beispiel einer Familie mit Auftreten einer X-chromosomal-rezessiven Erkrankung, bei der das Allel 2 des polymorphen Markers gekoppelt mit der Erkrankung vererbt wird. Nach PCR und gelelektrophoretischer Auftrennung zeigt sich, dass eine gesunde Schwester des Betroffenen Konduktorin ist.

### Direkter Nachweis von Mutationen

Mit der **RFLP-(Restriktionsfragmentlängenpolymorphismus-)**Analyse können Mutationen in bekannten Genabschnitten nachgewiesen werden. Ist die Erkennungssequenz für ein Restriktionsenzym verändert oder deletiert, kann keine Spaltung erfolgen, und das Fragmentmuster in der Gelelektrophorese ändert sich. In Abbildung 4 ist der direkte Nachweis der autosomal-rezessiv vererbten Sichelzellanämie dargestellt. Durch eine Mutation im Codon 6 des β-Globin-Gens ($\beta_S$) verschwindet eine Schnittstelle für das Restriktionsenzym Mst II. Dadurch entsteht nach Verdauung durch Mst II ein längeres Fragment als beim normalen β-Globin-Gen ($\beta_A$), das durch Mst II im Codon 6 geschnitten werden kann. Nach Restriktionsverdau, elektrophoretischer Auftrennung und Southern-Blot-Analyse zeigen sich Banden unterschiedlicher Länge.

DNA ist relativ stabil und lässt sich unter Umständen noch nach Jahren untersuchen. RNA-Proben sind dagegen sehr instabil und sollten rasch verarbeitet werden.

### Zusammenfassung

* Molekularbiologische Methoden finden bei der Suche nach fremder DNA bzw. RNA (Infektionen, Tumoren) und beim Nachweis von Mutationen (Erbkrankheiten) Anwendung.
* Mit der PCR (polymerase chain reaction) lassen sich sehr geringe DNA-Mengen rasch und einfach vervielfältigen.
* Mutationen können indirekt mit Kopplungsanalysen oder direkt mit RFLP-(Restriktionsfragmentlängenpolymorphismus-) und Southern-Blot-Analysen nachgewiesen werden.

# Hämatologische Labordiagnostik

## Das „Blutbild"

Das Blutbild ist Bestandteil jeder Eingangsdiagnostik. Neben den primär hämatologischen Erkrankungen gehen auch die meisten systemischen und Organerkrankungen mit sekundären hämatologischen Veränderungen einher.

Das **kleine Blutbild** umfasst die Erythrozyten-, Leukozyten- und Thrombozytenzahl, Hämoglobin (Hb), Hämatokrit (Hkt) und die Erythrozytenindizes (MCV, MCH, MCHC). Es wird nahezu ausschließlich mit Automaten bestimmt. Bei der Bewertung des Blutbilds ist zu beachten, dass nicht jede Erhöhung oder Erniedrigung der Blutzellzahl mit einer hämatologischen Erkrankung gleichzusetzen ist. Beispielsweise kann es bei Überwässerung zur relativen Anämie und bei vermehrter Leukozytenspeicherung durch Milz und Lymphknoten zur relativen Leukopenie kommen. Im **Differentialblutbild** (s. S. 48) werden 100 Leukozyten durch Morphologie und Färbeverhalten den Granulozyten (stab- und segmentkernige Neutrophile, Basophile und Eosinophile), Lymphozyten und Monozyten zugeordnet. Dies kann manuell im Blutausstrich unter dem Mikroskop oder maschinell erfolgen. Die Kenntnis der Myelopoese (▌Abb. 1) ist bei der Befundung von Blut- und Knochenmarksausstrichen eine wichtige Voraussetzung. **Untersuchungsmaterial** für hämatologische Untersuchungen ist mit EDTA versetztes Vollblut. Andere Gerinnungsinhibitoren können zu Veränderungen des Zellvolumens und zu Thrombozytenverlusten führen.

## Erythrozyten

### Erythropoese

Aus dem Proerythroblast (▌Abb. 1) entsteht nach 4 Zellteilungen der Normoblast. Der während der Erythropoese zunehmende Hämoglobingehalt lässt das Zytoplasma in der Pappenheim-Färbung rosa erscheinen. Umgekehrt nimmt die Basophilie (RNA und endoplasmatisches Retikulum) des Zytoplasmas ab. Nach Abstoßung des Kerns entsteht der Retikulozyt, der noch Ribosomen enthält. Diese lassen sich nach Brillantkresylblau-Färbung als feinpunktierte, netzartige Struktur darstellen (▌Abb. 2). Sie verlieren die Reste ihrer RNA ca. 1–2 Tage nach Ausschwemmung in das periphere Blut, die Erythropoese ist damit abgeschlossen. Die Retikulozytenzahl im peripheren Blut (normal 0,8–2,5 %) ist ein wichtiges Maß für die Effektivität der Erythropoese.

### Messgrößen

Die Bestimmung von Erythrozytenzahl, Hämatokrit, Hämoglobin und Erythrozytenindizes ist bei der Diagnostik und Verlaufskontrolle von hämatologischen und Tumorerkrankungen von großer Bedeutung. Die Normwerte sind in ▌Tabelle 1 zusammengefasst.

Der **Hämatokrit (Hkt)** gibt den Volumenanteil der Erythrozyten am Gesamtblutvolumen in Prozent an. Alternativ ist eine Angabe als Dezimalzahl mit der Einheit l/l möglich. Dies ist bei der Berechnung der Erythrozytenindizes zu beachten. Der Hämatokrit korreliert gut mit dem **Hämoglobinwert (Hb)**, der definitionsgemäß die Messgröße für die Diagnose Anämie ist. Auch die **Erythrozytenzahl** korreliert fast immer mit dem Hämoglobinwert, so dass erniedrigte Erythrozyten in der Regel gleichbedeutend mit einer Anämie sind. Unklare Blutbildbefunde können mit der sog. **Dreierregel** auf ihre Plausibilität überprüft werden:

▶ Erythrozytenzahl × 3 = Hämoglobin
▶ Hämoglobin × 3 = Hämatokrit

Die **Erythrozytenindizes** werden wie folgt berechnet:
▶ **Mittleres korpuskuläres Volumen (MCV)** =
$$\frac{[Hkt (\%)]}{Erythrozytenzahl (T/l)} \times 10 \text{ in fl}$$

▶ **Mittleres korpuskuläres Hämoglobin (MCH)** =
$$\frac{[Hb (g/dl)]}{Erythrozytenzahl (T/l)} \times 10 \text{ in pg}$$

▶ **Mittlere korpuskuläre Hämoglobinkonzentration (MCHC)** =
$$\frac{Hb (g/dl)}{Hkt (l/l)} \text{ in g/dl}$$

Das mittlere Zellhämoglobin (MCH) wurde früher als Hämoglobingehalt des Einzelerythrozyten ($Hb_E$) bezeichnet. Bei Werten unter 27 pg ($= 10^{-12}$ g) spricht man von **Hypochromasie**, bei Werten über 34 pg von **Hyperchromasie**. Erythrozyten mit MCV-Werten unter 80 fl ($= 10^{-15}$ l) werden als **mikrozytär**, über 100 fl als **makrozytär** bezeichnet. Veränderungen der beschriebenen Messgrößen spielen bei der Differentialdiagnose von Anämien (Verminderung des Hämoglobins und der Erythrozytenzahl) eine herausragende Rolle und werden auf Seite 46 f. ausführlich behandelt. Eine Erhöhung der Erythrozytenzahl wird als **Polyglobulie** (erythropoetininduziert) bzw. **Polyzythämie** (autonome Proliferation im Knochenmark) bezeichnet. Beide Entitäten sind von der sekundären Polyglobulie bei **Exsikkose** abzugrenzen.

▌ Abb. 1: Myelopoese. [11]

|  | Erythrozytenzahl (T/l) | Hämatokrit (%) | Hämoglobin (g/dl) | MCV (fl) | MCH (pg) | MCHC (g/dl) |
|---|---|---|---|---|---|---|
| Frauen | 3,8–5,2 | 35–47 | 12,0–15,5 | 81–100 | 27–34 | 31,4–35,8 |
| Männer | 4,4–5,9 | 40–52 | 14,0–17,5 | 81–100 | 27–34 | 31,5–36,3 |

Tab. 1: Referenzwerte für Erythrozytenzahl, Hämatokrit, Hämoglobin und Erythrozytenindizes.

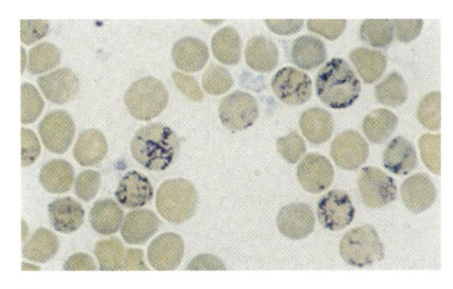

Abb. 2: Retikulozyt. Die netzartige Struktur entspricht aggregierten Ribosomen. [12]

## Laktatdehydrogenase (LDH)

Die Isoenzyme der LDH weisen als Tetramere, die sich aus den 2 Untereinheiten H (Herz) und M (Muskel) zusammensetzen, eine typische Organverteilung auf. Während LDH 1 und 2 im Herzen und in den Erythrozyten lokalisiert sind, findet man LDH 4 und 5 in Leber und Skelettmuskel. Die LDH-Bestimmung ist jedoch in erster Linie zur **Verlaufskontrolle** von Erkrankungen geeignet und weniger zur Lokalisation des Krankheitsgeschehens. Bei **megaloblastären Anämien** und bei **intravasalen hämolytischen Anämien** findet man die höchsten LDH-Werte. Bei der akuten myeloischen und lymphatischen Leukämie (AML, ALL) eignet sich die LDH-Bestimmung zur Verlaufskontrolle der zytostatischen Therapie und der Remissionsphase. LDH ist als Glykolyseenzym in allen Organen vorhanden und daher nicht als Tumormarker geeignet.

## Eisen, Transferrin und Ferritin

Eisen kommt in Form seines zweiwertigen Kations ($Fe^{2+}$) vor allem im Hämoglobin, aber auch im Myoglobin, in Katalasen und einigen Cytochromen vor. Der Eisentransport im Blut erfolgt durch Transferrin. Eisen wird in Milz, Leber und Knochenmark in Form von leicht mobilisierbarem Ferritin oder bei Eisenüberschuss in Form von wasserunlöslichem Hämosiderin gespeichert.

▶ Die **Eisenkonzentration** im Serum erlaubt nur eine unsichere Aussage über den Eisenstatus. Werte < 7 µmol/l sind Zeichen eines Eisenmangels, Werte > 36 µmol/l einer Eisenüberladung.

▶ Die **Transferrinsättigung** sichert die Verdachtsdiagnose Eisenmangel und errechnet sich aus dem Quotienten Serumeisen (µM)/Transferrin (g/l) × 3,98. Bei Eisenmangel ist die Transferrinsättigung auf unter 16 % erniedrigt, bei pathologisch vermehrter Eisenresorption (z. B. hereditäre Hämochromatose) auf über 45 % erhöht.

▶ Mit der Bestimmung von **Ferritin** lässt sich das mobilisierbare Speichereisen überprüfen. Dies ist ein wichtiges Kriterium zur Sicherung der Verdachtsdiagnose Eisenmangel bzw. für die DD Tumor-/Infektanämie (Ferritin ↑) vs. Eisenmangelanämie (Ferritin ↓ auf unter 15 µg/l).

▶ Der **lösliche Transferrinrezeptor (sTfR)** ist bei ungestörter hämopoetischer Regeneration ein Parameter des Funktionseisenpools, der von chronisch-entzündlichen Erkrankungen nicht beeinflusst wird und bei Eisenmangel stark ansteigt.

> Bei Eisenmangel steigt die Retikulozytenzahl nach Eisensubstitution nach ca. 2–3 Tagen an und kann Werte bis 30 % erreichen. Ein Nichtanstieg spricht für eine ineffektive Erythropoese, wie sie bei Knochenmarkaplasie oder Erythropoetinmangel vorkommt.

## Zusammenfassung

✖ Der Großteil aller Erkrankungen führt zu sekundären hämatologischen Veränderungen. Daher sollte das „kleine Blutbild" Bestandteil jeder Eingangsdiagnostik sein.

✖ Wichtige Messgrößen der roten Blutreihe sind Erythrozytenzahl, Hämatokrit, Hämoglobin und die Erythrozytenindizes (MCV, MCH, MCHC).

✖ Die Retikulozytenzahl im peripheren Blut spiegelt die Effektivität der Erythropoese wider.

✖ Bei V. a. Eisenmangel sichern Ferritin und Transferrinsättigung die Diagnose.

# Erythrozytenmorphologie und Anämien

## Erythrozytenmorphologie

Die Erythrozytenmorphologie im peripheren Blutausstrich ist vielseitig. Normale Erythrozyten erscheinen rund mit zentraler Aufhellung und einem Durchmesser von 7 μm. Charakteristische pathologische Erscheinungsformen und ihr Vorkommen sind in ■ Abbildung 1 dargestellt. ■ Abbildung 2 zeigt einige Beispiele unter dem Mikroskop.

## Anämie

Als **Anämie** wird ein **Hämoglobingehalt des Blutes** unter 12 g/dl bei Frauen bzw. unter 14 g/dl bei Männern definiert. Sie geht in aller Regel mit einer Abnahme der Erythrozytenzahl einher. Ausnahme: Bei der Thalassämie können normale Erythrozytenzahlen vorliegen.

Typische **Symptome** der Anämie sind Schleimhautblässe, Müdigkeit, Leistungsminderung, Belastungsdyspnoe und Tachykardie. Ihr Auftreten hängt vom Grad der Hämoglobinverminderung, aber auch von der zeitlichen Dynamik der Entwicklung ab. Patienten mit chronischer Anämie können teilweise Hämoglobinwerte um 6 g/dl ohne besondere Symptomatik tolerieren.

Die **Einteilung** der Anämien kann zum einen **morphologisch** erfolgen.

| Pathologischer Erythrozyt | Aussehen | Vorkommen |
|---|---|---|
| Anisozytose | Ungleiche Größe der Erythrozyten („keine Zelle gleicht der anderen") | Alle Anämien |
| Anulozyt | Ringform der Erythrozyten bei erniedrigtem Hb-Gehalt (zentrale Abblassung) | Eisenmangelanämie |
| Basophile Tüpfelung | Punktförmig verteilte basophile Substanz in Erythrozyten bei gesteigerter und gestörter Erythropoese | Bleiintoxikation, Thalassämie |
| Dakryozyt | Tränentropfenform (dakryos, griechisch = Träne) | Osteomyelosklerose |
| Elliptozyt | Ovaler Erythrozyt (Differenz beider Durchmesser > 2 μm) | Selten angeborene Elliptozytose |
| Heinz-Innenkörperchen | Intrazelluläres, degeneriertes Hämoglobin (nur nach Sonderfärbung sichtbar) | Toxische, hämolytische Anämie, Glukose-6-Phosphathydrogenase-Mangel, Methämoglobinämie |
| Howell-Jolly-Körperchen | Kernreste in Erythrozyten | Nach Splenektomie |
| Makrozyt | Erythrozyt mit einem Durchmesser von > 10 μm, erhöhtem Volumen, aber normaler Form | Alkoholismus |
| Megalozyt | Vergrößerter hyperchromer, ovaler Erythrozyt | Vitamin B$_{12}$-Mangel, Folsäuremangel, Eisenmangel, Thalassämie |
| Mikrozyt | Erythrozyt mit einem Durchmesser < 7 mm, erniedrigtem Volumen, aber normaler Form | Eisenmangel, Thalassämie |
| Poikilozyt | Abnorm geformter Erythrozyt, z.B. keulen-, mantel-, birnenförmig | Jede schwere Anämie |
| Retikulozyt | Junger kernloser Erythrozyt mit retikulären Kernresten | Bis 1,5% normal, erhöht bei gesteigerter Erythrozytenneubildung, z.B. bei Hämolyse |
| Schistozyt (= Fragmentozyt) | Zerrissener Erythrozyt | Hämolytisch-urämisches Syndrom (HUS), Moschkowitz-Syndrom, mechanische Hämolyse (z.B. künstliche Herzklappe, Marschhämoglobinurie) |
| Sichelzelle | Kurzlebiger Erythrozyt (< 42 Tage), der HbS enthält und unter Sauerstoffentzug Sichelform annimmt | Sichelzellanämie |
| Sphärozyt | Kugelzelle | Kugelzellanämie |
| Targetzelle | Erythrozyt mit abnormer Farbverteilung: Hämoglobin ist im Zentrum und ringförmig am Rand verdichtet | Thalassämie, hämolytische Anämie, Zieve-Syndrom, schwere Eisenmangelanämie |

■ Abb. 1: Schematische Darstellung verschiedener Erythrozytenformen. [7]

| | MCH (pg) | MCV (fl) | MCHC (g/dl) | Retikulozyten | Bemerkungen |
|---|---|---|---|---|---|
| **Störungen der Erythropoese** | | | | | |
| Eisenmangel | ↓↓ | ↓ | ↓↓ | ↓ | Ferritin ↓ |
| Thalassämie | ↓ | ↓ | Normal | Normal bis ↑ | Ferritin normal bis ↑ |
| Sideroachrestische Anämie | ↓ | Normal bis ↑ | ↓ | ↑ | Ferritin ↑↑ |
| Vit.-B$_{12}$-, Folsäuremangel | ↑ | ↑ | Normal | ↓ | LDH ↑↑, Ferritin ↑, Megalozyten |
| Infekt- und Tumoranämie | Normal bis ↑ | Normal bis ↑ | Normal bis ↑ | ↓ | Ferritin ↑, Serumeisen ↓ |
| Aplastische Anämie | Normal | Normal | Normal | ↓↓ | Ferritin ↑ |
| **Hämolytische Anämien** | | | | | |
| Sphärozytose = Kugelzellenanämie | Normal | Normal | ↑ | ↑↑ | Osmotische Resistenz ↓, Sphärozyten |
| Enzymdefekte, z.B. G6PDH-Mangel | Normal | Normal | Normal | ↑ | LDH ↑, indir. Bilirubin ↑, Heinz'sche Innenkörper |
| Immunhämolyse | Normal | Normal | Normal | ↑ | LDH ↑, indir. Bilirubin ↑ |
| **Blutverluste** | | | | | |
| Akut (Stunden bis Tage n. Blutung) | Normal | Normal | Normal | Nach 2–3 Tagen ↑ | |
| Chronisch | ↓↓ | ↓ | ↓ | Normal | Ferritin ↓ je nach Dauer |

■ Tab. 1: Differentialdiagnose und Laborbefunde der Anämien.

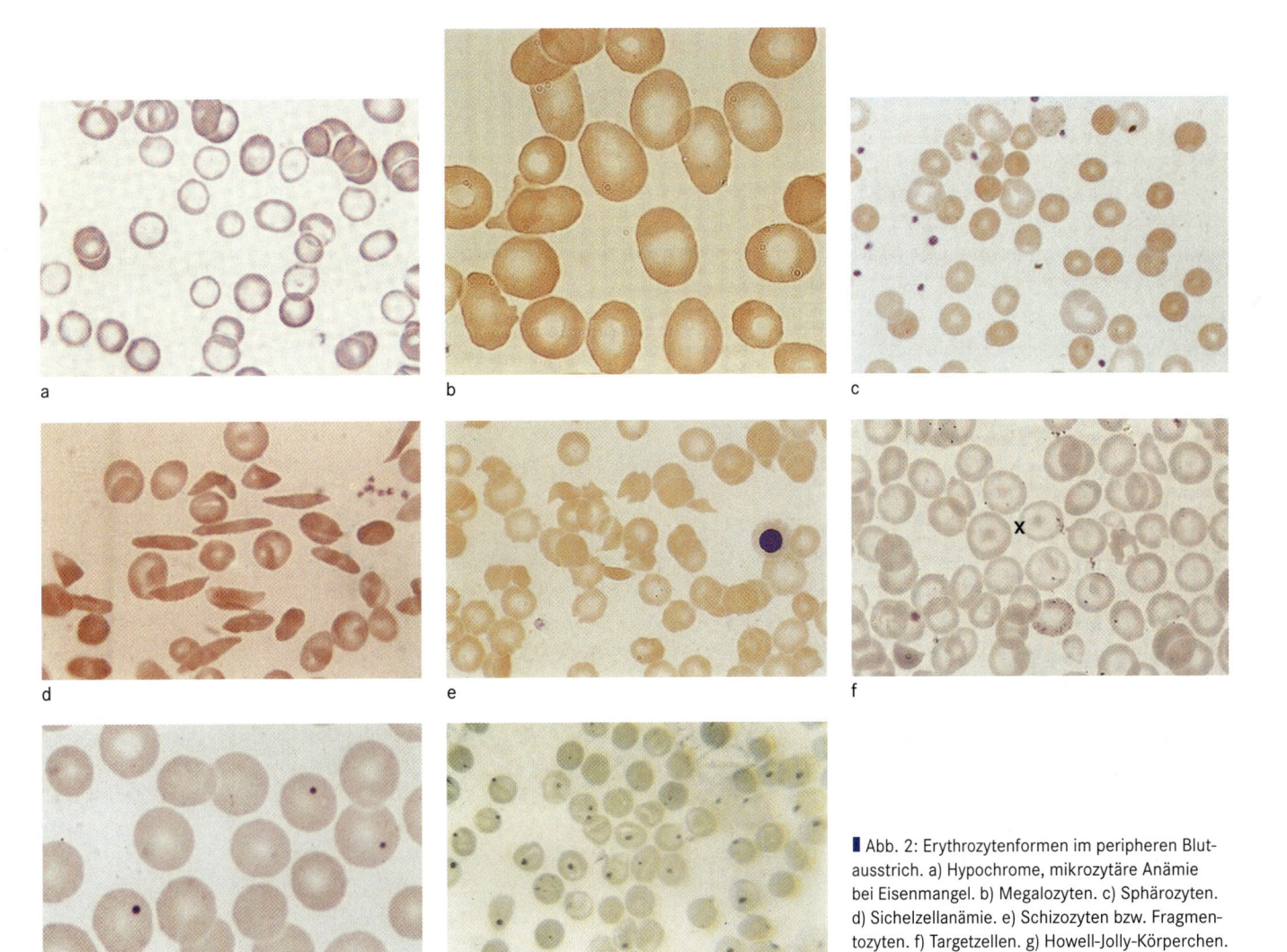

## Diagnostik nach Organsystemen

**Abb. 2:** Erythrozytenformen im peripheren Blutausstrich. a) Hypochrome, mikrozytäre Anämie bei Eisenmangel. b) Megalozyten. c) Sphärozyten. d) Sichelzellanämie. e) Schizozyten bzw. Fragmentozyten. f) Targetzellen. g) Howell-Jolly-Körperchen. h) Heinz-Körper. [12]

Erythrozytengröße und Hämoglobingehalt des Einzelerythrozyten werden als Kriterien herangezogen (Abb. 2):
- **Mikrozytäre, hypochrome** Anämie (z. B. Eisenmangel, Thalassämie)
- **Normozytäre, normochrome** Anämie (z. B. akuter Blutverlust, Knochenmarkinsuffizienz)
- **Makrozytäre, hyperchrome** Anämie (z. B. Vitamin-$B_{12}$-, Folsäuremangel)

Zum anderen lassen sich die Anämien nach **Ätiologie** und **Pathogenese** klassifizieren. Im Wesentlichen werden dabei Störungen der Erythropoese, eine verkürzte Lebensdauer der Erythrozyten (hämolytische Anämien) und Blutverlust voneinander unterschieden. Die entsprechenden labordiagnostischen Befunde sind in Tabelle 1 aufgeführt.

Vereinfacht lässt sich sagen, dass MCV und MCH in der Regel gleichsinnig verändert sind, bei hämolytischen Anämien und akuten Blutverlusten sind sie unverändert. Das MCHC ist nur bei der hereditären Sphärozytose und der Sichelzellanämie erhöht, während es bei mikrozytären Anämien erniedrigt ist. Bei allen übrigen Anämien ist das MCHC normal.

### Zusammenfassung

- Die Beurteilung der Erythrozytenmorphologie im peripheren Blutausstrich ist ein wertvolles diagnostisches Hilfsmittel, v. a. in der Anämiediagnostik.
- Die Anämie ist durch einen verminderten Hämoglobingehalt im Blut definiert.
- Anämien lassen sich morphologisch in mikrozytär-hypochrome, normozytär-normochrome und makrozytär-hyperchrome Formen unterteilen.
- Ätiologisch können Störungen der Erythropoese, Hämolyse (verkürzte Lebenszeit der Erythrozyten) und/oder Blutverluste einer Anämie zugrunde liegen.

# Leukozyten und Differentialblutbild

## Leukozytenzahl

Eine **Vermehrung** der Leukozyten, d. h. Leukozytenzahl > 10 G/l, kann entweder **reaktiv-symptomatisch** („-zytose") oder **primär-neoplastisch** („-ämie") bedingt sein. Reaktive Leukozytosen erreichen für gewöhnlich Werte bis 30 G/l. Eine Abgrenzung zur Leukämie durch die Leukozytenzahl allein ist jedoch nicht möglich. Hier hilft das Differentialblutbild weiter (s. u.).
Eine **Leukozytose** ist meist durch eine absolute Erhöhung der Neutrophilenzahl bedingt. Häufige Ursachen einer **neutrophilen Leukozytose** sind:
- **Infektionen** (v. a. bakteriell)
- **Malignome** (z. B. CML bis 500 G/l)
- **Iatrogen** (Glukokortikoide!)
- **Schock**, Trauma, Koma, akute Blutungen, Hämolyse
- **Stoffwechselbedingt** (Diabetes, Gicht, Azidose)
- Physischer oder emotioneller **Stress**

Eine **Leukopenie** (< 4 G/l) wird bei fulminanten Infektionen (z. B. Typhus), Knochenmarkdepression (toxisch, neoplastisch) und bei erhöhtem Leukozytenabbau (Splenomegalie) beobachtet. Auch immunologische Vorgänge (z. B. bei Lupus erythematodes) können zur Leukopenie führen. Bei Virusinfektionen kommt es durch Verschiebung der Leukozyten in den sog. Randpool, d. h. die Gefäßwände, zur Leukopenie. In den meisten Fällen handelt es sich um eine Granulozytopenie. Fallen die neutrophilen Granulozyten unter 0,5 G/l, spricht man von **Neutropenie**. Eine Neutropenie kann auch bei normalen oder erhöhten Leukozytenwerten vorliegen, wenn sie durch Leukämiezellen verdeckt wird oder die Granulopoese im Besonderen (z. B. nach Zytostatikatherapie) gestört ist. Bei hochgradiger Verminderung bzw. völligem Fehlen der Neutrophilen kann sich eine **Agranulozytose** entwickeln, ein hochakutes Krankheitsbild, das mit Fieber und Angina tonsillaris einhergeht. Ihr liegt häufig eine Allergie vom zytotoxischen Typ zugrunde, die durch bestimmte Medikamente (Analgetika, Sedativa, Goldpräparate) ausgelöst wird.

## Differentialblutbild

Das **Differentialblutbild,** im klinischen Jargon auch als „Diff" bezeichnet, ist eine wichtige hämatologische Standarduntersuchung, die am fixierten und gefärbten Blutausstrich durchgeführt wird. Dabei werden mindestens hundert kernhaltige Zellen, d. h. Granulozyten, Lymphozyten, Monozyten und pathologische Zellformen (unreife Vorstufen, kernhaltige Erythrozyten, Riesenthrombozyten u. Ä.), gezählt und prozentual zugeteilt (Tab. 1). Auch Erythrozyten (s. Erythrozytenmorphologie) und Thrombozyten (s. Hämostaseologie) werden im „Diff" untersucht. Der Differenzierungsbereich liegt meist im dünneren Drittel des Ausstrichs und ist an seiner gleichmäßigen Verteilung intakter Erythrozyten zu erkennen.

| Zelltyp | Prozent | Leukozyten (G/l) |
|---|---|---|
| Neutrophile | 40 – 75 | 2,5 – 7,5 |
| Eosinophile | 1 – 6 | 0,04 – 0,4 |
| Basophile | 0 – 1 | 0 – 0,1 |
| Monozyten | 2 – 8 | 0,2 – 0,8 |
| Lymphozyten | 20 – 45 | 1,5 – 3,5 |

Tab. 1: Normalwerte des Differentialblutbilds.

Neben der prozentualen Verteilung müssen auch qualitative Veränderungen, z. B. atypische Kerne oder Granulationen, beschrieben werden. Unter **Linksverschiebung** versteht man das Auftreten jugendlicher Vorstufen der Neutrophilen im peripheren Blut. Sie tritt v. a. bei akuten Infektionen auf. Das Ausmaß der Linksverschiebung ist von differentialdiagnostischer Bedeutung, da das Auftreten neutrophiler

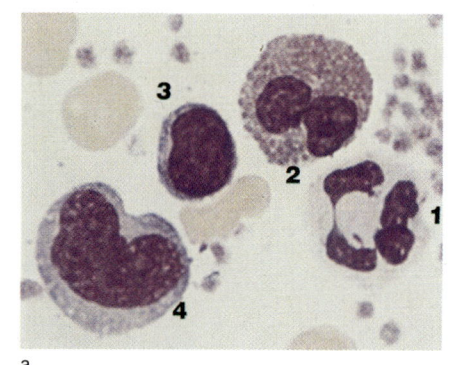

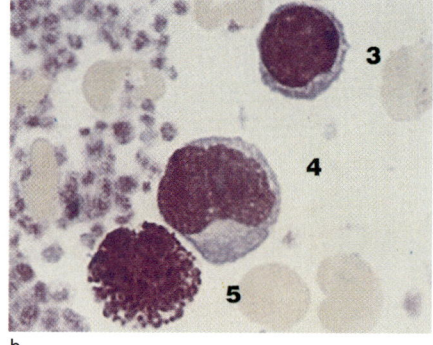

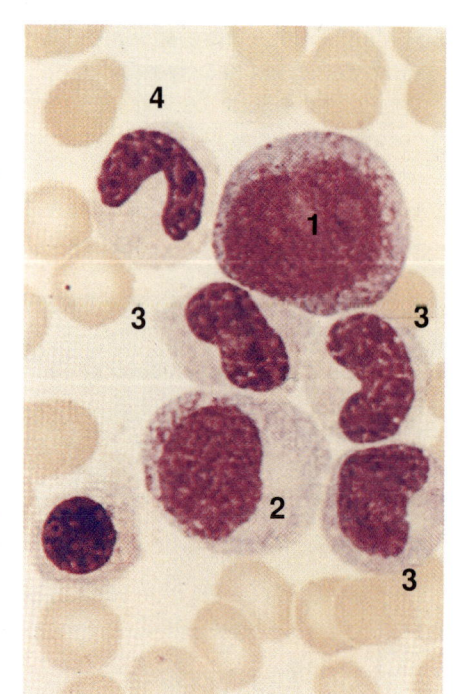

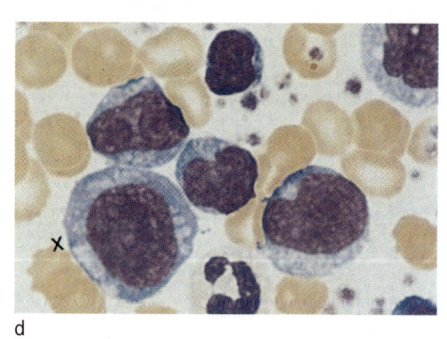

Abb. 1: Leukozyten im Blutausstrich. a) und b) Normaler Blutausstrich mit neutrophilem (1), eosinophilem (2) und basophilem (5) Granulozyt, Lymphozyt (3), Monozyt (4), c) Entwicklungsstufen der neutrophilen Granulozyten mit Promyelozyt (1), Myelozyt (2), Metamyelozyt (3) und stabkernigem Granulozyt (4), d) stimulierte Lymphozyten (Lymphoidzellen) bei infektiöser Mononukleose mit einzelnem, großem Immunoblasten (x). [12]

# Diagnostik nach Organsystemen

| Veränderung | Vorkommen |
|---|---|
| Eosinophilie | Beginnende Ausheilung einer Infektion; Allergien, parasitäre Erkrankungen, Kollagenosen; regelmäßig bei CML |
| Basophilie | Selten; chronisch-myeloproliferative Erkrankungen |
| Monozytose | Erholungsphase nach bakteriellen Infektionen; Tbc, Lues, subakute bakterielle Endokarditis; Monozytenleukämie |
| Monozytopenie | Selten; Haarzellleukämie |
| Lymphozytose | Virusinfektionen; Lymphoidzellen bei Mononukleose (❚ Abb. 2) |
| Lymphozytopenie | Zu Beginn einer Infektion; M. Hodgkin; Glukokortikoide |

❚ Tab. 2: Quantitative Veränderungen im Differentialblutbild.

Vorläuferzellen über Myelozyten hinaus (Promyelozyten und Blasten) für eine primäre hämatologische Erkrankung spricht. **Toxische Granulationen** erscheinen dunkelviolett im Zytoplasma und treten bei schweren Infektionen und unter Zytostatikatherapie auf. Ursachen für quantitative Veränderungen sind in ❚ Tabelle 2 zusammengefasst, ❚ Abbildung 1 zeigt die Morphologien der verschiedenen Leukozytenformen.

## Leukämien

Häufigste Vertreter der **chronischen Leukämien** sind die chronische myeloische Leukämie (CML) und die chronische lymphatische Leukämie (CLL). Sie sind durch stark erhöhte Leukozytenwerte gekennzeichnet und lassen sich aufgrund ihrer morphologischen Charakteristika relativ leicht diagnostizieren. Bei der **CML** (❚ Abb. 2a) finden sich typischerweise alle Reifungsstufen der Granulopoese. Der Nachweis des sog. Philadelphia-Chromosoms (Ph) bzw. der BCR-ABL-Translokation mittels FISH (Fluoreszenz-in-situ-Hybridisierung) oder PCR sichert die Diagnose und wird auch zur Verlaufskontrolle herangezogen. Die **CLL** imponiert durch kleine Lymphozyten mit dazwischen liegenden zerquetschten Kernen, den Gumprecht-Kernschatten (❚ Abb. 2b). Die **akuten Leukämien** gehen meist mit Anämie und Thromboztopenie einher, zeigen aber unterschiedlich hohe Leukozytenwerte. Bei jedem vierten Patienten sind die Leukozyten erniedrigt. Da hier oft der Nachweis von Blasten (undifferenzierte leukämische Zellen) im peripheren Blut nicht gelingt, sind Knochenmarkausstriche zur Diagnose obligat. Die sog. Auer-Stäbchen, rötliche stäbchenförmige Einschlüsse im Zytoplasma, sind für die **akute myeloische Leukämie (AML)** pathognomonisch (❚ Abb. 2c). Die AML-Zellen zeigen eine positive Peroxidasereaktion und lassen sich dadurch von der heterogenen Gruppe der **akuten lymphatischen Leukämien (ALL)** abgrenzen (❚ Abb. 2d), für deren Diagnose die Immunphänotypisierung eine wichtige Rolle spielt. Beispiele für immunologische Marker sind CD4 und CD8 (T-Zellen), CD20 (B-Zellen) und CD56 (NK-Zellen).

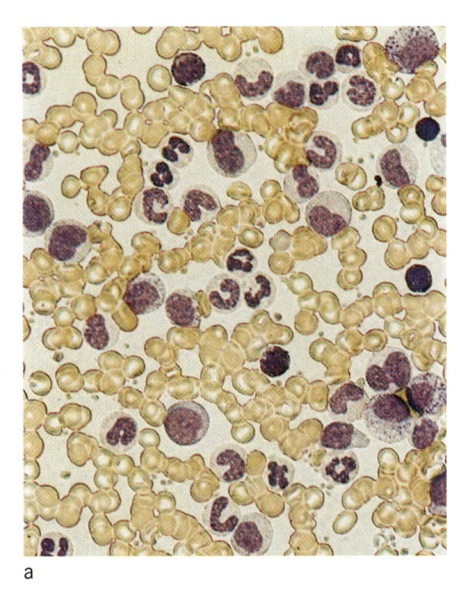

❚ Abb. 2: Leukämien im Blutausstrich. a) Chronische myeloische Leukämie (CML), b) chronische lymphatische Leukämie (CLL) mit Gumprecht-Kernschatten (Pfeil), c) akute myeloische Leukämie (AML) mit Auer-Stäbchen (Pfeil), d) saure phosphatasepositive akute lymphatische Leukämie (ALL). [12]

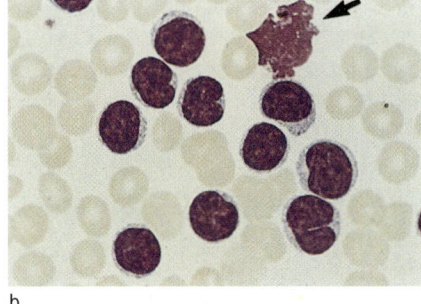

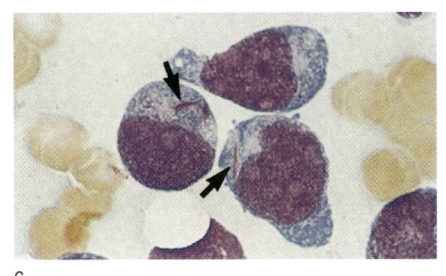

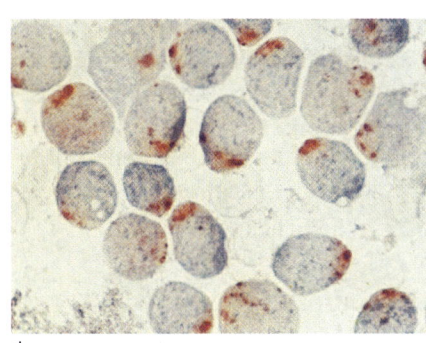

### Zusammenfassung

✖ Das Differentialblutbild dient der weiteren Diagnostik von Leukozytosen und Leukopenien sowie der Verlaufskontrolle von hämatologischen und malignen Erkrankungen. Neben der prozentualen Verteilung der Leukozyten sind auch qualitative Veränderungen, z. B. Kernatypien, zu beachten.

✖ Leukozytosen sind in aller Regel auf eine Vermehrung der Neutrophilen zurückzuführen und treten bei Infektionen, Tumorerkrankungen und medikamentenassoziiert auf.

✖ Zur Diagnosesicherung der Leukämien sind Blut- bzw. Knochenmarkausstriche obligat.

# Hämostase

Der Begriff der Hämostase (Blutungsstillung) umfasst alle Mechanismen, mit deren Hilfe sich der Organismus vor Blutverlusten schützt. Dabei spielen vaskuläre, zelluläre (gemeinsam **primäre Hämostase**) und plasmatische (**sekundäre Hämostase**) Vorgänge zusammen:
- **Vasokonstriktion** (vaskulär) durch Freisetzung von u. a. Serotonin und Thromboxan $A_2$
- **Thrombozytenadhäsion** an die Gefäßwand und **Thrombozytenaggregation** (zellulär)
- Aktivierung der **Gerinnungsfaktoren** (plasmatisch) und Bildung eines **Fibringerinnsels**

Zur Untersuchung des Gerinnungsstatus wird Venenblut mit Na-Zitrat versetzt. Dabei muss das Mischungsverhältnis von Blut zu Antikoagulans von 9 : 1 eingehalten werden, z. B. 4,5 ml Blut und 0,5 ml Antikoagulans (sofort mischen!). Die Weiterverarbeitung sollte rasch, d. h. innerhalb von 30 Minuten, erfolgen. Für spezielle Untersuchungen (Thrombozytenfunktion, Fibrinolyse) müssen die ersten 1–2 ml Blut verworfen werden. Bei der Indikationsstellung und Interpretation von gerinnungsphysiologischen Untersuchungen sind **anamnestische Informationen** (Art und Dauer von Blutungen, Medikamenten- und Familienanamnese, Begleiterkrankungen) von besonderer Wichtigkeit.

## Thrombozyten

Die **Thrombozytenzahl** (normal 150–400 G/l) wird aus EDTA-Blut bestimmt. Eine Erniedrigung der Thrombozytenzahl unter 100 G/l wird als **Thrombozytopenie** bezeichnet. In der Regel kommt es ab Werten unter 30 G/l zu Blutungssymptomen (petechiale Hauteinblutungen, Zahnfleisch- und Nasenbluten), lebensgefährliche Blutungen treten bei Werten unter 10 G/l auf. Als Ursachen kommen Bildungsstörungen des Knochenmarks (Neoplasien, Zytostatika) oder ein erhöhter Verbrauch (akute bzw. chronische Immunthrombozytopenie = ITP, Verbrauchskoagulopathie, Splenomegalie) in Betracht. Nicht selten wird eine durch EDTA in vitro induzierte **Pseudothrombozytopenie** beobachtet, die durch erneute Messung mit Zitratblut erkannt werden kann und klinisch bedeutungslos ist. Eine Erhöhung der Thrombozytenzahl (**Thrombozytose bzw. Thrombozythämie**) wird bei myeloproliferativen und entzündlichen Erkrankungen, unter Steroidtherapie und nach Splenektomie beobachtet und kann in einigen Fällen zu thromboembolischen Ereignissen führen. Neben der Thrombozytenzahl ist auch die **Thrombozytenfunktion** für eine intakte primäre Hämostase von Bedeutung. Mit Hilfe spezieller Diagnostik können Defekte, die zu gestörtem Adhäsions- und Aggregationsverhalten (z. B. bei Urämie, Einnahme von ASS, Von-Willebrand-Erkrankung, Paraproteinämien, kongenitale Thrombozytopathien) führen, aufgedeckt werden.

Die Bestimmung der **Blutungszeit** kann als orientierender Suchtest für Störungen der primären Hämostase verwendet werden. Dabei wird z. B. mit einer Lanzette in das Ohrläppchen gestochen und die Zeit bis zum Sistieren der Blutung gemessen (normal: 2 bis 7 Minuten).

## Plasmatische Gerinnung

Der Ablauf der plasmatischen Gerinnungskaskade ist in Abb. 1 dargestellt. Das **extrinsische System** wird durch Gewebethromboplastin („tissue factor", TF) aktiviert, welches aus verletzten Zellen freigesetzt wird. Im **intrinsischen System** kommt es zur Kontaktaktivierung des Faktors XII (Hageman-Faktor). Beide Wege münden über Faktor X (Stuart-Faktor) in eine gemeinsame Endstrecke, an deren Ende die Bildung von Fibrin steht. In einigen zentralen Reaktionen binden sich die Gerinnungsfaktoren über $Ca^{2+}$ an Phospholipide auf der Oberfläche aktivierter Thrombozyten, die dem Komplex als Matrix dienen. Die Gerinnungsaktivierung wird durch Inhibitoren (Antithrombin III, Protein C und S, „tissue factor pathway inhibitor") kontrolliert.

Klinisch äußern sich Störungen der Blutgerinnung (**Koagulopathien**) durch Gelenkblutungen, Muskelhämatome und großflächige Hauteinblutungen

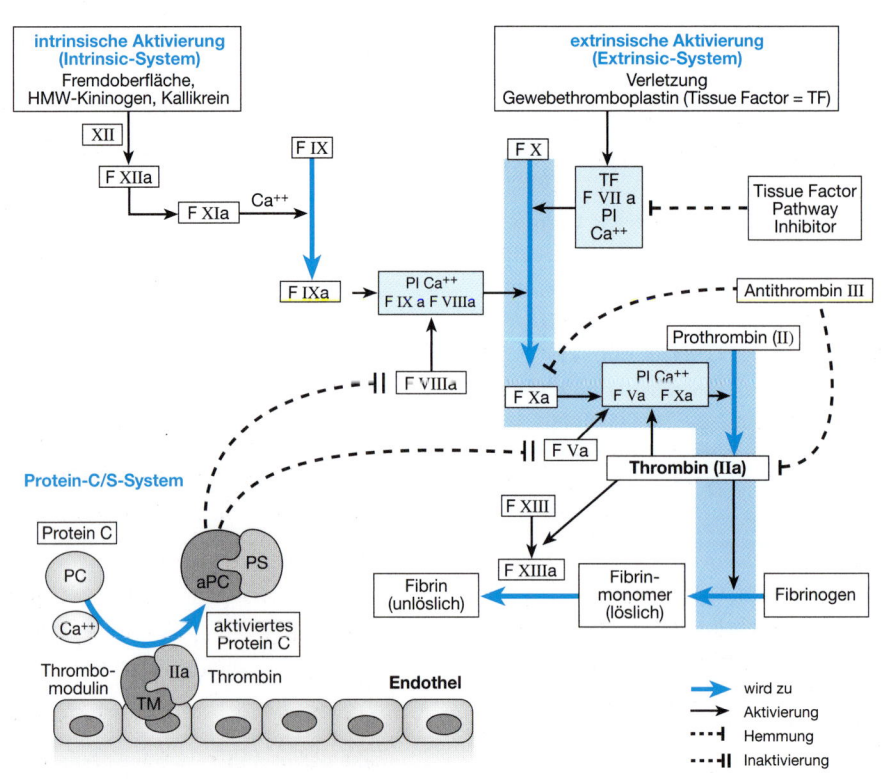

Abb. 1: Plasmatische Gerinnungskaskade und ihre Inhibitoren. [9]

nach (inadäquaten) Traumen. Folgende **Suchtests** werden zur Abklärung hämorrhagischer Diathesen, aber auch zur Überwachung antikoagulativer Therapien sowie zur Abklärung des präoperativen Gerinnungsstatus eingesetzt:

▶ Die **Thromboplastinzeit (TPZ, Quick-Test)** erlaubt Aussagen über das extrinsische System und die gemeinsame Endstrecke. Da die Synthese der Faktoren II, VII und X Vitamin-K-abhängig ist, eignet sich der „Quick"-Wert zur Überwachung der oralen Antikoagulanzientherapie mit Kumarinderivaten. Die Thromboplastinzeit wird entweder als **Prozent der Norm** (normal 70–130 %) oder als **INR** (international normalized ratio) angegeben. Bei der INR (normal 0,9 bis 1,15) wird der Quotient aus der Thromboplastinzeit der Patientenprobe und der TPZ eines Normalplasmapools gebildet und mit dem sog. ISI-Wert (international sensitivity index) potenziert. Da die eingesetzten Thromboplastine von Labor zu Labor variieren, wird mit Angabe der INR eine bessere Vergleichbarkeit der Ergebnisse erreicht.

▶ Die **partielle Thromboplastinzeit (PTT)** ist bei Störungen des intrinsischen Systems (Hämophilie, Lebersynthesestörungen) bzw. der gemeinsamen Endstrecke und unter Heparintherapie verlängert. Normalerweise beträgt sie 35 bis 40 s und kann in vitro durch Zugabe von Oberflächenaktivatoren, z. B. Kaolin, beschleunigt werden **(aPTT)**. Niedermolekulare Heparine führen nicht zu einer Verlängerung der PTT.

▶ Bei der **Plasmathrombinzeit (PTZ)** wird die Fibrinbildung durch Zugabe von Thrombin induziert (normal 15 bis 20 s). Sie ist bei Fibrinogenmangel und Vorhandensein von Fibrinspaltprodukten oder unfraktioniertem Heparin verlängert und wird daher zur Kontrolle der fibrinolytischen Therapie (s. u.) bestimmt.

▶ Die Konzentration von **Fibrinogen** ist bei Verbrauchskoagulopathie (disseminierte intravasale Gerinnung, DIG) und Hypofibrinogenämien erniedrigt. Als Akute-Phase-Protein steigt Fibrinogen bei Entzündungen, Herzinfarkt und nach Traumen schnell an.

## Thrombophiliediagnostik

Einige angeborene und/oder erworbene Gerinnungsstörungen gehen mit einem erhöhten Thromboserisiko einher. Die zur Abklärung notwendigen Untersuchungen (Tab. 1) sind bei auffälligen bzw. ungewöhnlichen Konstellationen wie rezidivierender, spontan auftretender tiefer Venenthrombosen (TVT) oder Lungenembolie in jungen Jahren indiziert.

## Fibrinolyse

Die Fibrinolyse (Abb. 2) erfolgt durch Plasmin, welches durch Aktivatoren (z. B. tPA = „tissue plasminogen activator") aus Plasminogen entsteht. Eine unkontrollierte Fibrinolyse wird durch Inhibitoren wie $\alpha_2$-Antiplasmin verhindert. Als Marker für eine sekundär aktivierte Fibrinolyse sind die sog. **D-Dimere** als Fibrinspaltprodukte von Bedeutung. Sie sind bei Entzündungen, Operationen, Thromboembolien und Tumoren erhöht, haben aber einen hohen negativen prädiktiven Wert und sind damit zum Ausschluss einer TVT bzw. Lungenembolie geeignet.

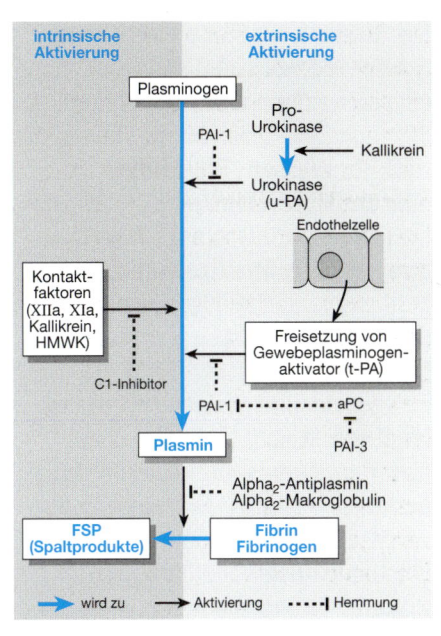

Abb. 2: Fibrinolyse und Inhibitoren. Abkürzungen siehe Text. [9]

| Marker | Mechanismus | Ursachen |
|---|---|---|
| Antithrombin-(ATIII-)Mangel | Inaktivierung von Xa und Thrombin, verstärkt durch Heparin | Hereditär, Leberfunktion ↓, Verlust über Niere (nephrotisches Syndrom), DIG |
| Protein-C, -S-Mangel | Spaltung von Va und VIIIa; profibrinolytisch | Hereditär, Leberfunktion ↓, Vit.-K-Mangel, DIG |
| APC-Resistenz (Faktor V Leiden) | Resistenz gegen aktiviertes Protein C | Punktmutation im Faktor V; Prävalenz 2–15 % der kaukasischen Bevölkerung |
| Prothrombin-20210A-Mutation | Erhöhte Prothrombinkonzentration | Regulatorische Mutation im Prothrombingen |
| Anti-Phospholipid-Syndrom | Antikörper gegen Phospholipide | Häufigste erworbene Koagulopathie („Lupusantikoagulanzien") |
| Hyperhomozysteinämie | Schädigung der Endothelfunktion | Störungen im Methioninstoffwechsel, schwerer Vit.-$B_6$-, -$B_{12}$-, Folsäuremangel |

Tab. 1: Thrombophiliediagnostik.

## Zusammenfassung

✱ Thrombozytenzahl und -funktion repräsentieren die zelluläre Hämostase.

✱ Die Thromboplastinzeit (Quick-Wert) gibt Aufschluss über das extrinsische System und wird zur Überwachung der oralen Antikoagulanzientherapie (Marcumar!) eingesetzt.

✱ Die aktivierte partielle Thromboplastinzeit (aPTT) gibt Aufschluss über das intrinsische System und wird zur Überwachung der Heparintherapie eingesetzt.

✱ D-Dimere haben einen hohen negativen prädiktiven Wert zum Ausschluss einer Venenthrombose oder Lungenembolie.

# Nierenfunktion

Die Messung der Stoffwechselleistungen der Niere spielt im klinischen Alltag eine herausragende Rolle. Die Niere ist das wichtigste Organ für die Homöostase des Wasser-, Elektrolyt- und Säuren-Basen-Haushalts und ermöglicht als einziges Organ die Ausscheidung stickstoffhaltiger Metaboliten des Protein- und Nukleotidstoffwechsels (Harnstoff, Harnsäure). Bewerkstelligt werden diese Aufgaben durch die funktionelle Einheit der Niere, das sog. Nephron (Abb. 1). Zudem übernimmt die Niere endokrine Funktionen (z. B. Vitamin-D-Synthese), ist aber gleichzeitig auch hormoneller Regulation unterworfen (antidiuretisches Hormon = ADH, Aldosteron, Parathormon = PTH).

## Glomeruläre Funktion

Physiologisch werden in den Glomeruli pro Tag ca. 180 l Plasma filtriert. Das ergibt eine glomeruläre Filtrationsrate (GFR) von 125 ml/min. Makromoleküle (Proteine) und korpuskuläre Elemente werden dabei nicht filtriert.

## Clearanceuntersuchungen

Zur Abschätzung der GFR werden Clearanceuntersuchungen herangezogen. Unter Clearance versteht man das pro Minute von einer bestimmten Substanz befreite Plasmavolumen. Die Clearance eines Stoffes entspricht dann der GFR, wenn dieser 1. frei filtriert, 2. tubulär weder sezerniert noch resorbiert und 3. nicht metabolisiert wird.
Das körpereigene Kreatinin, das aus dem Energiespeicher Kreatinphosphat des Muskelgewebes entsteht, erfüllt diese Voraussetzungen. Zum besseren Verständnis der Berechnung der Kreatininclearance ist es hilfreich, sich klar zu machen, dass die pro Zeiteinheit filtrierte Kreatininmenge im Urin und im von ihm befreiten Plasmavolumen gleich ist. Da sich die Stoffmenge (n) aus dem Produkt Konzentration (c) × Volumen (V) ergibt, gelangt man durch wenige Umformungen zur gewünschten Gleichung:

$$n_{Plasma} = n_{Urin}$$
$$c_{Plasma} \times V_{Plasma} = c_{Urin} \times V_{Urin}$$
$$V_{Plasma} = \frac{[c_{Urin} \times V_{Urin}]}{c_{Plasma}}$$

$V_{Urin}$ ist das sog. Urinminutenvolumen und ergibt sich aus dem während 24 Stunden (1.440 min) gesammelten Urinvolumen. Dabei ist unbedingt auf eine korrekte Sammlung (häufigste Fehlerquelle!) zu achten. Die Kreatininclearance ist von der Körperoberfläche abhängig und soll auf 1,73 m² normiert werden. Unter Berücksichtung der Einheiten, die von Labor zu Labor variieren (!), ergibt sich also:

$$\text{Kreatininclearance (ml/min)} = \frac{[\text{Urinkreatinin (mmol/l)} \times \text{Urinminutenvolumen (ml/min)}] \times 1{,}73\ m^2}{\text{Serumkreatinin (mmol/l)} \times KO\ (m^2)}$$

## Serumkreatinin und Harnstoff

Die Bestimmungen von Kreatinin und Harnstoff im Serum werden als Suchtests zur Überprüfung der Nierenfunktion eingesetzt. Sie dienen zudem als Kontrollparameter bei Dialysepatienten und bei der Gabe nephrotoxischer Medikamente wie Zytostatika (Cisplatin) und Antibiotika (Aminoglykoside). Der Harnstoffspiegel ist hierfür aber nur bedingt geeignet, da er wesentlich von Proteinzufuhr und Proteinmetabolismus beeinflusst wird. Da die Rückresorption von Harnstoff vom Tubulus in das Blut von der Nierenperfusion und der ausgeschiedenen Urinmenge abhängt, ist der Serumharnstoff ein wichtiger Verlaufsparameter einer Niereninsuffizienz, insbesondere bei drohendem akutem Nierenversagen. Eine Erhöhung des Serumharnstoffs wird als Azotämie bezeichnet.
Bezüglich der Filtrationsleistung der Niere ist das Serumkreatinin der bessere Kontrollparameter. Die Kreatininkonzentration im Serum steigt erst dann an, wenn die GFR bereits auf 50 % und weniger reduziert ist, so dass geringfügige Einschränkungen der GFR sich nicht am Serumkreatinin ablesen lassen (Abb. 2). Der Kreatininwert ist zur Muskelmasse proportional, was bei der Interpretation erhöhter Serumwerte zu berücksichtigen ist. Die Referenzwerte sind deutlich methodenabhängig und variieren nach Alter und Geschlecht.

## Tubuläre Funktion

Die Aufgabe des Tubulussystems besteht in der Rückgewinnung für den Körper wichtiger Bestandteile wie Wasser, Elektrolyte, Aminosäuren und Glukose

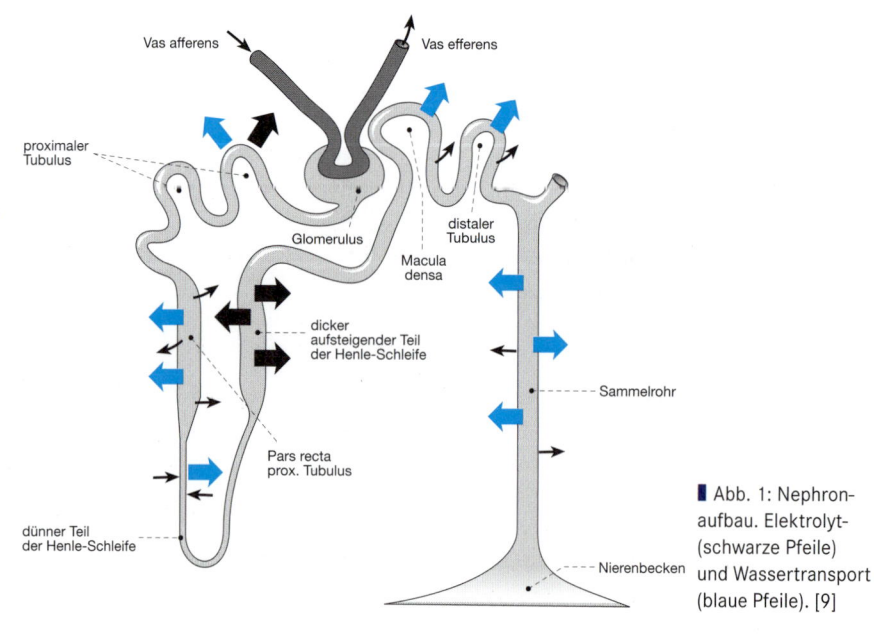

Abb. 1: Nephronaufbau. Elektrolyt- (schwarze Pfeile) und Wassertransport (blaue Pfeile). [9]

# Diagnostik nach Organsystemen

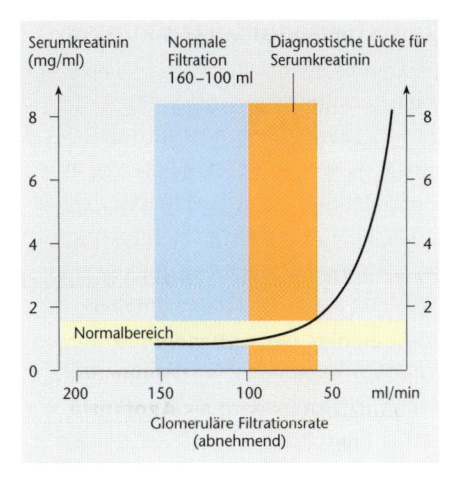

**Abb. 2:** Zusammenhang von Serumkreatininkonzentration und Kreatininclearance. [7]

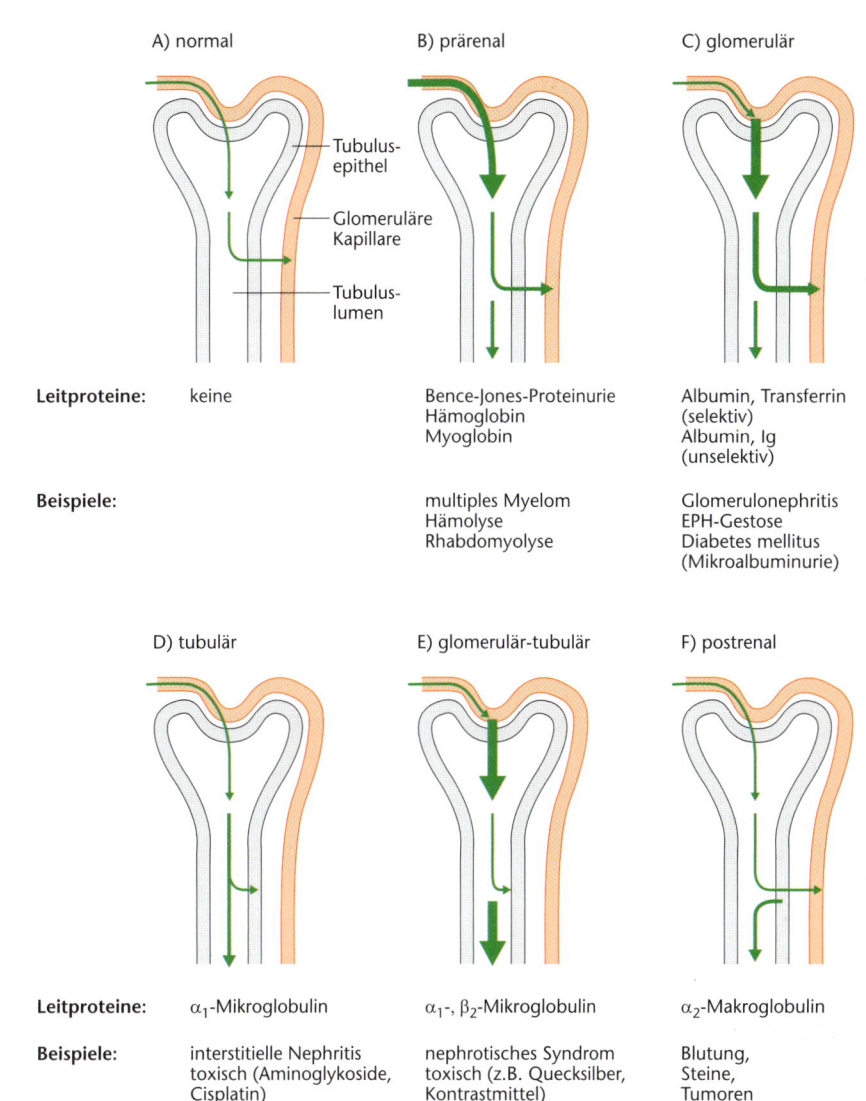

**Abb. 3:** Klassifikation der Proteinurien. [5]

A) normal
Leitproteine: keine

B) prärenal
Leitproteine: Bence-Jones-Proteinurie, Hämoglobin, Myoglobin
Beispiele: multiples Myelom, Hämolyse, Rhabdomyolyse

C) glomerulär
Leitproteine: Albumin, Transferrin (selektiv); Albumin, Ig (unselektiv)
Beispiele: Glomerulonephritis, EPH-Gestose, Diabetes mellitus (Mikroalbuminurie)

D) tubulär
Leitproteine: $\alpha_1$-Mikroglobulin
Beispiele: interstitielle Nephritis toxisch (Aminoglykoside, Cisplatin)

E) glomerulär-tubulär
Leitproteine: $\alpha_1$-, $\beta_2$-Mikroglobulin
Beispiele: nephrotisches Syndrom toxisch (z.B. Quecksilber, Kontrastmittel)

F) postrenal
Leitproteine: $\alpha_2$-Makroglobulin
Beispiele: Blutung, Steine, Tumoren

aus dem Primärharn. Ungefähr 99 % des glomerulären Filtrats werden rückresorbiert.

## Urinosmolalität und Durstversuch

Die Messung der **Urinosmolalität** im Vergleich zur Serumosmolalität ist ein wichtiger Marker der Konzentrierfähigkeit der Niere und damit der Tubulusfunktion. Bei Werten über 600 mosmol/kg ist die tubuläre Funktion für gewöhnlich intakt. Niedrige Osmolalitätsquotienten von Urin/Serum sprechen für eine verringerte bzw. nicht vorhandene (Quotient ~ 1) Wasserrückresorption. Bei unklarer Genese der Polyurie kann der sog. **Durstversuch** weiterhelfen. Dabei werden nach mindestens 12-stündigem Dursten Urinproben entnommen und die Urinosmolalität bestimmt. Der Osmolalitätsquotient sollte bei intakter ADH-Sekretion bzw. -Funktion auf > 3,0 ansteigen. Als Differentialdiagnose kommen bei fehlendem Anstieg Diabetes insipidus, schwere Pyelonephritiden, Nephrokalzinose, Gichtniere und tubuläre Syndrome in Betracht.

## Proteinuriediagnostik

Das vermehrte Auftreten von Proteinen im Urin wird als Proteinurie bezeichnet und kann neben glomerulären und tubulären auch prä- und postrenale Ursachen haben (Abb. 3). Die sog. Leitproteine weisen dabei den Weg zur Diagnose, beispielsweise Albumin bei glomerulären sowie $\alpha_1$- und $\beta_2$-Mikroglobuline bei tubulären Schädigungen.

Die benigne Proteinurie (tägliche Eiweißausscheidung > 100 mg) tritt bei körperlicher Belastung sowie häufig orthostasebedingt bei Kindern und Jugendlichen auf.

## Zusammenfassung

✘ Die glomeruläre Filtrationsrate (GFR) kann mit Hilfe der Kreatininclearance abgeschätzt werden. Das Serumkreatinin ist der empfindlichste Routineparameter für eine eingeschränkte GFR, steigt jedoch erst ab einer 50%ig eingeschränkten GFR an.

✘ Der Vergleich von Urin- und Serumosmolalität erlaubt Aussagen über die Konzentrierfähigkeit der Niere.

✘ Bei der Proteinuriediagnostik lassen sich mittels Leitproteinen prä- und postrenale bzw. glomeruläre und tubuläre Schädigungen voneinander differenzieren.

# Urinstatus

## Makroskopische Beurteilung

Der Urin kann makroskopisch nach Menge, Klarheit, Farbe und Geruch beurteilt werden. Die normale Urinausscheidung pro Tag liegt bei 600 bis 1.800 ml. **Oligurie** bezeichnet eine tägliche Urinausscheidung < 400 ml (Dehydratation, Nierenerkrankungen), bei **Anurie** liegt sie unter 100 ml (Nierenversagen, obstruktive Harnabflussstörung). Eine erhöhte Urinausscheidung über 2.500 ml/d nennt man **Polyurie** (u.a. bei Diabetes insipidus). Unter **Pollakisurie** versteht man häufiges Wasserlassen in kleinen Portionen (Harnwegsinfekte), **Nykturie** bezeichnet vermehrtes Wasserlassen während der Nacht (Herzinsuffizienz). Weitere wichtige Kriterien sind **Klarheit** (❙ Tab. 1) und **Farbe** (❙ Tab. 2) des Urins. Normaler Urin ist klar. Jede Trübung von frischem Urin ist als pathologisch anzusehen. Einen auffälligen **Uringeruch** findet man bei der Ausscheidung von Ketonen (Diabetes, Hunger), Medikamenten (B-Vitamine) und nach Genuss bestimmter Nahrungsmittel (Zwiebel, Spargel, Kaffee). Bakterielle Zersetzung von Harnstoff führt zu einem stark ammoniakalischen Geruch.

## Teststreifenuntersuchungen

Eine Teststreifenuntersuchung sollte mit frischem Urin innerhalb von 2 (max. 4) Stunden nach Entnahme durchgeführt werden. Dabei ist darauf zu achten, dass der Teststreifen nur kurz (max. 1 s) in den Urin eingetaucht wird, da sonst die Testreagenzien ausgeschwemmt werden können. Überschüssiger Urin wird abgestreift. Nach vorgeschriebener Zeit können dann die Reaktionszonen mit den Farbskalen auf den Testbehältern verglichen werden. Die daraus resultierenden Befunde sind zuverlässig, wenn das

| Optischer Eindruck | Ursache |
|---|---|
| Hell | Massenhaft Leukozyten, Bakterien, Hefen |
| Rotbraun | Erythrozyten |
| Hell (nach Stehenlassen) | Phosphate/Karbonate (alkalisch), Urate/Harnsäure (sauer) |
| Wolkig (nach Stehenlassen) | Bakterien, Nubekula (Muzine, Epithelien) |

❙ Tab. 1: Ursachen von Urintrübungen.

| Farbe | Ursache |
|---|---|
| Wasserklar | Polyurie (Diabetes insipidus, Polydipsie) |
| Gelborange | Bilirubin/Urobilin bei stark konzentriertem Urin, Fieber |
| Gelbgrün | Biliverdin, Pseudomonas-Infektion |
| Rot | Erythrozyten, Hämoglobin, Myoglobin, Porphyrine, rote Bete |
| Braunschwarz | Methämoglobin, Homogentisinsäure (Alkaptonurie), L-Dopa |

❙ Tab. 2: Ursachen von Urinfärbungen.

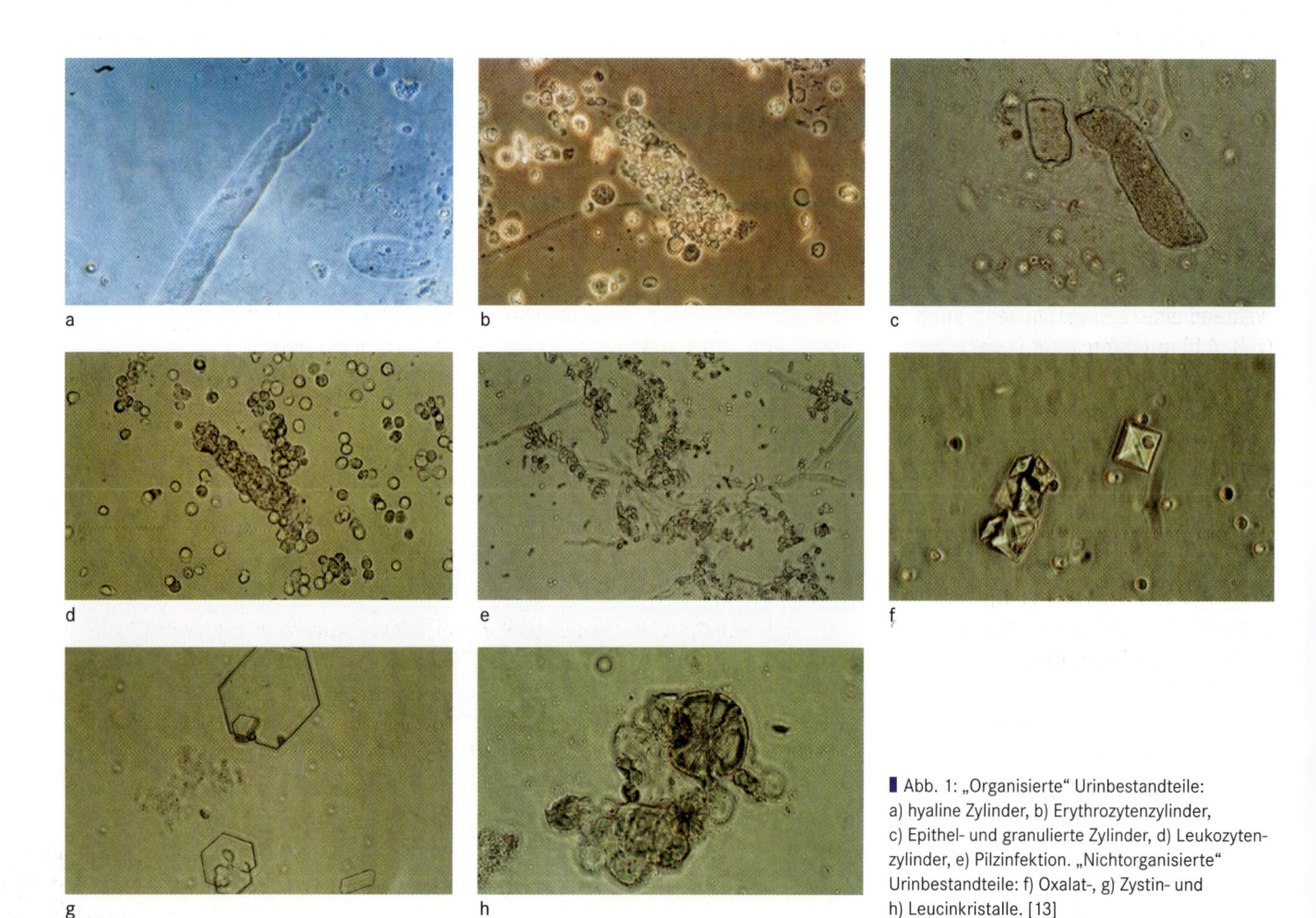

a

b

c

d

e

f

g

h

❙ Abb. 1: „Organisierte" Urinbestandteile: a) hyaline Zylinder, b) Erythrozytenzylinder, c) Epithel- und granulierte Zylinder, d) Leukozytenzylinder, e) Pilzinfektion. „Nichtorganisierte" Urinbestandteile: f) Oxalat-, g) Zystin- und h) Leucinkristalle. [13]

## Diagnostik nach Organsystemen

Untersuchungsmaterial korrekt gewonnen wurde. Die Teststreifenanalytik ist ein einfaches und probates Mittel zur Primärdiagnostik, Verlaufs- und Therapiekontrolle vieler Erkrankungen. Die mit Teststreifen erfassbaren Parameter, deren Indikation sowie Störeinflüsse sind in ❚ Tabelle 3 zusammengefasst.

### Mikroskopische Beurteilung

Mikroskopische Urinuntersuchungen werden meist gezielt bei positiven Teststreifenergebnissen durchgeführt. Auch hier sollte die Spontanurinprobe innerhalb von 4 Stunden untersucht werden. Dabei kommen 3 verschiedene Methodiken zur Anwendung:
▶ Bei der Untersuchung des **Sediments** wird der Urin zunächst zentrifugiert, und das Sediment wird auf den Objektträger aufgetragen. Pro Gesichtsfeld gelten < 2 Erythrozyten, < 5 Leukozyten, vereinzelte hyaline Zylinder und < 15 Plattenepithelien als normal. Mehr als 20 Erythrozyten/Gesichtsfeld werden als „zahlreich", über 50 als „massenhaft" bezeichnet.
▶ Bei der **semiquantitativen Urinzellzählung** wird der unzentrifugierte Urin in eine Zählkammer gefüllt. Referenzwerte: < 5 Erythrozyten/µl und < 10 Leukozyten/µl.
▶ Beim sog. **Addis-Count** wird der Urin während einer definierten Zeitspanne (z. B. 4 h) unter forcierter Diurese gesammelt und dann gezählt. Referenzwerte: < 2.000 Erythrozyten/min und < 4.000 Leukozyten/min.

Bei der Beurteilung wird generell zwischen „organisierten", d. h. zellulären (❚ Abb. 1a–e), und „nichtorganisierten", d. h. kristallinen (❚ Abb. 1f–h), Bestandteilen unterschieden. Das Auftreten von Zylindern, die Ausgussmodelle der distalen Tubuli und Sammelrohre darstellen, hat besondere pathognomonische Bedeutung. Sie können erst bei hohem Zell- und Proteingehalt entstehen und sind immer ein starker Hinweis auf eine Nierenparenchymschädigung. Hyaline Zylinder (❚ Abb. 1a), die homogen-glasig erscheinen, sprechen für eine Proteinurie, beispielsweise bei Glomerulo- und Pyelonephritis. Granuläre Zylinder (❚ Abb. 1c) entstehen durch Zelldetritus aus Epithelzylindern.

> Der Keimnachweis bei Verdacht auf eine Harnwegsinfektion bleibt dem mikrobiologischen Labor vorbehalten. Dabei ist auf eine sterile Entnahme (Mittelstrahlurin!) und rasche Verschickung an das Labor zu achten.

| Parameter | Indikation | Bemerkung |
|---|---|---|
| pH | Harnwegsinfekte<br>Azidose/Alkalose | Norm 5,0–7,0<br>pH ↑: vegetarische Ernährung, Harnstoff spaltende Bakterien<br>pH ↓: fleischreiche Ernährung |
| Glukose | Diabetes mellitus | Norm < 15 mg/dl; Nierenschwelle bei 180 mg/dl Plasmaglukose<br>Glukosurie auch in der Schwangerschaft, postprandial,<br>renale Glukosurie (tubuläre Glukosetransporter ↓) |
| Proteine | Nierenerkrankungen | Norm < 150 mg/d<br>Falsch negativ bei Bence-Jones-Proteinurie, falsch positiv bei stark alkalischem Urin (s. Tubuläre Funktion, S. 52) |
| Erythrozyten | Hämaturie | Norm < 5/µl<br>Mikrohämaturie: nur mikroskopisch oder chemisch nachweisbar;<br>Makrohämaturie: bei > 1 ml Blut/l Urin sichtbar<br>Ursachen: Durchblutungs-, Gerinnungsstörungen; GN, PN, Tumoren, Tbc, SLE, Steinleiden, Entzündungen |
| Hämoglobin | Hämoglobinurie | Norm: n. n.; renale Rückresorptionskapazität 1 g/l<br>Ursachen: intravasale Hämolyse und Erschöpfung der Rückresorption;<br>Hämolyse im Urin bei hypotonem Urin und längerem Stehenlassen |
| Leukozyten | Entzündungen der Niere und ableitenden Harnwege | Norm < 10/µl<br>Leitsymptom der akuten und chronischen Pyelonephritis;<br>auch bei GN, HWI, Tbc (sterile Leukozyturie) |
| Ketone | Diabetes mellitus | Norm: n. n.<br>Frühsymptom des diabetischen Komas; auch nachweisbar bei Nulldiät und Schwangerschaft |
| Bilirubin | Hepatopathie, obstruktive Gallenwegserkrankungen | Norm: praktisch n. n.<br>Serumbestimmung vorrangig; Erhöhung bei Parenchym- und Verschlussikterus |
| Urobilinogen | DD des Ikterus | Norm < 1 mg/dl<br>↑ bei prä- (Hämolyse) und intrahepatischem (Hepatitis etc.) Ikterus<br>↓ bei posthepatischem (Verschluss-)Ikterus |
| Nitrit | Harnwegsinfektionen | Norm: n. n.<br>Positiv, falls Erreger Nitrat reduzieren können (ca. 80%), ausreichend Nitrat und Zeit (4 h) für Reduktion vorhanden sind! |
| Spez. Gewicht | Konzentrierleistung | Messung über $Na^+$- und $K^+$-Konzentration |
| Aminosäuren | V. a. Aminoazidurie | Phenylketonurie, (Homo-)Zystinurie |

❚ Tab. 3: Teststreifenuntersuchungen. GN = Glomerulonephritis, PN = Pyelonephritis, Hb = Hämoglobin, Tbc = Tuberkulose, SLE = systemischer Lupus erythematodes, HWI = Harnwegsinfekt, n. n. = nicht nachweisbar.

### Zusammenfassung

✗ Der Urinstatus sollte Bestandteil jeder klinischen Untersuchung sein. Er setzt sich aus makro- und mikroskopischer Beurteilung sowie Teststreifenuntersuchungen zusammen.

✗ Teststreifenuntersuchungen sind einfach durchführbar und haben nicht nur für renale Erkrankungen große Bedeutung.

✗ Mikroskopische Untersuchungen sind v. a. bei positiven Teststreifenergebnissen indiziert.

# Nierenversagen

Beim akuten Nierenversagen (ANV) kommt es zu einem abrupten Abfall der glomerulären Filtrationsrate (GFR) mit Oligo- bzw. Anurie und Anstieg der Retentionsparameter (Kreatinin, Harnstoff). Es ist in der Regel reversibel. Die chronische Niereninsuffizienz entwickelt sich über Monate bis Jahre und ist die Folge einer irreversiblen Verminderung der glomerulären, tubulären und endokrinen Funktionen beider Nieren.

| Stadium | | Dauer | Diurese | Symptomatik | Komplikationen |
|---|---|---|---|---|---|
| I | Schädigung | Stunden bis Tage | > 500 ml | Extrarenale Grunderkrankung | – |
| II | Oligo-/Anurie | 9–11 Tage | < 500 ml/d | Protein-, Hämaturie, Isosthenurie | K⁺ ↑, pH ↓, Anämie, Überwässerung |
| III | Polyurie | 2–3 Wochen | > 2000 ml/d | Isosthenurie | Exsikkose, K⁺ ↓, Infektionen |
| IV | Restitution | Wochen bis Monate | Normal | Evtl. Defektheilung | – |

Tab. 1: Phasen des akuten Nierenversagens (ANV).

## Akutes Nierenversagen

### Ätiologie

Ätiologisch lassen sich prä-, intra- und postrenales ANV voneinander unterscheiden:
- **Prärenales** ANV: ischämische Nierenschädigung bei Blutdruckabfall, Hypovolämie, Schock verschiedenster Genese
- **Intrarenales** ANV: Nierenerkrankungen unterschiedlicher Genese, u.a. medikamentös-toxisch (NSAR, Aminoglykoside, Cisplatin, Kontrastmittel), akute interstitielle Nephritis, hämolytisch-urämisches Syndrom (HUS), tubuläre Verstopfungen (Bence-Jones-Proteinurie)
- **Postrenales** ANV: Abflussbehinderung der ableitenden Harnwege (Tumor, Steine)

### Klinik

Das ANV durchläuft klassischerweise 4 Phasen (Tab. 1), wobei ca. 15% der Fälle normo- oder polyurisch verlaufen und das Leitsymptom Oligurie fehlt. Da zu Beginn des ANV keine oder nur unspezifische Symptome (Übelkeit, rasche Ermüdbarkeit) bestehen, ist die Überwachung der Retentionsparameter bei Erkrankungen, die zum ANV prädisponieren, von enormer Wichtigkeit.

### Klinische Chemie

Diagnostisch sind zunächst prä- und postrenale Ursachen auszuschließen, da sie sich häufig schnell korrigieren lassen, z.B. Volumensubstitution oder Steinentfernung (Sono!).

Im Serum ist **Harnstoff** im Verhältnis zu **Kreatinin** stärker erhöht, da seine Rückdiffusion in das Blut perfusionsabhängig ist. In der oligurischen Phase finden sich außerdem eine **Hyperkaliämie** und eine **metabolische Azidose**, die sowohl auf einer gestörten Protonenausscheidung als auch auf einer verminderten Bikarbonatretention beruht. Differentialdiagnostisch kann mit Hilfe des Urinbefundes zwischen **funktioneller Oligurie**, z.B. nach langem Dursten, und ANV unterschieden werden (Tab. 2).

## Chronische Niereninsuffizienz

### Ätiologie

Das gesamte Spektrum renaler Erkrankungen kann letztlich zur chronischen Niereninsuffizienz führen. Die 3 häufigsten Ursachen sind diabetische Nephropathie (35%), Hypertonie (25%) und chronische Glomerulonephritiden (10%).

### Klinik

Unabhängig von der Ätiologie hat die chronische Niereninsuffizienz mehrere pathophysiologische Auswirkungen, deren klinische Manifestationen in Abbildung 1 zusammengefasst sind:
- Störungen im Wasser-, Elektrolyt- und Säure-Basen-Haushalt
- Toxische Organschäden durch Retention harnpflichtiger Substanzen
- Endokrine Störungen: verminderte Sekretion von Erythropoetin, Renin, Calcitriol

### Klinische Chemie

Der Verlauf des Retentionsparameters **Kreatinin** im Serum ist entscheidender

| Urinbefunde | Funktionelle Oligurie | ANV |
|---|---|---|
| Spezifisches Gewicht (g/l) | > 1025 | < 1015 |
| Osmolalität (mosmol/kg) | > 1000 | < 600 |
| Harnstoff (mg/dl) | > 1000 | < 1000 |
| Natrium (mmol/l) | < 30 | > 35 |
| Urin-/Serumharnstoff | > 10 | < 5 |

Tab. 2: Differentialdiagnose der Oligurie anhand des Urinstatus.

| Stadium | | Kreatinin | Klinische Merkmale |
|---|---|---|---|
| I | Latenzstadium | Normal | Ausreichende Nierenfunktion bei bestehender und fortschreitender Grunderkrankung |
| II | Kompensierte Retention | < 6 mg/dl | Beginnende Abnahme der GFR und Zunahme der Retentionsparameter; beginnende Minderung der endokrinen Funktion (Anämie); Hypertonie |
| III | Präterminale Niereninsuffizienz | 6–10 mg/dl | Natrium- und Wasserretention; urämische Gastroenteritis und periphere Polyneuropathie |
| IV | Terminale Niereninsuffizienz | > 10 mg/dl | Urämie: zusätzlich urämischer Fötor, motorische Neuropathie, Blutungsneigung, Koma, Tod; dialysepflichtig! Ggf. Nierentransplantation |

Tab. 3: Stadieneinteilung der chronischen Niereninsuffizienz.

## Diagnostik nach Organsystemen

**Allgemein**
Anämie, Blässe, Antriebsschwäche

**Thrombozytenstörungen**
Nasenbluten, blaue Flecken

**Lunge**
Überwässerung, (Belastungs-)Dyspnoe

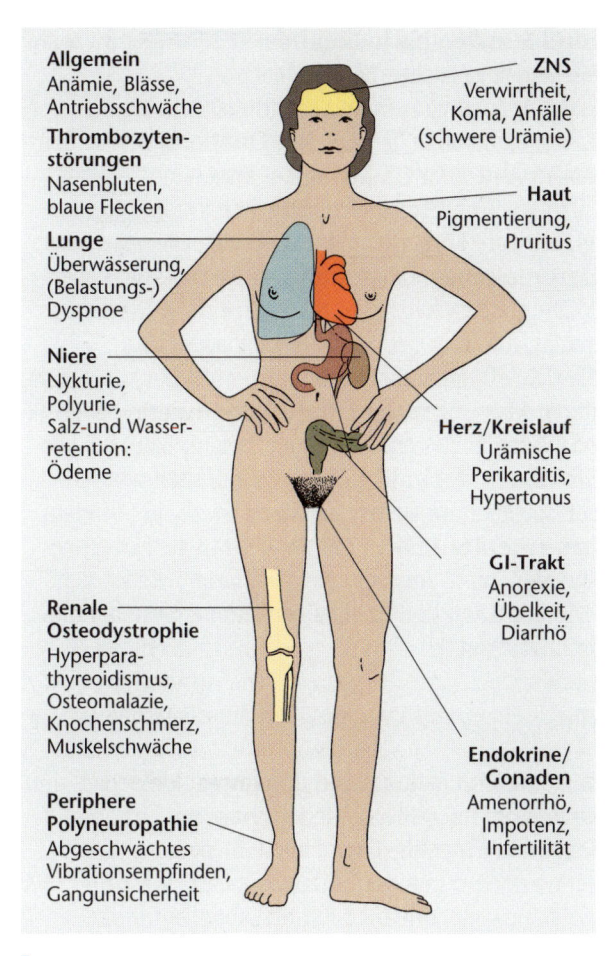

**Niere**
Nykturie, Polyurie, Salz- und Wasserretention: Ödeme

**Renale Osteodystrophie**
Hyperparathyreoidismus, Osteomalazie, Knochenschmerz, Muskelschwäche

**Periphere Polyneuropathie**
Abgeschwächtes Vibrationsempfinden, Gangunsicherheit

**ZNS**
Verwirrtheit, Koma, Anfälle (schwere Urämie)

**Haut**
Pigmentierung, Pruritus

**Herz/Kreislauf**
Urämische Perikarditis, Hypertonus

**GI-Trakt**
Anorexie, Übelkeit, Diarrhö

**Endokrine/Gonaden**
Amenorrhö, Impotenz, Infertilität

Abb. 1: Klinische Manifestationen bei chronischer Niereninsuffizienz. [7]

Bestandteil der Stadieneinteilung der chronischen Niereninsuffizienz (Tab. 3). Die **Kreatininclearance** nimmt dabei konstant ab. Der Verlauf der **Serumelektrolyte** ist wesentlich von der Klinik abhängig (u. a. Diarrhö, Erbrechen).
Bei **sekundärem Hyperparathyreoidismus** infolge verminderter Calcitriol-(Vitamin-D-)Synthese sind typischerweise Parathormon (PTH), Serumphosphat und alkalische Phosphatase (AP) erhöht. Im Blutbild ist eine normochrome **Anämie** Ausdruck der verminderten Erythropoetinsekretion.

Therapeutische Grundsätze des akuten und chronischen Nierenversagens sind:
▶ Behandlung der Grunderkrankung: Schockbehandlung, **Absetzen nephrotoxischer Medikamente**, Behandlung eines Harnabflusshindernisses; bei chronischer NI auf **Blutdruck-** und **Diabeteseinstellung** achten!
▶ Symptomatische Behandlung: **Flüssigkeitsbilanzierung**, ggf. Schleifendiuretika; ausreichend hohe Kalorienzufuhr, dabei Eiweißrestriktion nur bis zum unteren Grenzwert des Stickstoffgleichgewichts (0,5 g/kg KG/d)
▶ Überwachung des **Wasser-, Elektrolyt-** und **Säuren-Basen-Haushalts**
▶ **Dosisanpassung** renal eliminierter Medikamente
▶ Indikation zur **Dialyse**: Serumharnstoff > 100–150 mg/dl, Serumkreatinin > 8–10 mg/dl; Oligoanurie < 300 ml/24 h; konservativ nicht beherrschbare Hyperkaliämie oder Azidose; klinische Urämiesymptome; Lungen-/Hirnödem.
▶ Gegebenenfalls besteht bei fehlenden Kontraindikationen (Malignome, Psychosen, chronische Infektionskrankheiten etc.) und Vorhandensein eines passenden Spenders die Möglichkeit zur **Nierentransplantation**. Cave: langfristige postoperative Immunsuppression mit Ciclosporin, welches selbst nephrotoxisch ist!

## Zusammenfassung

✖ Das akute Nierenversagen (ANV) entwickelt sich über Stunden bis Tage und geht mit einer Erhöhung von Kreatinin und Harnstoff im Serum einher. Das klassische Leitsymptom Oligo- bzw. Anurie kann dabei fehlen!

✖ Prä-, intra- und postrenale Faktoren können zum ANV führen. Dabei kann die zügige Identifizierung und Behebung prä- bzw. postrenaler Ursachen die Entwicklung einer akuten Tubulusnekrose verhindern.

✖ Häufigste Ursachen einer chronischen Niereninsuffizienz sind die diabetische und hypertoniebedingte Nephropathie.

✖ Es kommt dabei zur fortschreitenden, irreversiblen Zerstörung des Nierenparenchyms, die unbehandelt (Dialyse, Transplantation) zum Tod des Patienten führt.

✖ Sowohl beim akuten als auch beim chronischen Nierenversagen sind Kontrollen der Serumelektrolyte (Hyperkaliämie!), des Wasser- (Überwässerung!) und des Säuren-Basen-Haushalts (Azidose!) unerlässlich.

# Herzinfarkt

Ein Infarkt ist definiert als Gewebeuntergang (Nekrose) infolge fehlender Durchblutung (Ischämie). Der Herzinfarkt ist eine der häufigsten Todesursachen in Industrienationen.

Zugrunde liegender Prozess ist die Arteriosklerose der Herzkranzgefäße: Entzündliche Veränderungen der Gefäßwand in Form von Plaques verengen das Gefäßlumen, dies führt zu Minderdurchblutung mit Angina pectoris als klinischem Korrelat. Wenn eine solche Plaque reißt, werden prothrombotische Faktoren freigesetzt; der Thrombus verschließt das Herzkranzgefäß: Der Herzinfarkt tritt ein.

## Diagnostik

Die Diagnose Herzinfarkt ist zu stellen, wenn zwei der drei folgenden Kriterien erfüllt sind:
- Typischer Brustschmerz
- Infarktzeichen im EKG (ST-Hebung, Q-Welle)
- Nachweis spezifischer Labormarker

### Herzenzyme

Die so genannten Herzenzyme Kreatinkinase (CK), Alaninaminotransferase (ALAT), Aspartataminotransferase (ASAT), Laktatdehydrogenase (LDH$_1$) wurden früher routinemäßig zur Infarktdiagnostik verwandt. Aufgrund ihres relativ späten Anstieges und ihrer mangelhaften Spezifität sind sie mittlerweile aus der Routinediagnostik verdrängt worden. Heute müssen bei Verdacht auf Herzinfarkt drei Tests durchgeführt werden: CK-MB, Myoglobin und Troponin (Abb. 1).

### CK-MB

Die CK kommt im menschlichen Körper in drei Isoformen vor: CK-MM, CK-MB und CK-BB. Im Herzmuskel nimmt die CK-MB einen weit höheren Anteil der Gesamt-CK ein als im Skelettmuskel. Ein Anstieg der CK-MB ist also **spezifischer für Herzmuskelgewebe** als ein CK-Anstieg und deshalb in der Diagnostik wertvoller. Die CK-MB beginnt schon in den ersten drei Stunden nach dem Infarkt zu steigen, was sie zum frühesten spezifischen Marker macht.

Um die Abgrenzung von einem Skelettmuskelschaden zu verbessern, misst man auch den **CK-MB-Quotienten**, also den prozentualen Anteil der CK-MB an der insgesamt freigesetzten CK. Trotzdem müssen gleichzeitig eine intramuskuläre Injektion, schwere körperliche Arbeit sowie degenerative **Muskelerkrankungen** ausgeschlossen werden: Bei Polymyositis/Dermatomyositis wird teilweise ein CK-MB-Quotient erreicht, der über dem eines Herzinfarktes liegt. Wenn die CK-MB initial nicht erhöht ist, muss bei klinischem Verdacht die Messung nach ca. 6 Stunden wiederholt werden. 12 Stunden nach dem klinischen Ereignis kann bei normaler CK-MB ein Myokardinfarkt ausgeschlossen werden. Der Serumspiegel normalisiert sich nach 36 bis 48 Stunden, so dass ein **erneuter Infarkt** mit der CK-MB zeitig nachgewiesen werden kann. Aus dem gleichen Grund eignet sich die CK-MB auch, um den Erfolg einer Thrombolysetherapie zu sehen („washout").

### Troponin

Troponin kommt im Sarkomer der Herzmuskelzelle als Bestandteil der dünnen Filamente vor. Troponin I ist absolut **herzspezifisch.** Troponin T wird auch im Skelettmuskel exprimiert, jedoch nur in der Embryonalphase, weshalb beide Moleküle gleichermaßen für die Labordiagnostik geeignet sind. Aufgrund der hohen Spezifität ist Troponin der beste Marker für Myokardschäden in Situationen, in denen gleichzeitig ein Skelettmuskelschaden vorliegt, z. B. **perioperativ.** Dies und die hohe Sensitivität macht Troponin zum wichtigsten aller Myokardmarker (Abb. 2).

Der Anstieg erfolgt 4 bis 6 Stunden nach dem Infarkt, also etwas später als jener der CK-MB. Auch ein initial normales Troponin muss nach ca. 6 Stunden wiederholt gemessen werden. 12 Stunden nach dem klinischen Ereignis kann bei normalem Troponin auch ein kleiner Myokardinfarkt ausgeschlossen werden. Die Halbwertszeit ist relativ lang, so dass

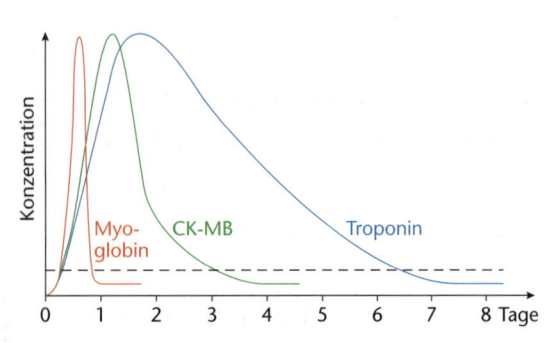

■ Abb. 1: Verlauf von CK-MB, Troponin, Myoglobin bei Myokardinfarkt. [6]

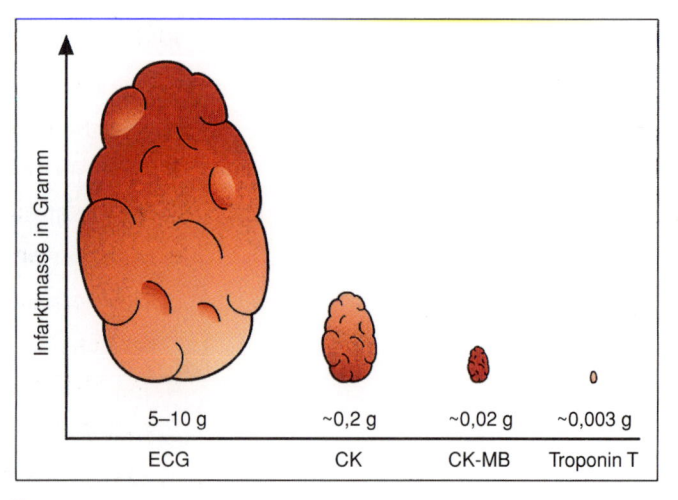

■ Abb. 2: Infarktmasse und Myokardmarker. [3]

ein Re-Infarkt erst nach zwei Wochen am Troponinanstieg sichtbar wird. Die wichtigsten Differentialdiagnosen für ein erhöhtes Troponin bei Brustschmerz sind Lungenembolie (akute Rechtsherzbelastung) und Myokarditis.

## Myoglobin

Myglobin (Mb) ist ein **früher**, jedoch **unspezifischer Marker** für den Untergang von Muskelgewebe. Es steigt noch vor der CK-MB an, weshalb sich eine CK-MB-Messung bei normalem Mb erübrigt. Aufgrund der hohen Sensitivität kann ein normaler Mb-Wert bereits 6 Stunden nach dem klinischen Ereignis einen Myokardinfarkt zu 95% ausschließen.

## Akutes Koronarsyndrom

Für die Klinik bedeutsam ist nicht nur der transmurale Herzinfarkt, der sich im EKG durch ST-Hebung und Q-Welle manifestiert, sondern auch seine Vorstufen, welche ebenso der therapeutischen Intervention bedürfen.
Unter dem Begriff akutes Koronarsyndrom werden zusammengefasst:
- Q-Wave-Myokardinfarkt
- Non-Q-Wave-Myokardinfarkt
- Instabile Angina pectoris

Bei Non-Q-Wave-Infarkt und instabiler Angina pectoris kommt dem Troponin besondere Bedeutung zu: Ein grenzwertiger Anstieg (oberhalb des Normalwertes, aber unterhalb des Grenzwertes für einen Herzinfarkt) reflektiert eine **kleine Myokardläsion** (▌ Abb. 2). Außerdem bedeutet ein solches erhöhtes Troponin eine höhere Wahrscheinlichkeit, in den nächsten Wochen einen Myokardinfarkt zu erleiden. Dadurch können **Hochrisikopatienten** identifiziert werden und ggf. einer Therapie mit z. B. GPIIb/IIIa-Antagonisten (Plavix®) zugeführt werden.

> Klassisches Symptom des Herzinfarktes ist der akute Brustschmerz, häufig in den linken Arm ausstrahlend. Oft verläuft er jedoch „stumm", v. a. bei Diabetikern. Auch im EKG ist ein Herzinfarkt in bis zu 30% der Fälle nicht zu erkennen.

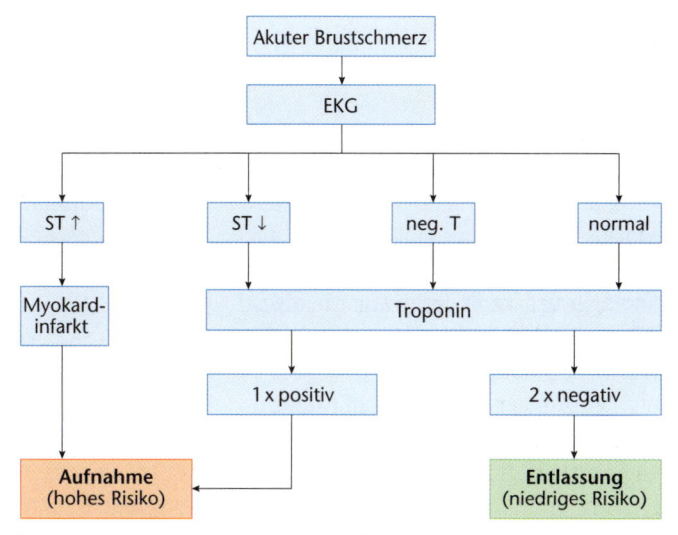

▌ Abb. 3: Diagnostischer Algorithmus bei akutem Brustschmerz (nach Hamm). [6]

### Zusammenfassung

- Die Diagnose Herzinfarkt ist gegeben, wenn 2 von 3 Kriterien erfüllt sind:
  - Starker Brustschmerz
  - Infarktzeichen im EKG
  - Myokardmarker positiv
- Das CK-Isoenzym CK-MB ist spezifischer für den Herzmuskel als CK. Es kann in den ersten Stunden nach dem Infarkt im Serum nachgewiesen werden.
- Troponin ist ein spezifischer Myokardmarker bei Herzinfarkt und instabiler Angina pectoris.
- Myoglobin dient vor allem zum raschen Ausschluss eines Myokardinfarktes.

# Malabsorption: Pathophysiologie

## Definitionen

Eine gestörte Aufnahme von Nahrungsstoffen wird allgemein als Malassimilation bezeichnet. **Maldigestion** bedeutet die gestörte Spaltung der Nahrung in die resorbierbaren Untereinheiten, z. B. Kohlenhydrate zu Monosacchariden und Proteine zu Aminosäuren. Ursache ist meist das Fehlen von pankreatischen Enzymen oder von Gallensäuren. **Malabsorption** ist eine Störung der Aufnahme eben dieser Untereinheiten in die Darmmukosa und die Blutbahn. Die **primäre** Malabsorption geht auf einen kongenitalen Defekt eines spezifischen Enzyms oder Transporters der Bürstensaummembran des Dünndarms zurück, ohne dass eine morphologische Veränderung besteht. Die **sekundäre** Malabsorption beruht auf einer Vielzahl von Dünndarmerkrankungen mit morphologischen Veränderungen. Maldigestion und Malabsorption sind jedoch oft eng miteinander verknüpft, und im klinischen Alltag wird der Begriff **Malabsorption** anstelle von Malassimilation als Sammelbegriff für beide benutzt.

## Maldigestion

### Gastrogen

Bei einer Schädigung der Magenschleimhaut durch z. B. atrophische Gastritis produzieren diese nicht mehr ausreichend Intrinsic Factor (IF), welcher essentiell für die Resorption von Vit. $B_{12}$ ist, es entsteht eine perniziöse Anämie.
Ist die Salzsäuresekretion des Magens verringert, kann Eisen nicht mehr resorbiert werden, und es kommt zu einem Eisenmangel (s. S. 46, Anämie).
Beim Gastrinom (Zollinger-Ellison-Syndrom) werden übergroße Volumina von Magensekret produziert. Dadurch werden die Gallensäuren so stark verdünnt, dass sie keine Mizellen zur Fettemulgierung ausbilden können, das Resultat ist Fettmalabsorption.
Nach einer Magenresektion gelangt der Speisebrei zu schnell in den Dünndarm: Die verspätete hormonelle Aktivierung des Pankreas führt dazu, dass Pankreassekret und Galle der Nahrung „hinterherlaufen". Dies kann mit der Lundh'schen Testmahlzeit demonstriert werden (s. S. 62, Pankreasfunktionstests).

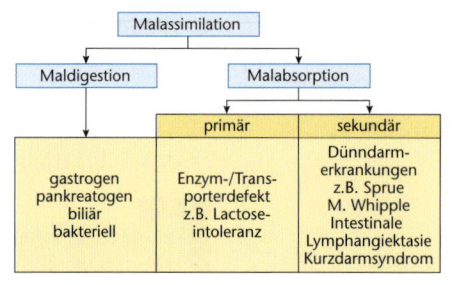

### Pankreatogen

Eine exokrine Pankreasinsuffizienz, also das Unvermögen, genügend Verdauungsenzyme zu sezernieren, z. B. bei chronischer Pankreatitis, ist die häufigste Ursache für Maldigestion.

### Biliär

Ein gestörter Gallensäurefluss in den Darm bei Cholestase führt zu Fettmalabsorption. Bei M. Crohn verursacht die Entzündung des terminalen Ileums mangelnde Rückresorption der Gallensäuren, und es kommt zum enteralen Gallensäurenverlust. Im Kolon werden Gallensäuren bakteriell dekonjugiert zu toxischen Metaboliten. Diese bewirken eine chologene wässrige Diarrhö und erhöhen die Darmpermeabilität, welche wiederum die Resorption von Oxalat steigert und somit die Bildung von Oxalatharnsteinen begünstigt.

### Bakteriell

Im Gegensatz zum Dickdarm, der $10^{12}$ Keime/ml aufweist, ist der Dünndarm kaum besiedelt. Wichtig für die natürliche Dekontamination des Dünndarms ist die Nüchternmotilität. Ist diese gestört, z. B. bei diabetischer Neuropathie oder durch Tumoren, kommt es zu einer bakteriellen Überbesiedlung im Dünndarm. Die dadurch entstehenden bakteriellen Fermentationsprodukte der Nahrung führen zu Diarrhö und zu erhöhter $H_2$-Bildung (positiver $H_2$-Atemtest, s. S. 60, Diagnostik). Vit. $B_{12}$ wird bakteriell zu unwirksamen Metaboliten gewandelt, daraus resultiert Vit.-$B_{12}$-Mangel.

### „Intestinal hurry"

Infektionen führen zu beschleunigter Darmpassage, akut z. B. durch Salmonellen, chronisch bei tropischer Sprue. Es bleibt nicht genügend Zeit für eine effektive Digestion.

## Primäre Malabsorption

Häufigste Form ist die Laktoseintoleranz. Durch einen Mangel an Laktase kann Laktose nicht in Glukose und Galaktose gespalten werden. Analog führt ein Mangel an Saccharase zu Saccharoseintoleranz. Die Disaccharide werden dadurch nicht resorbiert, sondern bakteriell metabolisiert mit resultierender Diarrhö und positivem $H_2$-Atemtest.
Bei der Glukose-Galaktose-Intoleranz fehlt der Glukose-Carrier.

## Sekundäre Malabsorption

### Sprue

Sie entsteht durch eine inadäquate Immunreaktion gegen Gluten (in Weizen) bei genetisch disponierten Menschen. Es kommt zu Zottenatrophie und Verlust intestinaler Oberfläche als Ursache für Malabsorption. Beim Vollbild werden fast alle typischen Malabsorptionsparameter im Routinelabor (s. S. 62, Diagnostik) beobachtet. Die Darmpermeabilität ist gesteigert, der Xylosetest ist pathologisch. Aufgrund sekundären Laktasemangels ist auch der Laktosetoleranztest pathologisch. Diagnostisch sehr sensitiv und spezifisch ist der Nachweis von IgA-Antikörpern gegen Endomysium und Gewebstransglutaminase, entscheidend ist jedoch die Biopsie.

Abb. 1: Ursachen der Malassimilation. [6]

## Morbus Whipple

Diese Infektion mit Tropheryma whippelii kann fast alle Organe befallen. Die Dünndarmzotten sind infiltriert von Makrophagen mit PAS-positiven Einschlusskörperchen. Endoskopie und Biopsie sind diagnostisch.

## Intestinale Lymphangiektasie

Dies ist eine Fehlbildung der intestinalen Lymphgefäße mit Lymphabflussstörung. Folge ist ein enteraler Eiweißverlust mit Hypoproteinämie und Ödemen. Der Eiweißverlust lässt sich nachweisen mit Tc-markiertem Albumin oder der $\alpha_1$-Antitrypsin-Clearance. Im Labor finden sich vermindertes Eiweiß, Albumin und Lymphozyten (werden auch über den Darm verloren). Da Eiweißverlust an sich unspezifisch ist, erfolgt die Diagnose durch Endoskopie und Biopsie.

## Kurzdarmsyndrom

Durch Resektionen oder Ischämie des Dünndarmes kommt es zu einer Verringerung der Resorptionsfläche. Fast alle Nährstoffe werden im oberen Dünndarm (Jejunum) resorbiert, Vit. $B_{12}$ und Gallensäuren werden jedoch nur im unteren Dünndarm (Ileum) resorbiert. Eine Resektion des Jejunums führt daher zu genereller Malabsorption. Dabei kann interessanterweise der untere Dünndarm adaptiv die Funktionen des oberen übernehmen, nicht jedoch umgekehrt. Bei fehlendem terminalem Ileum kommt es zu Vit.-$B_{12}$-Mangel und enteralem Gallensäurenverlust mit seinen Folgen Fettmaldigestion, chologene Diarrhö und Hyperoxalurie (s. a. S. 60, biliäre Maldigestion!).

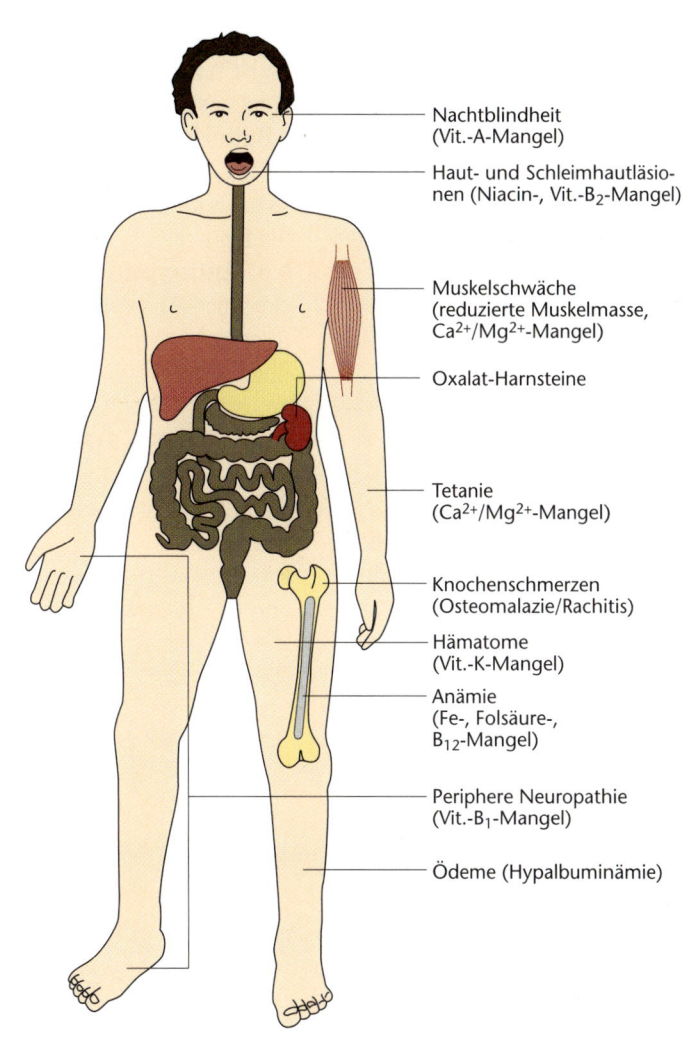

Abb. 2: Folgen der Malabsorption. [6]

# Malabsorption: Diagnostik

## Osmotische Lücke des Stuhls

Bei Malabsorption tritt typischerweise eine osmotische Diarrhö auf, bedingt durch den Verbleib von osmotisch wirksamen Molekülen im Darmlumen. Um diese von der sekretorischen Diarrhö (z. B. bei akuten gastrointestinalen Infekten) zu unterscheiden, kann man die osmotische Lücke des Stuhls berechnen. Sie ist bei osmotischer Diarrhö erhöht (❚ Abb. 1).

## Stuhlanalyse

Malabsorption von Monosacchariden führt über osmotische Effekte zu großvolumigen wässrigen Stühlen. Voluminöse fettige Stühle (Steatorrhö) von > 300 g/d weisen auf Maldigestion hin.

## Routinelabor

Eine Reihe von Routinelaborparametern gibt Hinweise auf Malabsorption: Anämie, verringerte Werte für Kalzium, Gesamteiweiß, Albumin, β-Karotin, Quick-Wert, Vit. $B_{12}$, Folsäure, Eisen, Ferritin.

## Dünndarmfunktionstests (Malabsorption)

▶ **Xylose-Test** (Suchtest für Jejunum): Xylose wird p. o. verabreicht und dann in Serum und Urin gemessen. Xylose benutzt den gleichen Carrier wie Glukose und Galaktose. Verringerte Messwerte finden sich bei gestörter Absorption im Jejunum. Fehlerquellen sind z. B. Divertikel (verstärkter bakterieller Abbau der Xylose) und Niereninsuffizienz.

▶ **Schilling-Test** (Vit.-$B_{12}$-Resorptionstest, Suchtest für Ileum): Man verabreicht radioaktiv markiertes Vit. $B_{12}$ oral. Vit. $B_{12}$ wird zusammen mit IF (stammt aus Parietalzellen des Magens) im terminalen Ileum resorbiert und im Urin ausgeschieden und gemessen. Fällt der Test erniedrigt aus, muss er wiederholt werden, diesmal unter Zugabe von IF, um einen IF-Mangel (z. B. bei chronisch-atrophischer Gastritis) als Ursache auszuschließen. Fällt er immer noch pathologisch aus, spricht das für eine gestörte Resorption im terminalen Ileum.

Bakterien zersetzen sowohl Vit. $B_{12}$ als auch IF. Daher ist eine Normalisierung des Tests durch Antibiotikagabe diagnostisch für bakterielle Überbesiedlung.

▶ **$H_2$-Atemtest**: Der $H_2$-Gehalt der ausgeatmeten Luft steigt, wenn Kohlenhydrate durch Bakterien fermentiert werden und dabei entstehender $H_2$ über die Blutbahn in die Lunge gelangt. Dies ist entweder bei bakterieller Überbesiedlung des Dünndarms oder beim Anfluten nichtresorbierter Kohlenhydrate in den Dickdarm der Fall. Basal erhöhte Werte findet man bei Sprue, ein starker Anstieg postprandial liegt bei Laktoseintoleranz vor. Findet der postprandiale Anstieg schon nach 30 bis 60 Minuten statt, spricht das für bakterielle Überbesiedlung des Dünndarms (weil die Nahrung dann den Dickdarm noch nicht erreicht hat).

▶ **Laktosetoleranztest**: Laktose wird p.o. gegeben und dann die Blutglukose sowie der Atemluft-$H_2$ gemessen. Bei Laktasemangel wird die Laktose erst im Kolon gespalten, nämlich bakteriell. Die Folgen sind osmotische Diarrhö, verringerter Blutzuckeranstieg und erhöhter $H_2$ im Atem. Analoges Vorgehen bei Saccharasemangel.

▶ **SeHCAT-Test**: Dieser weist den enteralen Gallensäurenverlust nach. Nach Gabe von Tc-markierter Gallensäure (SeHCAT) wird deren Verbleib im Körper durch eine Gammakamera sichtbar gemacht.

▶ **Butterfett-Test**: Nach einer Standard-Fettmahlzeit wird das Plasma auf Chylomikronen untersucht. Sind sie vorhanden, so muss eine gewisse Fettdigestion und -absorption stattgefunden haben.

▶ **$\alpha_1$-Antitrypsin-Clearance**: Sie wird analog zur Kreatininclearance aus Stuhl- und Serumkonzentrationen des $\alpha_1$-Antitrypsins bestimmt und ist erhöht bei gesteigertem enteralen Eiweißverlust.

## Pankreasfunktionstests (Maldigestion)

Darunter versteht man die enterale Messung von Pankreasenzymen.

▶ Tests der ersten Wahl sind die Bestimmung von Elastase und Chymotrypsin im Stuhl. Die Chymotrypsinmessung ist zwar preiswerter, aber weniger sensitiv als die Elastasemessung.

▶ **Sekretin-Pankreozymin-Test:** Nach Gabe von Sekretin und Pankreozymin (Stimulatoren der Pankreassekretion) erfolgt im Duodenalsekret die Messung von Bikarbonat und der Pankreasenzyme Chymotrypsin, Trypsin, Carboxypeptidase A und B, Amylase und Lipase. Dieser aufwändige Test gilt als Referenzverfahren bei exokriner Pankreasinsuffizienz.

▶ **Lundh-Test:** Nach einer Standard-Mahlzeit statt künstlicher Stimulation wird analog zum o. g. Test vorgegangen. Dieser ist nützlich zum Nachweis der verspäteten Pankreasaktivierung bei Z. n. Magenresektion (s. S. 60, gastrogene Maldigestion)

▶ **Pankreolauryl®-Test:** Oral verabreichtes Fluorescein-Dilaurat (Pankreolauryl®) wird von der pankreatischen Sterinesterase hydrolysiert, resorbiert und im Urin ausgeschieden, wo die Fluoreszenz gemessen wird.

## Weitere Tests

▶ **Intestinale Permeabilität:** Nach oraler Aufnahme von biologisch inerten Polymeren werden diese im Urin gemessen. Erhöhte Werte sind ein Zeichen für eine geschädigte Barrierefunktion der Darmschleimhaut (z. B. durch nichtsteroidale Antiphlogistika oder entzündliche Darmerkrankungen).

▶ **Magensaftanalyse** vor und nach maximaler Sekretionsstimulation der Parietalzellen durch Pentagastrin: Die gebildete Säuremenge ist der funktionsfähigen Parietalzellmenge proportional. Ein Ausbleiben (Achlorhydrie) findet man bei perniziöser Anämie. Ist Säuremenge schon basal erhöht, weist das auf ein Zollinger-Ellison-Syndrom (Gastrinom) hin.

▶ **Serumgastrin:** Ein stark erhöhter oder mäßig erhöhter, aber durch Sekretin überschießend stimulierbarer Wert spricht für ein Zollinger-Ellison-Syndrom. Gastrin ist auch bei Magenulzera und bei Achlorhydrie erhöht.

> Bei einer reinen Maldigestion (biliopankreatische Störung) ist die Kohlenhydratresorption kaum beeinträchtigt, da auch der Mundspeichel Amylasen enthält.

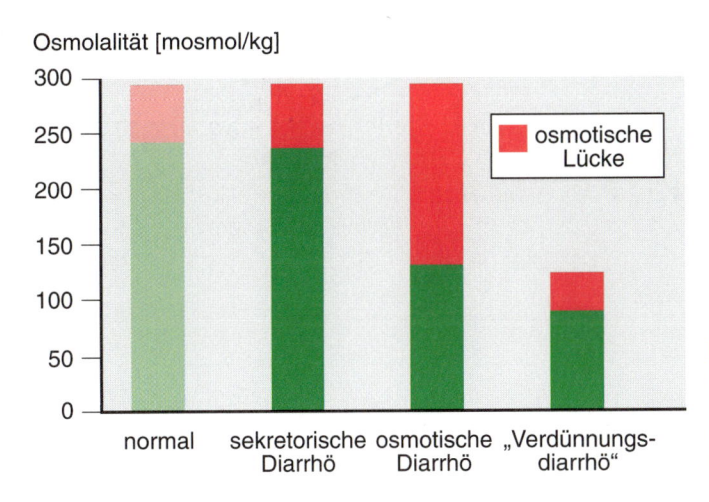

■ Abb. 1: Osmotische Lücke: Die Osmolalität des Stuhls ist konstant (290 mosmol/kg). Sie wird beim Gesunden und bei sekretorischer Diarrhö überwiegend durch Natrium, Kalium, Chlorid bestimmt (grün). Bei der osmotischen Diarrhö wird ein größerer Anteil durch nichtresorbierte Substanzen (rot) ersetzt. [2]

## Zusammenfassung

✖ Hinweise auf Malabsorption finden sich bereits in Routinelaborwerten.

✖ Spezielle Labortests prüfen die Pankreassekretion und die Resorptionsfähigkeit des Dünndarms.

✖ Fast alle Nährstoffe werden im oberen Dünndarm resorbiert, während Vit. $B_{12}$ und Gallensäuren nur im terminalen Ileum aufgenommen werden.

✖ Wichtige Phänomene im Zusammenhang mit Malabsorption sind enterale Gallensäurenverluste, enterale Eiweißverluste, bakterielle Überbesiedlung des Dünndarms sowie bakterielle Fermentation nichtresorbierter Substanzen im Kolon.

# Leberfunktionstests

Die Leber ist das metabolische Kraftwerk des Menschen und die zentrale Schaltstelle für die Protein-, Kohlenhydrat- und Lipidhomöostase. So vielfältige Stoffwechselwege wie Krebszyklus, Aminosäurensynthese und -abbau, oxidative Phosphorylierung werden alle in den Hepatozyten durchlaufen. Diese beziehen die dazu nötige Energie aus einer sehr hohen Anzahl von Mitochondrien. Die Leber erfüllt eine wichtige Entgiftungsleistung, indem sie wasserlösliche Endprodukte aus dem Stoffwechsel der Nährstoffe sowie der Toxine (z. B. Ammoniak, Medikamente) in den Gallenweg sezerniert.

## Rolle der Leberfunktionstests

Die so genannten Leberfunktionstests (LFT oder „Leberwerte") können keinesfalls quantitativ die Leistung der Leber in ihren oben genannten Funktionen messen. LFT bestimmen lediglich im Serum vorkommende Stoffe, deren Konzentrationen nur einen Hinweis auf Vorhandensein, Ausmaß und Art einer Leberschädigung liefern. In der klinischen Routine versteht man darunter Bilirubin, Aminotransferasen, alkalische Phosphatase (ALP) und Gammaglutamattranspeptidase (GGT) sowie den Quick-Test. Die Bestimmung von Serumalbumin und Cholinesterase ist ebenfalls nützlich bei Lebererkrankungen. Anhand dieser Parameter kann man die in ▪ Tabelle 1 aufgeführten Schädigungen unterscheiden.

## Bilirubin

Bilirubin entsteht als Abbauprodukt aus Hämoglobin. Da es sehr schlecht wasserlöslich ist, kommt es im Plasma nur an Albumin gebunden vor. Die Leberzellen nehmen Bilirubin auf und konjugieren es zu Mono- und Diglukuroniden, welche viel besser wasserlöslich sind. Konjugiertes Bilirubin stellt zusammen mit den Gallensalzen, die essentiell für die Verdauung von Nahrungsfetten sind, den Hauptbestandteil der Galle. Im terminalen Ileum wird konjugiertes Bilirubin bakteriell in den Stuhlfarbstoff Sterkobilinogen umgewandelt und mit dem Stuhl ausgeschieden. Ein Teil wird jedoch reabsorbiert (enterohepatischer Kreislauf), ein weiterer Teil erscheint als Urobilinogen im Urin.
Sind die Gallenwege blockiert, so kann Bilirubin nicht mehr ausgeschieden werden, und die Serumkonzentration steigt: Der Patient wird ikterisch (s. a. S. 66, Ikterus).

## Aminotransferasen (GOT, GPT)

Die Aspartataminotransferase (ASAT = Glutamatoxalacettransaminase oder GOT) und die Alaninaminotransferase (ALAT = Glutamatpyruvattransaminase oder GPT) kommen hauptsächlich in Hepatozyten, außerdem in Herz, Muskel und Niere vor und sind deshalb sensitive, jedoch unspezifische Marker für Leberzellschäden.

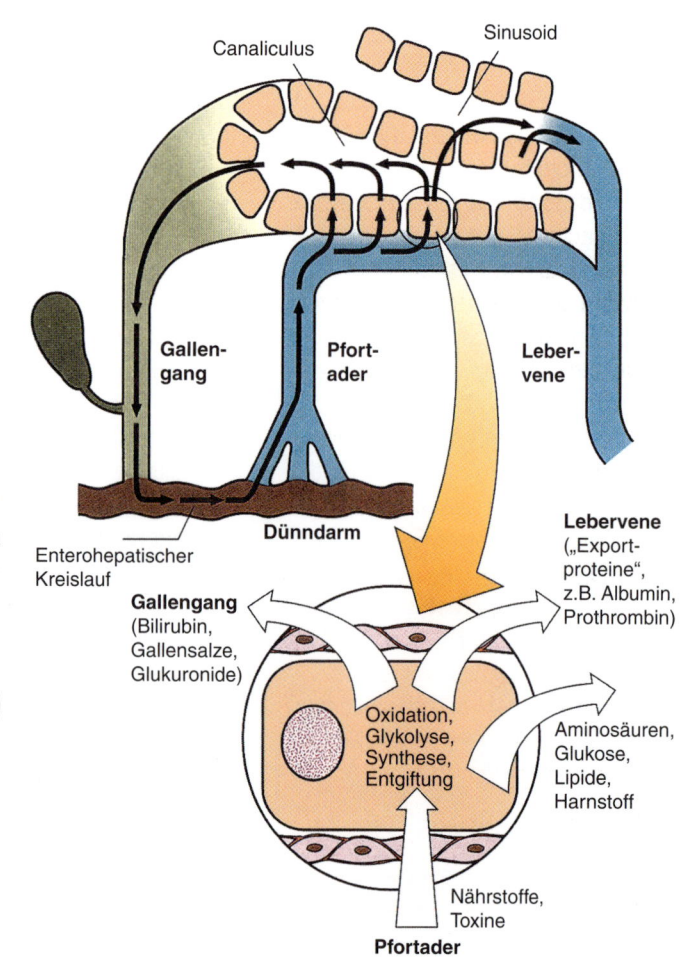

▪ Abb. 1: Leberfunktionen. [3]

Marginal erhöhte Werte ohne klinische Relevanz sind in der Bevölkerung recht häufig und vermutlich auf Alkoholkonsum und Medikamenteneinnahme zurückzuführen. Extrem hohe Werte kommen bei toxischer oder schwerer viraler Hepatitis sowie beim Schock vor. Serielle Bestimmungen der Aminotransferasen sind wichtig zur Verlaufskontrolle solcher Erkrankungen.
Die GPT ist vorwiegend im Zytosol lokalisiert, die GOT findet sich auch in den Mitochondrien (Merke: **GOT**T ist überall). Deshalb ist der De-Ritis-Quotient (= GOT/GPT) bei schweren Zellschäden erhöht (GOT/GPT > 0,7).

> Die höchsten Werte – bis zum Zehnfachen des Normalwertes – für Aminotransferasen finden sich bei toxischer oder schwerer viraler Hepatitis.

## Alkalische Phosphatase (AP)

Eine erhöhte Aktivität der ALP bei Lebererkrankungen weist auf eine intra- oder extrahepatische Cholestase hin. Außer in der Leber kommt ALP vor allem im Knochen, aber auch in Darm, Niere und Plazenta vor. Daher ist sie das Leitenzym bei Knochenerkrankungen und auch im letzten Trimenon der Schwangerschaft physiologischerweise erhöht.
Zur Bestätigung der hepatischen Herkunft einer ALP-Erhöhung sollte stets auch die GGT bestimmt werden.

## Gammaglutatamattranspeptidase (GGT)

Eine erhöhte GGT wird verursacht durch Cholestase, Leberzellschaden oder Enzyminduktion. Die GGT hat dabei die höchste Sensitivität aller cholestaseanzeigenden Enzyme. Beim akuten Leberzellschaden ist ihr Verlauf parallel zu dem der Aminotransferasen. Eine Induktion dieses mikrosomalen Enzyms bewirken Medikamente wie z. B. Phenytoin und Barbiturate sowie Alkoholkonsum, auch ohne erkennbaren Leberschaden. Auch die GGT ist kein organspezifischer Marker, erhöhte Werte kommen ebenfalls bei Herzinfarkt, Pankreaserkrankungen und Nierenerkrankungen vor.

| | |
|---|---|
| Gallenwegsobstruktion (Cholestase) | Bilirubin ↑, ALP ↑, GGT ↑ |
| Akuter Leberzellschaden | Aminotransferasen ↑ |
| Chronische Lebererkrankung | Albumin ↓, Cholinesterase ↓, Quick-Wert ↓ |

Tab. 1: Rolle der Leberfunktionstests.

## Cholinesterase

Ihre Serumaktivität hängt von der Leberparenchymmenge ab. Sie ist ein Indikator für die Proteinsyntheseleistung der Leber und dient als Verlaufsparameter bei chronischer Lebererkrankung.

## Ammoniak

Ammoniak entsteht als giftiger Metabolit durch bakterielle Zersetzung von Proteinen im Darm, wird in der Leber in Harnstoff umgewandelt (Harnstoffzyklus) und über den Urin ausgeschieden. Seine Serumkonzentration ist erhöht bei starkem Leberparenchymschaden. Auch beim Vorliegen von portokavalen Shunts gelangt Ammoniak ohne Entgiftung in der Leber direkt in die Blutbahn und schädigt das Gehirn, bis hin zum „Leberkoma".

## Plasmaproteine

**Albumin** ist das hauptsächliche von der Leber produzierte Protein. Es hat eine lange Halbwertzeit im Plasma (20 Tage) und ist erniedrigt bei fortgeschrittener chronischer Lebererkrankung.
**Alphafetoprotein (AFP)** wird von der fetalen Leber produziert und ist erhöht bei Hepatozellulärem Karzinom und bei Keimzelltumoren.
Auch **$\alpha_1$-Antitrypsin** und **Caeruloplasmin** sind wichtig zur Diagnostik spezifischer Lebererkrankungen (s. S. 68, Lebererkrankungen).

## Thromboplastinzeit/Quick-Test

Die meisten Gerinnungsfaktoren haben eine sehr kurze Halbwertszeit (Stunden bis Tage); eine verlängerte Thromboplastinzeit (verringerter Quick-Wert) kann daher der früheste Indikator einer reduzierten Syntheseleistung der Leber sein.

### Zusammenfassung

✖ Leberfunktionstests, d.h. Bilirubin, Aminotransferasen, ALP, GGT, Cholinesterase und Quick-Test, stellen die Basis der Diagnostik von Lebererkrankungen dar.
✖ Erhöhte Aminotransferasen zeigen einen Leberzellschaden an.
✖ Erhöhte Werte von ALP, GGT und Bilirubin zeigen eine Cholestase an.
✖ Serielle Messungen der Leberfunktionstests zeigen ein Fortschreiten oder einen Rückgang der Lebererkrankung an.
✖ GGT wird induziert durch Alkoholkonsum und bestimmte Medikamente und bestätigt die hepatische Herkunft einer erhöhten ALP.

# Ikterus

Das Symptom Ikterus (Gelbsucht) entsteht immer dann, wenn die Bilirubinkonzentration im Plasma erhöht ist. Dabei muss der obere Grenzwert (1,1 mg/dl) deutlich überschritten werden (ab ca. 3 mg/dl), bevor die Gelbfärbung von Haut, Schleimhaut und Skleren sichtbar wird. Die wichtigsten Ursachen des Ikterus sind
- Hämolyse (prähepatischer Ikterus)
- Leberzellschaden (intrahepatischer Ikterus)
- Gallenwegsobstruktion (meist posthepatischer Ikterus)

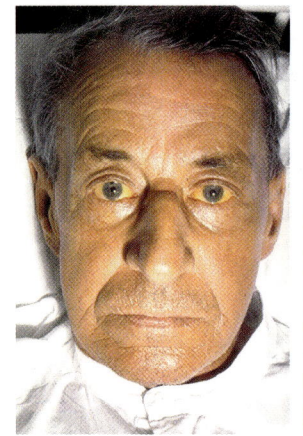

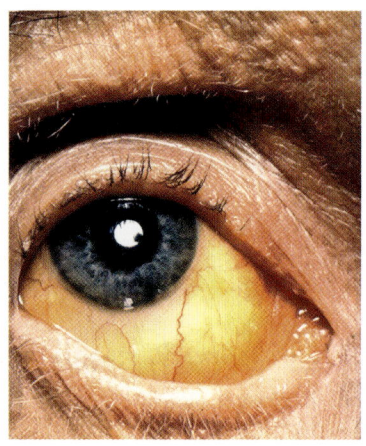

Abb. 1: Ikterus. [7]

## Laboruntersuchungen

Indirektes (unkonjugiertes) Bilirubin wird durch die Hepatozyten in direktes (konjugiertes) Bilirubin umgewandelt, das wasserlöslich ist. Dementsprechend überwiegt bei prähepatischem Ikterus das indirekte Bilirubin im Plasma. Das bei der Hämolyse frei werdende Hämoglobin bindet an Haptoglobin, weshalb ein erniedrigter Haptoglobinspiegel ein Indikator für Hämolyse ist. Wenn direktes Bilirubin nicht mehr den Verdauungstrakt erreicht, sondern stattdessen in größerem Ausmaß in die Blutbahn reabsorbiert wird, erscheint der Stuhl mangels Sterkobilinogen hell und der Urin durch den erhöhten Bilirubingehalt dunkel. Diese Konstellation ist typisch für die posthepatische Gallenwegsobstruktion, z. B. durch ein Pankreaskarzinom. Urobilinogen, das zunächst durch bakteriellen Abbau aus Bilirubin im Darm entsteht und erst dann per Blutbahn über die Nieren ausgeschieden wird, ist bei solchen Erkrankungen hingegen im Urin erniedrigt.

## Differentialdiagnose des Ikterus

In Abb. 2 sind die hauptsächlichen Ursachen des Ikterus zusammengefasst. Für differentialdiagnostische Überlegungen im klinischen Alltag stellt Tab. 1 die wichtigsten laborchemischen Muster gegenüber.

## Prähepatischer Ikterus

Der Konjugationsmechanismus der Leberzellen ist normalerweise nur zu 25 % ausgelastet. Bei Hämolyse, ineffektiver Erythropoese (z. B. Thalassämie) oder Resorption ausgedehnter Hämatome flutet jedoch eine große Menge Hämoglobin an, das im retikuloendothelialen System zu indirektem Bilirubin abgebaut wird. Dies führt zu Ikterus, und zwar besonders schnell beim Neugeborenen, dessen unreife Leber noch nicht ihre volle Konjugationskapazität erreicht hat. Eine engmaschige Überwachung des Bilirubinspiegels bei Neugeborenen ist deshalb unabdingbar. Werte über 20 mg/dl führen dazu, dass sich das wasserunlösliche indirekte Bilirubin

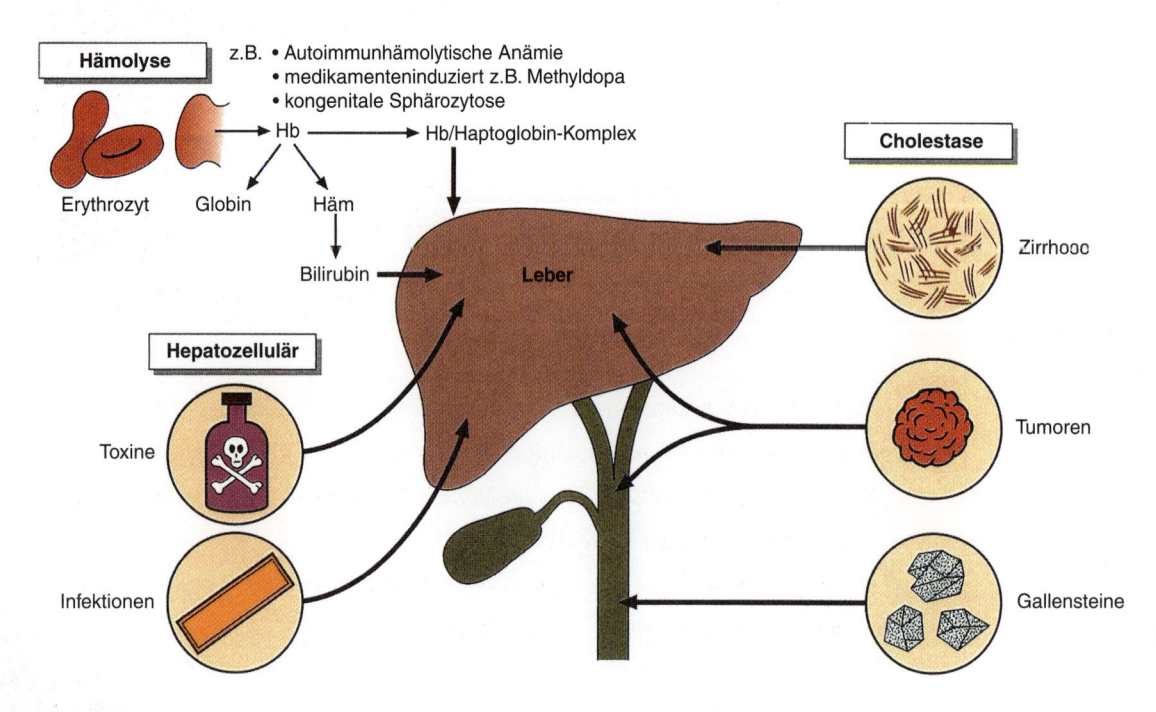

Abb. 2: Ursachen für Ikterus. [3]

| Prähepatisch | Intrahepatisch | Posthepatisch |
|---|---|---|
| Hämolyse | Leberzellschaden | Cholestase |
| Bilirubin meist < 75 µmol/l | Bilirubin ↑ später | Bilirubin kann ↑↑↑ |
| Kein ↑ Bilirubin im Urin | | |
| | ALP ↑ später | ALP ↑↑ |
| | ASAT, ALAT ↑↑ | ASAT, ALAT ↑ |
| Hb ↓ | | |
| Haptoglobin ↓ | | |
| Retikulozytose | | |
| Direktes Bilirubin < 20% | | Direktes Bilirubin > 50% |

Tab. 1: Differentialdiagnose des Ikterus.

nicht mehr nur an Albumin, sondern auch an Proteine der Stammhirnkerne anlagert und eine irreversible Hirnschädigung (Kernikterus) verursacht. Dies kann durch Phototherapie (Bilirubin zerfällt im UV-Licht) oder in schweren Fällen durch Austauschtransfusionen verhindert werden.

## Posthepatischer Ikterus

Die häufigsten Ursachen für posthepatischen Ikterus sind Gallensteine, Cholezystitis sowie raumfordernde Tumoren entlang den Gallenwegen. Neben Bilirubin ist hierbei auch die alkalische Phosphatase (AP) erhöht. Urobilinogen ist im Urin erniedrigt.
Bei nur teilweiser Gallenwegsobstruktion (z. B. durch die raumfordernde Wirkung einer Lebermetastase) kann Bilirubin durchaus im Normbereich sein, in diesem Fall spiegelt die Konzentration der ALP das Ausmaß der Obstruktion wider.
Begleitsymptome des posthepatischen Ikterus können Juckreiz (auf Kratzspuren achten!) sowie Xanthome oder Xanthelasmen sein, wenn neben der Ausscheidung von Bilirubin auch die von Gallensäuren und Cholesterin gestört ist.

## Intrahepatischer Ikterus

Dieser nimmt eine Mittelstellung ein und macht eine saubere Trennung v. a. vom posthepatischen Ikterus schwierig. Die häufigsten Ursachen für akuten Ikterus im Erwachsenenalter sind Virushepatitiden und Paracetamolvergiftungen. Beide führen zu einem akuten Leberzellschaden und erhöhten Werten von Bilirubin, ALP, aber auch **Aspartataminotransferase** (ASAT) und **Alaninaminotransferase** (ALAT).
Die Konjugation des Bilirubins durch die Leberzelle erfolgt in drei Schritten:
▶ 1. Aufnahme des indirekten Bilirubins
▶ 2. Konjugation zu direktem Bilirubin
▶ 3. Ausscheidung in die Gallenwege (Canaliculi)

Je nachdem, welcher Schritt gestört ist, resultieren daraus unterschiedliche laborchemische Muster. Bei einigen angeborenen, seltenen Stoffwechselstörungen (z. B. Gilbert-Syndrom) ist nur Schritt 1 defekt, woraus ein Anstieg des indirekten Bilirubins resultiert. Bei anderen ebenfalls seltenen und angeborenen Stoffwechselstörungen ist nur Schritt 3 gestört, weshalb das direkte Bilirubin ansteigt.
Auch eine Gallenwegsobstruktion kann intrahepatisch auftreten: Leberzirrhose, Leberzellkarzinom und Infektionen können zu einer Verstopfung der Canaliculi führen, wodurch direktes Bilirubin ansteigt.

Abschließend sei bemerkt, dass eine Vielzahl von Medikamenten zur so genannten medikamentenbedingten Hyperbilirubinämie führen kann, welche als intrahepatische Cholestase aufgefasst wird.

> Die ERCP (endoskopische retrograde Cholangiopankreatographie) dient der weiterführenden Diagnostik bei Gallenwegsobstruktionen. Werden dabei Gallensteine gefunden, können sie oftmals in derselben Sitzung minimalinvasiv entfernt werden.

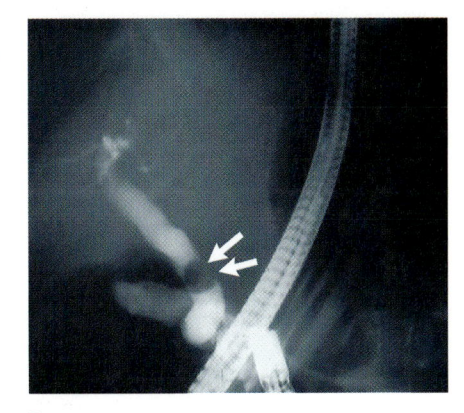

Abb. 3: Gallensteine in der ERCP. [7]

### Zusammenfassung
✘ Der ikterische Patient hat einen erhöhten Bilirubinspiegel im Serum.
✘ Beim Erwachsenen ist Cholestase die häufigste Ursache für Ikterus, erkennbar am Anstieg von Bilirubin und ALP.
✘ Beim Neugeborenen muss der indirekte Bilirubinspiegel überwacht werden, um die richtige Therapie zu wählen.

# Lebererkrankungen

## Akute Lebererkrankung

Die drei häufigsten Ursachen für akute Lebererkrankungen sind:
- Vergiftung
- Infektion
- Minderdurchblutung.

Ein Anstieg der Aminotransferasen zeigt dabei den Leberzellschaden an, während Bilirubin und ALP auf Cholestase hinweisen.
Häufig sind Paracetamol oder Tetrachlorkohlenstoff für eine Lebervergiftung verantwortlich. Auch manche Pilzgifte (z. B. des Knollenblätterpilzes) führen zu einer massiven Leberzellnekrose mit bis zu 20fach erhöhten Aminotransferasespiegeln. Einige Medikamente wie Valproat (Antiepileptikum) und Halothan (Anästhetikum) wirken in dafür anfälligen Individuen leberzelltoxisch.
Jede akute Lebererkrankung kann drei mögliche Folgen haben:
- Ausheilung (was meistens der Fall ist)
- Leberversagen
- Chronifizierung

## Leberversagen

Leberversagen ist ein akut lebensbedrohlicher Notfall! Da kein anderes Organ die vielfältigen Leistungen der Leber kompensieren kann, hat es weitreichende Folgen:
- Elektrolytstörungen (v. a. Hyponatriämie, Hypokalziämie)
- Säure-Basen-Störungen (v. a. Alkalose)
- Hypoglykämie (durch verminderte Bereitstellung von Glukose aus Glykogen)
- Nierenversagen (Toxine erreichen die Niere ohne hepatische Entgiftung)
- Hyperammonämie (führt zu Enzephalopathie)
- Hypalbumnämie (mit Ödemen, Aszites)
- Blutungen (verminderte Synthese von Gerinnungsfaktoren)

Typische Laborwerte sind in ▮ Abb. 1 dargestellt. Serielle Leberfunktionstests zeigen ein Fortschreiten oder eine Erholung an.

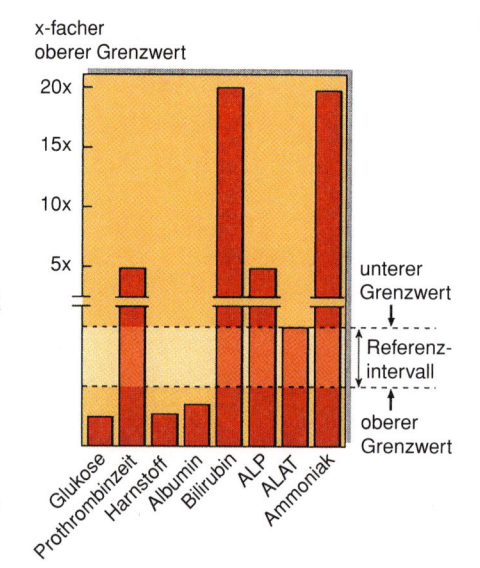

▮ Abb. 1: Laborparameter bei Leberversagen. [3]

## Chronische Lebererkrankung

Unabhängig von der Art der Erkrankung ist das gemeinsame Endstadium eines chronischen Leberschadens die Zirrhose. Die drei häufigsten Ursachen der Leberzirrhose sind:
- Alkohol
- Chronische Hepatitis B, C
- Autoimmunerkrankungen

Bei der Leberzirrhose tritt ein fibrotischer Umbau der Leberarchitektur sowie ein Verlust an funktionsfähigen Hepatozyten auf. Sie ist grundsätzlich irreversibel (im Gegensatz zur alkoholischen Fettleber).
Beim M. Wilson akkumuliert Kupfer durch gestörte Ausscheidung im Lebergewebe (und Gehirn), charakteristische Befunde sind stark erniedrigtes Serumkupfer sowie Caeruloplasmin. Bei der Hämochromatose sammelt sich Eisen durch vermehrte Resorption im Lebergewebe (und Pankreas) an, Ferritin und Transferrinsättigung sind typischerweise stark erhöht.
Da sich viele Ursachen einer chronischen Lebererkrankung der Labordiagnostik und Bildgebung entziehen, ist oft erst eine Biopsie wegweisend.

## Virushepatitis

Die häufigsten Virushepatitiden werden verursacht durch die Hepatitisviren A, B und C.

## Hepatitis A

Die Erkrankung hat einen Verlauf, der vielen anderen Virusinfektionen gleicht. Nach der Infektion beginnt eine wochenlange subklinische Phase, danach treten zunächst unspezifische Symptome wie Abgeschlagenheit und Appetitlosigkeit auf, der beginnende Ikterus wird oft übersehen. Ungefähr 2 bis 4 Wochen nach der Infektion beginnt die Antikörperproduktion, wobei Anti-HAV-IgM im Verlauf der nächsten 6 Monate verschwinden, Anti-HAV-IgG jedoch jahrelang oder lebenslang persistieren.
Bei Verdacht auf Hepatitis A wird zunächst ein kombinierter Test auf IgM und IgG durchgeführt. Fällt er negativ aus, ist eine durchgemachte Infektion bereits ausgeschlossen. Eine frische Infektion ist jedoch möglich (serologisches Fenster), weshalb die Untersuchung in 2 bis 3 Wochen wiederholt wird. Ist der Test auf IgM und IgG jedoch positiv, wird ein spezifischer Test auf IgM nachgeschaltet: Ein Nachweis von Anti-HAV-IgM deutet auf eine frische Infektion hin, ein Fehlen von Anti-HAV-IgM zeigt eine durchgemachte Infektion an (▮ Abb. 2).

## Hepatitis B

Zur Diagnostik der Hepatitis B stehen mehrere Antigen- und Antikörpertests zur Verfügung. An der Oberfläche des

■ Abb. 2: Serologie von Hepatitis A und B. [14]

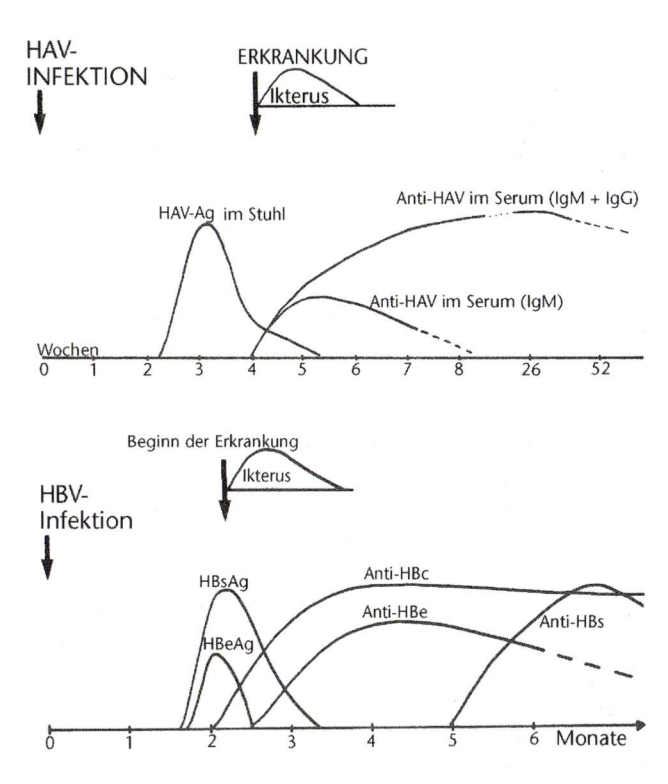

Virus liegt das HBs-Antigen (s = surface), im Kern das HBc-Antigen (c = core) sowie das HBe-Antigen. Gegen alle drei Antigene werden im Verlauf der Erkrankung Antikörper gebildet. Der Basistest weist HBsAg, Anti-HBs sowie Anti-HBc nach. Sind alle drei negativ, wurde keine HBV-Infektion durchgemacht. Sind Anti-HBs und Anti-HBc positiv, spricht das für eine abgelaufene Infektion. Ist nur Anti-HBs nachweisbar, so wurde der Patient geimpft, oder es liegt beim Neugeborenen ein so genannter Leihtiter von der Mutter vor. Ist hingegen HBsAg positiv, erfolgt eine weitergehende Diagnostik zur Unterscheidung von akuter, chronisch-aktiver und chronisch-persistierender Infektion. Zusätzlich sollte die Viruslast durch Nachweis der HBV-DNA mittels PCR bestimmt werden. Die serologischen Verlaufsparameter sind in ■ Abb. 2 dargestellt.

## Hepatitis C

Sie zeichnet sich durch eine relativ späte Antikörperbildung (mehrere Monate nach der Infektion) aus, d. h., das serologische Fenster ist sehr breit. Außerdem besitzt der serologische Test auf Anti-HCV eine relativ geringe Spezifität, weshalb hier die Viruslastbestimmung mit PCR geeignet ist.

> Die Hepatitis A verläuft nicht chronisch, während Hepatitis B und C zum Teil als chronische Infektion fortbestehen und zur Leberzirrhose und sogar zum Leberzellkarzinom führen können.

### Zusammenfassung

✖ Eine akute Lebererkrankung entsteht durch Schock, Toxine oder Infektion.

✖ Bei einer akuten Lebererkrankung liegen sowohl ein Leberzellschaden als auch eine intrahepatische Cholestase vor.

✖ Leberzirrhose ist das gemeinsame Endstadium chronischer Lebererkrankungen.

✖ Der Nachweis von HBsAg spricht für eine HBV-Infektion und erfordert weitere Diagnostik.

# Kalziumregulation und Hypokalziämie

Der menschliche Körper enthält 1 bis 2 kg Kalzium, davon sind über 99 % im Knochen gespeichert. Im Serum bindet es etwa zu einem Drittel an Albumin. Entscheidend für die biologischen (und klinischen!) Effekte des Kalziums ist jedoch nur die Konzentration des ionisierten Anteils im Serum. Deshalb muss die im Labor gewöhnlich gemessene Gesamtkalziumkonzentration (Normalwert = 2,2–2,6 mmol/l) bei niedrigen Albuminwerten korrigiert werden: Für je 1 g/dl, um welches der Albuminwert unterhalb 4 g/dl liegt, muss zum gemessenen Gesamtkalzium 0,2 mmol/l addiert werden, um den korrigierten Kalziumwert zu erhalten. Die Bindung des Kalziums an Proteine ist nicht nur von der Proteinkonzentration, sondern auch vom pH-Wert abhängig. Bei einer Hyperventilation kommt es zur respiratorischen Alkalose (s. Säure-Basen-Haushalt, S. 20), dadurch werden an den Proteinmolekülen mehr negativ geladene Bindungsstellen für Kalziumionen frei (s. Lipoproteine, S. 36): Das freie ionisierte Kalzium sinkt, und es entstehen die klassischen Symptome der Hypokalziämie, die sich nach Normalisierung der Atmung jedoch wieder verflüchtigen.

## Kalziumhomöostase

Der Serumkalziumpool wird ständig durch Zufuhr aus Darm und Knochen gespeist und durch Ausscheidung über Darm und Niere gesenkt (Abb. 1). Eine Schlüsselrolle bei der Kalziumhomöostase spielt das Parathormon (PTH), welches in den Nebenschilddrüsen als Antwort auf erniedrigtes (ionisiertes!) Kalzium freigesetzt wird. Abb. 2 zeigt, wie PTH eine niedrige Kalziumkonzentration normalisiert. PTH fördert die Ca-Freisetzung aus Knochen, die Ca-Rückresorption in der Niere sowie die renale Synthese des aktiven Vitamin $D_3$, welches wiederum die Ca-Resorption aus dem Darm steigert. Den Nebeneffekt der Phosphatfreisetzung aus dem Knochen kompensiert PTH, indem es gleichzeitig in der Niere die Phosphatausscheidung erhöht und somit zu hohe Phosphatspiegel vermeidet.

## Hypokalziämie

Ein erniedrigtes Serumkalzium führt zu einer gesteigerten neuromuskulären Erregbarkeit mit den Symptomen Parästhesien, Muskelkrämpfe bis zur Tetanie, Laryngospasmus, Diarrhö sowie zu verminderter kardialer Kontraktilität mit den Zeichen der QT-Verlängerung, Herzrhythmusstörungen, Herzinsuffizienz. Abb. 3 zeigt einen diagnostischen Algorithmus. Die Vielzahl der Ursachen lässt sich für den klinischen Alltag einteilen in die Hauptproblempunkte: **N**iere, **M**edikamente, **E**ndokrinium, **D**arm (Merke „**N**iere **m**acht **e**ndlich **D**$_3$"):

### Endokrine Ursachen

**Magnesiummangel** ist die häufigste Ursache bei hospitalisierten Patienten: Er hemmt die PTH-Freisetzung aus der Nebenschilddrüse.

**Hypoparathyreoidismus**, also die gestörte Funktion der Nebenschilddrüsen, ist meistens iatrogen durch Operationen an der Schilddrüse verursacht und sehr selten als Di-George-Syndrom (= Aplasie von Thymus und Nebenschilddrüsen) anzutreffen. Neben vermindertem $Ca^{2+}$ und PTH ist ein erhöhtes Phosphat typisch (PTH fördert die renale Phosphatausscheidung).

Der **Pseudohypoparathyreoidismus** ist eine seltene familiäre Erkrankung mit einem Defekt des PTH-Rezeptors, die zu einer Endorganresistenz und erhöhtem PTH führt. Im Ellsworth-Howard-Test ist nach Gabe von PTH der Phosphatanstieg im Urin pathologisch vermindert.

### Resorptionsbedingte Ursachen

Ein erniedrigtes Albumin kann Hinweis auf ein klassisches **Malabsorptionssyndrom** (z. B. Zöliakie) sein. Mangelnde Resorption von Ca aus dem Darm ist auch Folge eines **Vit.-$D_3$-Mangels**. Vit. $D_3$ (= Calcitriol) entsteht in der Haut unter Lichteinwirkung, wird in der Leber zu 25-OH-$D_3$ hydroxyliert und dann in der Niere zu 1,25-$(OH)_2$-$D_3$, dem biologisch aktiven

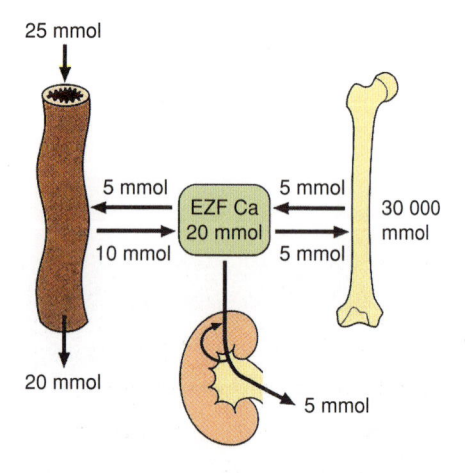

Abb. 1: Kalzium wird täglich in den genannten Mengen zwischen EZV, Darm, Knochen und Niere ausgetauscht. [3]

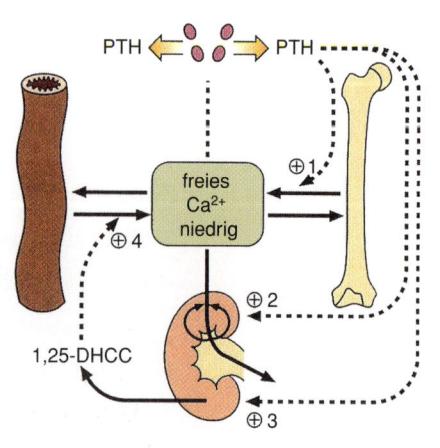

1) Knochenresorption
2) renale tubuläre Reabsorption
3) Synthese von aktivem Vit. $D_3$
4) $Ca^{2+}$-Absorption im Darm

Abb. 2: PTH-Wirkungen. [3]

Vit.-D$_3$-Metaboliten, hydroxyliert. Störungen auf allen Ebenen dieses Syntheseweges (z. B. Lichtmangel, Lebererkrankung, Niereninsuffizienz) führen zu Mangel an aktivem Vit. D$_3$. Da Vit. D$_3$ die Resorption von Ca$^{2+}$ und Phosphat im Darm fördert, ist auch Phosphat erniedrigt. Durch den Ca$^{2+}$- und Phosphatmangel ist die Osteoblastenaktivität ineffektiv und die Mineralisation des Knochens gestört. PTH ist erhöht.
Bei der akuten **Pankreatitis** kommt es durch Ablagerung von schwer resorbierbaren Kalkseifen im Entzündungsgebiet zur Hypokalziämie.

### Renale Ursachen

Bei **chronischer Niereninsuffizienz** ist das Restparenchym irgendwann nicht mehr in der Lage, ausreichend aktives Vit. D$_3$ zu synthetisieren (s. o.).
Die **renale tubuläre Azidose** führt zu Ca$^{2+}$-Verlust über die Niere.

### Medikamentöse Ursachen

**Schleifendiuretika** erhöhen die renale Ca$^{2+}$-Ausscheidung.
**Antiepileptika** bewirken durch Enzyminduktion einen verstärkten Vit.-D$_3$-Abbau in der Leber.

> Das Trousseau-Zeichen ist der beste klinische Indikator für eine latente Tetanie. Eine Blutdruckmanschette wird übersystolisch aufgepumpt und über mindestens 2 Minuten die Reaktion der Hand beobachtet: Typisch ist ein Karpalspasmus, der sich wenige Sekunden nach Ablassen der Blutdruckmanschette wieder entspannt.

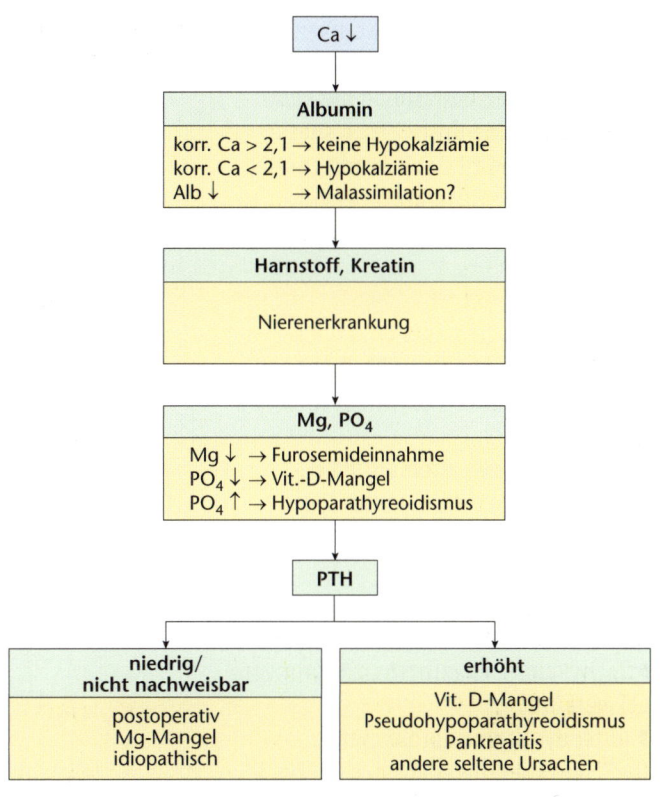

Abb. 3: Diagnostische Strategie bei Hypokalziämie. [nach 3]

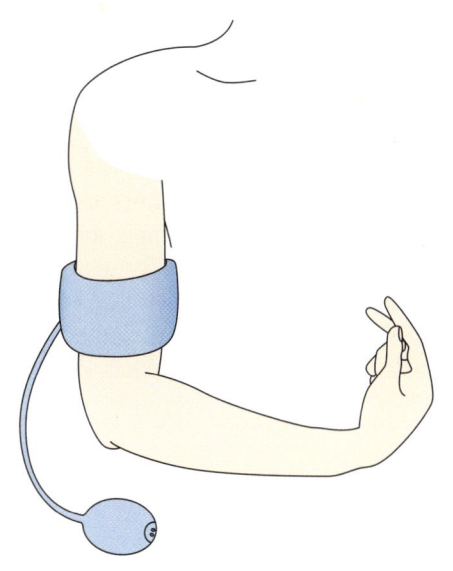

Abb. 4: Trousseau-Zeichen. [6]

### Zusammenfassung

✖ Der Wert des Gesamtkalziums gibt nur in Verbindung mit Albumin und Säure-Basen-Status Aufschluss über den Kalziumstatus eines Patienten.

✖ Hypoparathyreoidismus ist ein Mangel an PTH und führt zu Hypokalziämie.

✖ Wenn trotz erhöhtem PTH eine Hypokalziämie vorliegt, dann ist die Ursache meist ein Vit.-D$_3$-Mangel, z. B. bei Niereninsuffizienz.

# Hyperkalziämie

Bei 1 % aller Patienten im Krankenhaus liegt eine Hyperkalziämie vor. Da dies oft ein Zufallsbefund ist und die klinischen Symptome unspezifisch sind (Abb. 1), kommt der Labordiagnostik eine besondere Bedeutung bei der Abklärung zu.

## Klinik

▶ Lethargie, Verwirrtheit bis Psychose
▶ Muskelschwäche (Ca wirkt membranstabilisierend)
▶ Unspezifische gastrointestinale Beschwerden: Übelkeit, Erbrechen, Abdominalschmerz, Obstipation
▶ Nierensteine
▶ Polyurie, Polydipsie (= renaler Diabetes insipidus)
▶ Tachykardie, Herzrhythmusstörungen, QT verkürzt
▶ Osteodystrophia fibrosa cystica (bei Hyperparathyreoidismus, Abb. 3)

## Diagnostik

Die initiale diagnostische Vorgehensweise ist in Abb. 2 dargestellt. Die häufigsten Ursachen sind:

▶ **Tumorassoziierte Hyperkalziämie** (60%): Viele Tumoren sezernieren ein Protein mit PTH-ähnlichen Eigenschaften, das so genannte PTH-related protein (PTHrP). Man spricht auch vom paraneoplastischen Hyperparathyreoidismus. PTHrP kann im Serum gemessen werden. Außerdem führen Knochenmetastasen oft zu einem verstärkten Knochenumbau, dabei ist auch das Serumphosphat und die Ausscheidung von Kalzium und Phosphat im Urin erhöht. Die Aktivierung der Osteoklasten erkennt man an der erhöhten alkalischen Phosphatase.

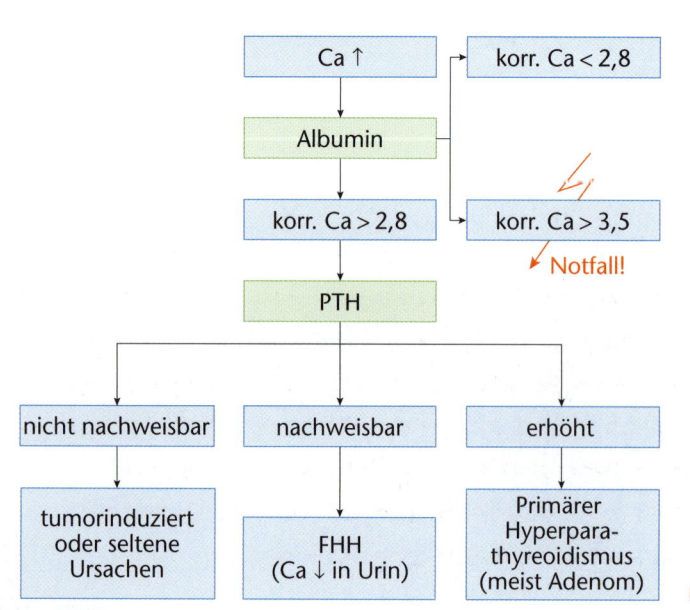

Abb. 1: Hyperkalziämiesymptome. [6]

(Labels: Verwirrung, Rhythmusstörungen, Nierensteine, Obstipation, renaler Diabetes insipidus, Muskelschwäche, Osteodystrophie)

▶ **Primärer Hyperparathyreoidismus** (20%): Meist handelt es sich um ein solitäres Adenom der Nebenschilddrüsen, welches autonom – d.h. unabhängig vom Ca-Spiegel – PTH sezerniert. PTH im Serum ist erhöht.

Weitere, seltenere Ursachen sind:
▶ Überdosierung von Ca oder Vit. D (gesteigerte intestinale Ca-Resorption)
▶ Milch-Alkali-Syndrom bei Einnahme von Ca und Bikarbonat (in Antazida enthalten)
▶ Thiazid-Diuretika (renaler Ca-Verlust)
▶ Sarkoidose: Hier wird vermehrt aktives Vit. $D_3$ gebildet. Auch ACE (Angiotensin-converting-enzyme) ist im Serum erhöht.
▶ Immobilisierung (v.a. bei jungen Patienten)
▶ Chronische Nierenerkrankung
▶ Hyperthyreose (erhöhter Knochenumbau)
▶ NNR-Insuffizienz (vermehrte intestinale Absorption)
▶ **Familiäre hypokalziurische Hyperkalziämie** (FHH): Dieses seltene Syndrom muss dem Kliniker geläufig sein, um unnötige Operationen zu vermeiden. Ein autosomal-dominanter Defekt des Ca-Sensors in den Nebenschilddrüsen interpretiert einen erhöhten Serumkalziumspiegel als normal und drosselt daher die PTH-Sekretion nicht. Ca ist erhöht, PTH ist nachweisbar (Abb. 2). Im Gegensatz zu den meisten oben erwähnten Erkrankungen ist die Ca-Ausscheidung im Urin erniedrigt. Es bestehen keine Hyperkalziämiesymptome und keine Therapienotwendigkeit (so mancher FHH-Patient wurde schon unter Verdacht auf primären Hyperparathyreoidismus einer Halsoperation unterzogen!).

Abb. 2: Diagnostisches Vorgehen bei Hyperkalziämie. [nach 3]

Flussdiagramm: Ca↑ → Albumin → korr. Ca > 2,8 → PTH
- korr. Ca < 2,8
- korr. Ca > 3,5 → Notfall!
- PTH nicht nachweisbar → tumorinduziert oder seltene Ursachen
- PTH nachweisbar → FHH (Ca↓ in Urin)
- PTH erhöht → Primärer Hyperparathyreoidismus (meist Adenom)

## Therapie

Bei Ca-Werten über 3,5 mmol/l besteht Lebensgefahr, und eine sofortige Intervention ist nötig. Zunächst muss die Diurese forciert werden (5 l/Tag und mehr) durch NaCl-Infusion und Furosemidgabe (keine Thiazid-Diuretika!). Dabei überwacht man den Wasser- und Elektrolythaushalt und substituiert ggf. Kalium. Mittel der Wahl bei tumorassoziierter Hyperkalziämie sind Bisphosphonate (Hemmung der Osteoklasten, Abb. 4). Nebenschilddrüsenadenome werden operativ entfernt. Bei Vit.-D-bedingter Hyperkalziämie werden Glukokortikoide angewendet, die antagonistisch zu Vit. D wirken.

> Ein sekundärer oder tertiärer Hyperparathyreoidismus wird durch chronische Nierenerkrankungen verursacht (beachte die Begriffsverwendung im Gegensatz zu den hypothalamisch-hypophysär-glandulären endokrinen Systemen). Produziert die chronisch insuffiziente Niere nicht ausreichend aktives Vit. $D_3$, so sinkt das Ca, und daraufhin steigt das PTH: Man spricht vom sekundären Hyperparathyreoidismus. Besteht dieser über eine längere Zeit, so können die chronisch stimulierten Epithelkörperchen beginnen, PTH autonom zu sezernieren, d. h. unabhängig vom Kalziumspiegel. Dies nennt man tertiären Hyperparathyreoidismus. Eine chronische Nierenerkrankung kann also sowohl zu Hypokalziämie (sekundärer Hyperparathyreoidismus) als auch zu Hyperkalziämie (tertiärer Hyperparathyreoidismus) führen.

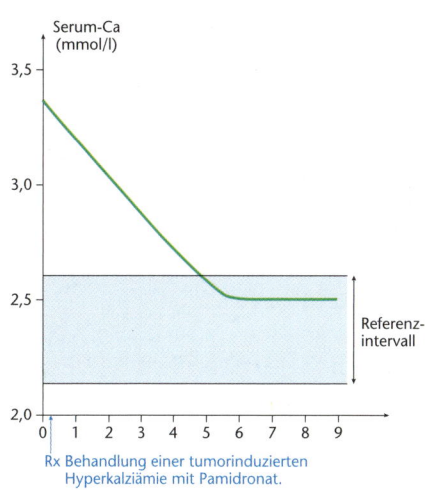

Abb. 3: Osteodystrophia fibrosa cystica bei primärem Hyperparathyreoidismus. [15]

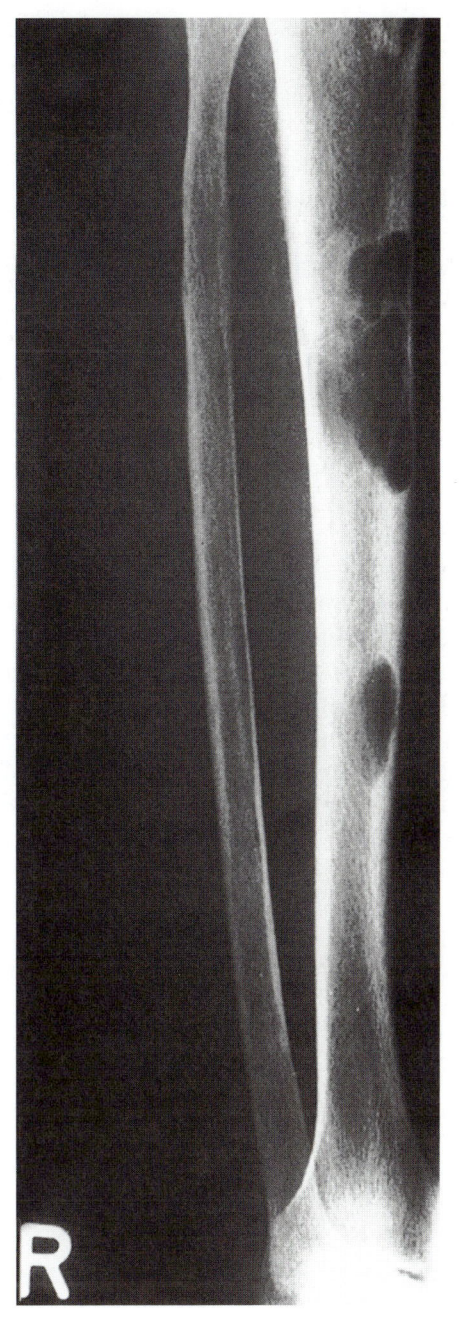

Abb. 4: Bisphosphonattherapie: Effekt einer einmaligen Pamidronatgabe auf eine tumorinduzierte Hyperkalziämie. [3]

### Zusammenfassung

✖ Die zwei häufigsten Ursachen der Hyperkalziämie sind primärer Hyperparathyreoidismus (PTH erhöht) und tumorassoziierte Hyperkalziämie (PTH nicht nachweisbar).

✖ Ca-Werte über 3,5 mmol/l sind lebensbedrohlich und verlangen sofortige Intervention.

✖ Bisphosphonate senken durch Hemmung der Osteoklasten erhöhte Kalziumspiegel in wenigen Tagen in den Normalbereich und sind Mittel der Wahl bei tumorassoziierter Hyperkalziämie.

# Phosphat und Magnesium

## Phosphat

Klinisch relevante Störungen des Phosphathaushaltes sind selten. Dennoch ist die Phosphatbestimmung bei allen Untersuchungen des Kalziumhaushaltes obligat. Es lohnt sich also, die Gründe für Änderungen des Phosphatspiegels zu kennen.

Phosphat ist das wichtigste intrazelluläre Anion und nicht nur Bestandteil von z. B. DNA, RNA und ATP, sondern auch an der Regulation enzymatischer Vorgänge über Phosphorylierung und Dephosphorylierung (s. Enzyme, S. 28) beteiligt, und überdies ein wichtiger Puffer im Harn. 85 % des Phosphates sind im Knochen gebunden. Im Plasma gelöst kommt es als Monohydrogenphosphat ($HPO_4^{2-}$) und Dihydrogenphosphat ($H_2PO_4^-$) vor; beides zusammen wird im Labor gemessen, und im klinischen Alltag (sowie in diesem Buch) nennt man die Summe „**Phosphat**" oder „Phosphor", unter Vernachlässigung des tertiären Phosphates. Nur 10 %, also im Gegensatz zum Kalzium ein zu vernachlässigender Anteil, bindet an Plasmaproteine.

Der Normalwert beträgt 0,8 bis 1,4 mmol/l. Der Phosphatspiegel schwankt zirkadian um bis zu 50 % und nimmt postprandial ab, daher sollte er immer nüchtern morgens bestimmt werden. Der wichtigste Regulator des Phosphatspiegels ist PTH (fördert die renale Ausscheidung). Bei Hyper- oder Hypoparathyreoidismus verhält sich Phosphat gegensinnig zum Kalzium, bei Knochenerkrankungen und Vit.-D-Stoffwechselstörungen jedoch gleichsinnig.

### Hypophosphatämie

Die drei Hauptursachen sind verminderte enterale Absorption, vermehrte renale Ausscheidung (am häufigsten!) und Umverteilung nach intrazellulär (Abb. 1).

### Verminderte Absorption

- Einnahme von phosphatbindenden Antazida (z. B. Aluminiumhydroxid)
- Malnutrition (v. a. bei Alkoholikern)
- Generelle Malabsorption

### Vermehrte renale Ausscheidung

- Hyperparathyreoidismus (auch durch Vit.-D-Mangel bedingt, s. Hyperkalziämie, S. 72)
- Renale tubuläre Reabsorptionsstörungen: z. B. Fanconi-Syndrom (generalisierter Tubulusdefekt), hypophosphatämische Rachitis (X-chromosomal-dominant vererbt, spezifischer Tubulusdefekt)
- Onkogene Hypophosphatämie (manche Tumoren produzieren unbekannte phosphaturische Faktoren)

### Umverteilung nach intrazellulär

Dazu kommt es z. B. bei einer respiratorischen Alkalose sowie bei anaboler Stoffwechsellage, wenn die in die Zelle geschleuste Glukose durch Phosphorylierung dort „gefangen" wird. Dies ist der Fall bei:

- Parenteraler Ernährung (ohne ausreichende Phosphatzufuhr)
- Therapie der diabetischen Ketoazidose mit i. v. Insulingabe
- Rekonvaleszenz einer schweren Mangelernährung („refeeding syndrome")

Außerdem kommt es bei verstärkter Remineralisierung des Knochens, z. B. nach Entfernung eines PTH sezernierenden Nebenschilddrüsenadenoms, zur Hypophosphatämie („hungry bone syndrome").

**Diagnostisch** hilfreich ist die Bestimmung der Phosphatausscheidung im 24-h-Urin: Beträgt sie unter 1,3 mmol/l bei einem Serumspiegel von < 0,7 mmol/l, so ist ein renaler Verlust als Ursache ausgeschlossen. Liegt sie darüber, so muss auf Hyperparathyreoidismus untersucht werden (mit Bestimmung von Kalzium, PTH, Vit. D). Eine renal-tubuläre Ursache lässt sich anhand der Messung der Aminosäurensekretion (erhöht bei generalisierter Tubulusschädigung, nicht bei spezifischer) genauer charakterisieren. Schwere Hypophosphatämie (< 0,3 mmol/l) führt zu Muskelschwäche bis hin zu Atemlähmung und bedarf sofortiger **Therapie** mit Phosphatinfusion (nicht über 0,5 mmol/l, nicht bei Niereninsuffizienz!).

### Hyperphosphatämie

Spiegelbildlich zur Hypophosphatämie sind die Hauptursachen vermehrte enterale Zufuhr, gestörte renale Ausscheidung (am häufigsten!) und Phosphatfreisetzung aus Zellen. Da die Niere ein effektives „Überlaufventil" für Phosphat darstellt, kommt es praktisch nur bei Niereninsuffizienz zur Hyperphosphatämie.

### Vermehrte Absorption (bei Niereninsuffizienz)

- Orale Phosphatzufuhr, phosphathaltige Laxanzien
- Vit.-D-Überdosierung

| Hyper-P. | Störung | Hypo-P. |
|---|---|---|
| Vit.-D-Überdosis $\oplus \rightarrow$ | enterale Aufnahme | $\leftarrow \ominus$ Antazida |
| fortgeschrittene Niereninsuffizienz $\ominus \rightarrow$ | renale Ausscheidung | $\leftarrow \oplus$ Hyperparathyreoidismus |
| Zell-Lyse $\ominus \rightarrow$ | intrazelluläre Umverteilung | $\leftarrow \oplus$ i.v. Insulingabe |

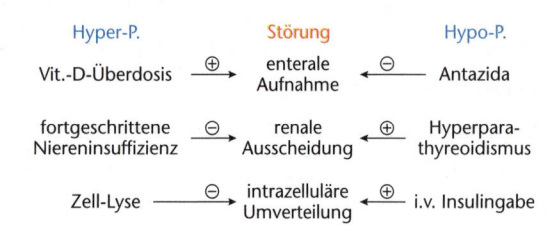

Abb. 1: Ursachen der Hyper- und Hypophosphatämie. [6]

## Gestörte renale Ausscheidung

▸ Fortgeschrittene Niereninsuffizienz, etwa ab einer GFR von < 25 ml/min
▸ Hypoparathyreoidismus, Pseudohypoparathyreoidismus (s. Hyperkalziämie, S. 72)

## Umverteilung nach extrazellulär

▸ Hämolyse
▸ Tumornekrose
▸ Rhabdomyolyse

**Diagnostisch** ist meist die Untersuchung der Nierenfunktion (Kreatinin, Harnstoff). Cave: PTH ist bei Niereninsuffizienz aufgrund des sekundären Hyperparathyreoidismus erhöht! Beträgt die GFR > 30 ml/min, muss weitere Diagnostik erfolgen (erhöhte Phosphatzufuhr? Zelluntergang?). Chronische Hyperphosphatämie führt zu extraossären Verkalkungen, z.B. an Herzklappen und atheromatösen Plaques. **Therapeutisch** sind orale Phosphatbinder und ggf. eine Dialyse nötig.

## Magnesium

Erhöhte oder erniedrigte Magnesiumwerte gehen meist mit gleichsinnigen Veränderungen des Kalziums einher und haben ähnliche Symptome. Magnesium wird in der Niere wie Kalzium reabsorbiert, PTH fördert seine Reabsorption. Mg ist notwendiger Kofaktor sehr vieler Enzyme und bei allen ATP-abhängigen Reaktionen. 99% sind in Knochen und Muskeln gebunden, 1% liegt im Plasma vor, ein Viertel davon an Proteine gebunden. Magnesium besetzt dieselben Bindungsstellen an Plasmaproteinen wie Kalzium. Der Normalwert beträgt 0,8 bis 1,2 mmol/l.

## Hypomagnesiämie

Sie verursacht ähnliche Symptome wie Hypokalziämie (Muskelkrämpfe, Herzrhythmusstörungen, QT verlängert). Schwerer Magnesiummangel hemmt die PTH-Sekretion. Die **Ursachen** sind:

▸ Verminderte enterale Absorption bzw. enterale Verluste: Mangelernährung, Malabsorption, entzündliche Darmerkrankungen, Erbrechen bzw. Verlust über Magensonde
▸ Erhöhte renale Ausscheidung: osmotische Diurese bei Diabetes mellitus, Schleifendiuretika, Cisplatin (hemmt renale Absorption), Ciclosporin
▸ Intrazellulärer Shift bei i.v. Gabe von Glukose und Insulin
▸ Erhöhter Bedarf (Schwangerschaft)

Die Magnesiumbestimmung im 24-h-Urin liefert wertvolle **diagnostische** Hinweise: Beträgt sie mehr als 1 mmol/l, so liegt eine vermehrte renale Ausscheidung als Ursache vor. Orale Magnesiumsubstitution reicht als **Therapie** meist aus, allerdings kann sie zu Diarrhö führen (Magnesium wird als Laxativ verwendet!). Parenterale Magnesiumgaben sind bei ausgeprägtem Defizit und klinischen Symptomen nötig, z.B. bei Präeklampsie. Bei normalen Serumwerten kann dennoch ein **intrazellulärer Magnesiummangel** vorliegen, daher wird bei Herzrhythmusstörungen oft durch Anhebung der Kalium- und Magnesiumspiegel auf hochnormale Werte eine klinische Besserung erreicht.

## Hypermagnesiämie

Sie ist selten und tritt fast nur bei stark eingeschränkter Nierenfunktion (GFR < 30 ml/min) auf. Weitere Ursache ist Laxanzienabusus (sind z.T. magnesiumhaltig). Durch Blockade der Erregungsübertragung kann sie zu Herz- und Atemstillstand führen. (Merke: Mg macht laxe Muskeln und laxen Darm.) Milde Hypermagnesiämie bedarf keiner Therapie. Ausgeprägte Hypermagnesiämie mit fehlenden Muskeleigenreflexen (= klinischer Indikator) erfordert eine parenterale Therapie: Kalziumglukonat hebt die inhibitorischen Effekte von Magnesium auf. Die Gabe von Glukose und Insulin i.v. führt zu einer Umverteilung nach intrazellulär.

> Intravenöse Magnesiumgabe ist die Therapie der Wahl bei deutlicher Präeklampsie, um Krampfanfälle zu vermeiden und den Blutdruck zu senken. Dies beruht auf der Eigenschaft des Magnesiums als „natürlicher Ca-Antagonist": Es blockiert den ionenkanalabhängigen Eintritt von Kalzium in die glatte Gefäßmuskulatur und die Herzmuskelzelle.

---

### Zusammenfassung

✻ Wichtigste Ursachen der Hypophosphatämie sind renaler Phosphatverlust und parenterale Ernährung.
✻ Hyperphosphatämie beruht gewöhnlich auf fortgeschrittener Niereninsuffizienz.
✻ Häufigste Ursache für Hypomagnesiämie sind enterale Verluste und erhöhte renale Ausscheidung.
✻ Erst ein deutlicher Magnesiummangel macht sich durch erniedrigte Serumwerte bemerkbar.

# Knochenerkrankungen

Veränderungen des Kalziumspiegels gehen nicht immer mit Knochenerkrankungen einher. Immer wenn jedoch eine Störung des Kalzium-Phosphat-Haushaltes oder des Knochenapparates besteht, kann diese mit einigen einfachen Laboruntersuchungen genauer charakterisiert werden.

Knochen besteht zu 50% aus einer festen mineralisierten Phase, zu 25% aus Wasser und zu weiteren 25% aus organischer Matrix. Letztere enthält 90% Typ-1-Kollagen (sehr reich an Hydroxyprolin), die Proteine Osteokalzin, Osteopontin und weitere Stoffe. Osteokalzin ist nötig zur Mineralisation, es bindet an Kalzium und Hydroxylapatit.

Der **Stoffwechsel des Knochens** ist durch einen ständigen Umbau („Remodeling") gekennzeichnet (Abb. 1). Bei diesem zyklischen Vorgang werden Osteoklasten und Osteoblasten zeitlich gekoppelt nacheinander aktiviert. Osteoblasten synthetisieren die organische Matrix (Osteoid) und verbleiben dann als Osteozyten in der mineralisierten Knochensubstanz. Die Steuerung des Knochenumbaus erfolgt durch PTH, Vit. $D_3$ und Kalzitonin. Vit. $D_3$ stimuliert die Osteoblasten, während PTH die Osteoklasten aktiviert. Das Hormon Kalzitonin stammt aus den C-Zellen der Schilddrüse und hemmt die Osteoklasten und damit die Knochenresorption. Stärkster Stimulus für Kalzitoninfreisetzung ist eine akute Erhöhung des Serumkalziums.

Den Kliniker interessiert vor allem, ob im Organismus der Knochenaufbau oder der Knochenabbau überwiegt. Hierfür stehen einige **Knochenumsatzmarker** zu Verfügung: ALP ist in großen Mengen in Osteoblasten enthalten und in Phasen verstärkten Knochenaufbaus erhöht. Dies erklärt, warum wachsende Kinder höhere Normalwerte für ALP haben. Osteokalzin wird von Osteoblasten synthetisiert und zum Teil ins Serum abgegeben, wo es als Marker für die Osteoblastenaktivität gemessen werden kann. Bei der Resorption des Knochens durch Osteoklasten werden Spaltprodukte des Typ-1-Kollagens, z. B. Desoxypyridinolin (DPYRI), frei und mit dem Urin ausgeschieden. DPYRI hat sich als Marker bewährt, da es knochenspezifisch ist und wenig durch Nahrungsaufnahme beeinflusst wird.

> ▶ Knochenaufbau: ALP ↑, Osteokalzin ↑
> ▶ Knochenabbau: DPYRI ↑ im Urin

## Osteoporose

Osteoporose ist definiert als eine reduzierte Knochenmasse pro Volumen. Dabei ist das Verhältnis von Knochenmatrix und Mineralsalzgehalt normal. Die Kortikalis ist ausgedünnt, die Trabekel sind kleiner und weniger verzweigt. In 95% der Fälle handelt es sich um eine **primäre** Osteoporose: Sie entsteht durch Östrogenmangel bei Frauen in der Menopause und ist eine Ausschlussdiagnose. Bei 5% der Patienten findet sich eine konkrete Ursache für den Verlust an Knochenmasse, man spricht dann von **sekundärer** Osteoporose. Ursachen sind:
▶ Langzeittherapie mit Kortison oder Heparin
▶ Immobilisierung
▶ Chronischer Alkoholabusus
▶ Cushing-Syndrom (Kortisol hemmt intestinale Kalziumaufnahme)
▶ Hypogonadismus (Östrogene und Testosteron fördern Knochenneubildung)
▶ Hyperthyreose (Schilddrüsenhormon fördert die Knochenresorption)
▶ Gastrointestinale Erkrankungen: Malabsorption führt zu Vit.-D-Mangel → Störung des Kalzium-Phosphat-Haushaltes → gestörte Mineralisation, hier sind die Grenzen zur Osteomalazie fließend, es kommt zur „Poromalazie".

**Diagnostisch** wichtig sind in erster Linie die bildgebenden Verfahren sowie Knochendichtemessungen. Eine primäre Osteoporose kann die klinische Chemie nicht diagnostizieren. Bei der Identifikation von Ursachen der sekundären Osteoporose spielt sie jedoch eine wichtige Rolle (v. a. bei Cushing-Syndrom, Hyperthyreose, Hypogonadismus), außerdem bei der differentialdiagnostischen Abgrenzung zu anderen Knochenerkrankungen (Tab. 1) sowie in der Therapiekontrolle anhand der Knochenumsatzmarker.

Neben Bewegung und Nikotinkarenz werden in der **Therapie** v. a. Vit. $D_3$ plus Kalzium (wegen latenten Kalzium- und Vit.-$D_3$-Mangels) sowie Bisphosphonate (hemmen Osteoklasten, erhöhen Knochendichte) eingesetzt.

## Osteomalazie und Rachitis

Osteomalazie ist eine mangelnde Knochenmineralisierung, Osteoid liegt im Überschuss vor. Dadurch verbiegen sich die Knochen leichter („O-Beine"). Rachitis bezeichnet die kindliche Form. Pathogenetische Ursache ist ein Vit.-$D_3$-Mangel. Der hauptsächliche im Serum messbare Metabolit des Vit. $D_3$ ist 25-OH-Cholecalciferol (25-OH-$D_3$). Bei Vit.-$D_3$-Mangel ist außerdem das Kalzium erniedrigt, PTH und ALP sind erhöht. Es gibt mehrere mögliche Ursachen hierfür:

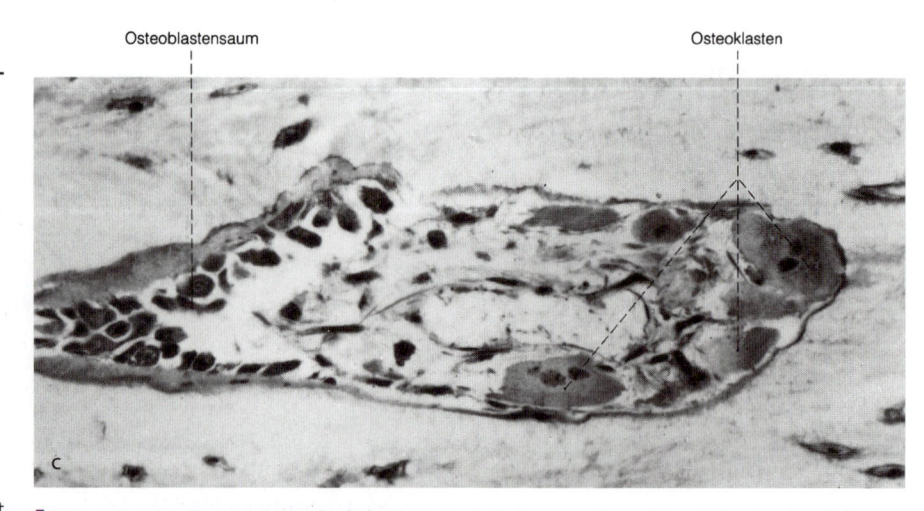

Abb. 1: Knochen-Remodeling: lichtmikroskopische Aufnahme von Kompakta mit Erosionskegel eines Erosionstunnels im Längsschnitt. [16]

## Vit.-D-Mangel

Eine Minderversorgung mit Vit. $D_3$ (v. a. in Seefisch enthalten) beruht auf mangelnder Zufuhr, Lichtmangel (Vit. $D_3$ entsteht in der Haut unter Lichteinwirkung) oder Malabsorption (z. B. bei Sprue, chronischer Pankreatitis).

## Vit.-D-Stoffwechselstörung

Auch der weitere metabolische Weg kann an unterschiedlichen Stellen blockiert sein. Bei einer Leberzirrhose ist die 25-Hydroxylierung in der Leber gestört, während eine Niereninsuffizienz oder die seltene Vit.-D-abhängige Rachitis, ein Defekt der renalen 1α-Hydroxylase, die 1α-Hydroxylierung in der Niere beeinflusst. Antiepileptika beschleunigen den Vit.-D-Abbau in der Leber.

## Phosphopenische Osteomalazien

Bei diesen seltenen Erkrankungen kommt er zu einer Hypophosphatämie, welche die PTH-Ausschüttung hemmt und somit zu Mangel an aktivem Vit. $D_3$ führt (s. a. S. 74, Hypophosphatämie). Zu ihnen gehören:
▶ **Phosphatdiabetes** (= hypophosphatämische Rachitis): kongenitaler Defekt des renal-tubulären Phosphattransporters
▶ **Onkogene Osteomalazie** (= erworbener Phosphatdiabetes): renaler Phosphatverlust durch Tumoren, die phosphaturische Faktoren produzieren
▶ **Fanconi-Syndrom** (generalisierte renale Tubulusschädigung)

Die **Therapie** besteht in einer Vit.-$D_3$-Substitution, bei einem gestörten Vit.-D-Stoffwechsel muss man das biologisch akive 1,25-$(OH)_2$-Vit. $D_3$ geben. Der Kalziumspiegel sollte dabei überwacht werden, um Hyperkalziämie mit all ihren Folgen zu vermeiden (s. S. 72, Hyperkalziämie).

## M. Paget (Ostitis deformans)

Nach Osteoporose ist dies die zweithäufigste Knochenerkrankung. Sie tritt lokalisiert auf und führt oft zu starken Knochenschmerzen. Ursache ist eine massiv erhöhte Osteoklastenaktivität mit einer sekundär erhöhten Osteoblastenaktivität. Die Osteoblasten produzieren jedoch mechanisch minderwertigen Knochen. Die ALP ist stark erhöht und ein guter Aktivitätsmarker. Bei gleichzeitiger Lebererkrankung sollte auch die knochenspezifische Isoform der ALP gemessen werden (s. a. S. 64, Leberfunktionstests). Urindesoxypyridinolin ist hier ebenfalls ein nützlicher Verlaufsparameter. Therapie der Wahl sind Bisphosphonate, sie können Knochendeformierungen verhindern.

## Andere Knochenerkrankungen

▶ **Knochenmetastasen:** besonders bei Mamma-, Prostata- und Bronchialkarzinomen. Sie sind meistens osteolytisch, beim Prostatakarzinom jedoch sklerotisch. Die Knochenumsatzmarker sind erhöht. Kalzium und Phosphat können beliebig verändert sein, PTH ist meist erhöht, ALP kann erhöht sein. Tumorsuche!
▶ **Primäre Knochentumoren** sind selten. Beim Plasmozytom sind Serumelektrophorese und Proteinurie wegweisend.
▶ **Osteopetrosis** (defekte Knochenresorption)
▶ **Hypophosphatasie:** Defekt der ALP und somit der Osteoblasten
▶ **Osteogenesis imperfecta:** defekte Typ-1-Kollagen-Synthese (kongenital, 1/20.000 Geburten), klinisch erkennbar an Blaufärbung der Skleren

## Laboruntersuchungen

Die obligaten Routineparameter sind Kalzium, Albumin, Phosphat, ALP. Im Rahmen der Abklärung sind außerdem hilfreich: PTH, Magnesium, 25-(OH)-$D_3$, Osteokalzin, Urinkalzium, Urindesoxypyridinolin. ▮ Tab. 1 gibt eine Übersicht über wichtige Laborwerte bei Knochenerkrankungen.

> Jede vierte Frau und jeder 20. Mann über 60 Jahren erleidet irgendwann eine osteoporosebedingte Knochenfraktur. Typisch sind Frakturen des distalen Radius, des Schenkelhalses und der Wirbelkörper. Letztere können langsam und relativ schmerzlos entstehen. Die häufigsten Ursachen einer sekundären Osteoporose sind Immobilisierung und Langzeit-Kortisontherapie.

| Erkrankung | Serumwerte | | | | | Urinwerte | | |
|---|---|---|---|---|---|---|---|---|
| | Ca | $PO_4$ | ALP | PTH | (25)-OH-$D_3$ | Ca | $PO_4$ | DPYRI |
| Osteoporose | ↔ * | ↔ * | ↔ * | ↔ | | ↑ | ↔ | ↔ |
| Prim. Hyper PTH | ↑↑ * | (↓) | ↑ | ↑ * | | (↑) | ↔ | ↑↑ |
| Osteomalazie (Vit.-D-Mangel) | (↓) | (↓) | ↑ | ↑* | ↓ * | (↑) | ↓ | ↑↑ |
| Renale Osteopathie (Niereninsuffizienz) | ↓ * | ↑ | (↑) | ↑↑ * | | ↓ | ↓ | ↑ |
| Hypo PTH | ↓ * | ↑ | ↔ | ↓ * | | ↓ | ↔ | ↔ |
| M. Paget | ↔ * | ↔ * | ↑↑ * | | | ↔ | ↔ | ↑↑ |

\* Kennparameter
DPYRI = Desoxypyridinolin

▮ Tab. 1: Laborkonstellationen bei Knochenerkrankungen.

### Zusammenfassung

✖ Bei erhöhtem Knochenabbau ist Desoxypyridinolin im Urin erhöht. Bei erhöhtem Knochenaufbau sind ALP und Osteokalzin im Serum erhöht.
✖ Osteoporose stellt sich im Labor unauffällig dar.
✖ Laborchemisches Kennzeichen der Osteomalazie mit Vit.-D-Mangel ist ein sekundärer Hyperparathyreoidismus: Kalzium ist erniedrigt, PTH und ALP sind erhöht.
✖ Typisch für M. Paget ist eine stark erhöhte ALP als Ausdruck des vermehrten Knochenumsatzes.

# Endokrine Regulation

Endokrinologie ist die Lehre von den Hormonen. Hormone werden von Zellen in die Blutbahn abgegeben, um andere Zellen an entfernten Stellen des Körpers zu steuern. Wirkt eine Zelle über Botenstoffe nur auf ihre Nachbarzellen, so spricht man von parakriner Regulation, bei Selbststeuerung von autokriner Regulation.

■ Abb. 1: Steuerung zellulärer Funktionen. [6]

## Struktur der Hormone

Hormone werden drei Hauptstoffklassen zugeordnet:
▶ **Peptide/Proteine:** Dazu gehören die meisten Hormone, z. B. das Hypothalamushormon Thyreotropin-Releasing-Hormon (TRH), ein Peptid aus drei Aminosäuren, sowie die Hypophysenvorderlappen-Gonadotropine (LH, FSH), große Glykoproteine mit mehreren Untereinheiten.
▶ **Aminosäurederivate:** Beispiele sind die Schilddrüsenhormone Trijodthyronin ($T_3$) und Thyroxin ($T_4$) sowie Adrenalin.
▶ **Steroide:** Sie leiten sich vom Cholesterinmolekül ab, z. B. Glukokortikoide und Sexualhormone.

## Untersuchung der endokrinen Regulation

Die Untersuchung der Hormone gestaltet sich aus drei Gründen schwierig:
▶ **Niedrige Konzentrationen:** Die Hormonkonzentrationen bewegen sich meist im Bereich von pmol/l oder nmol/l. Dies erschwert eine zuverlässige quantitative Messung. Die Verwendung von Immunoassays mit monoklonalen Antikörpern hat hier in den letzten Jahrzehnten einen großen Fortschritt gebracht.
▶ **Hohe Variabilität:** Selbst wenn es gelingt, eine Hormonkonzentration präzise zu messen, so ist eine Einzelmessung oft wertlos. Viele Faktoren führen zu beträchtlichen Schwankungen der Hormonspiegel, beispielsweise der zirkadiane Rhythmus des Kortisols oder die pulsatile Ausschüttung des Wachstumshormons (GH), welches auch beim Gesunden zu manchen Zeitpunkten gar nicht nachweisbar ist (■ Abb. 2).
▶ **Bindung an Trägerproteine:** Eine Reihe von Hormonen bindet an spezifische Proteine (■ Tab. 1), z. B. die Schilddrüsenhormone. In solchen Fällen müssen immer sowohl das freie (= aktive) als auch das gebundene Hormon bestimmt werden. Die Bestimmung des Gesamthormons (= frei + gebunden) allein ist sinnlos: Steigt z. B. in der Schwangerschaft das Thyroxin bindende Globulin (TBG) an, bedeutet dies auch einen erhöhten Gesamthormonspiegel. Der klinisch relevante Anteil jedoch, das freie $T_4$, bleibt unverändert.

Aus diesen Gründen ist es oft nötig, dynamische Funktionstests durchzuführen (s. S. 80, Dynamische Funktionstests), um sinnvolle Aussagen treffen zu können.

## Mechanismen der endokrinen Regulation

Das endokrine System ist wie ein Krankenhaus hierarchisch strukturiert (obwohl bei Letzterem die Rückkopplung noch in den Kinderschuhen steckt). Der übergeordnete Hypothalamus steuert die Hypophyse und diese wiederum die peripheren Drüsen (■ Abb. 3).

▶ **Negative Rückkopplung:** Der grundlegende Mechanismus der negativen Rückkopplung ist in ■ Abb. 3 dargestellt und soll am Beispiel der Schilddrüsenachse erklärt werden: Wie ein Thermostat regelt der Hypothalamus das System durch Ausschüttung eines bestimmten TRH-Spiegels, welcher via TSH in einer bestimmten $T_4$-Konzentration resultiert. Eine Abweichung vom idealen $T_4$-Spiegel wird dem Hypothalamus durch negative Rückkopplung mitgeteilt, woraufhin dieser die TRH-Sekretion anpasst. Eine Änderung der TRH-Konzentration wiederum führt zu einer Änderung der TSH-Sekretion in der Hypophyse (TRH = Thyreotropin-Releasing-Hormon, TSH = glandotropes Hormon, $T_4$ = peripheres Hormon).
▶ **Positive Rückkopplung:** Die negative Rückkopplung herrscht in der Endokrinologie eindeutig vor, aber auch durch positive Rückkopplung werden wichtige Prozesse gesteuert. Im menstruellen Zyklus sezerniert der Hypothalamus das Gonadotropin-Releasing-Hormon (GnRH), worauf die Hypophyse follikelstimulierendes Hormon (FSH) und luteinisierendes Hormon (LH) ausschüttet. FSH wiederum regt den Folli-

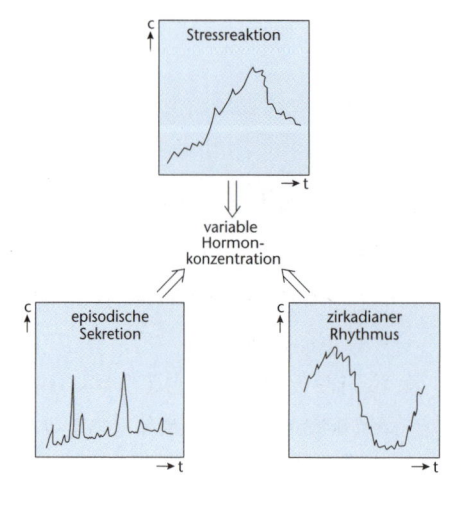

■ Abb. 2: Gründe für variable Serumspiegel. [3]

## Diagnostik nach Organsystemen

**Tab. 1: Trägerproteine.**

| Trägerprotein | Ligand |
|---|---|
| TBG (Thyroxin bindendes Globulin) | $T_3$, $T_4$ |
| CBG (Kortison bindendes Globulin) | Glukokortikoid |
| SHBG (sexualhormonbindendes Globulin) | Östrogene, Androgene |
| Albumin | Unspezifisch |

kel zur Östrogenproduktion an. Die negative Rückkopplung von Östrogen auf LH schlägt zu einem bestimmten Zeitpunkt im Zyklus in eine positive Rückkopplung um. Dies führt zum LH-Peak, der schließlich die Ovulation auslöst.

### Diagnostische Fallstricke

▸ **Immunoassay-Interferenz:** Ein beträchtlicher Anteil der Bevölkerung hat Antikörper im Serum, die entweder mit dem zu messenden Hormon oder den Antikörpern im Testansatz interferieren und damit zu falsch hohen oder falsch niedrigen Messergebnissen führen. Da diese Interferenzen spezifisch für den jeweiligen Patienten sind, können sie nicht vermieden werden. Vielmehr muss bei Befunden, die völlig der klinischen Erwartung widersprechen, an diese Möglichkeit gedacht werden. Wohl bekannt ist dieses Problem z.B. bei Thyreoglobulin und Prolaktin.

▸ **Logarithmische Dosis-Wirkungs-Beziehungen:** Auf einen Anstieg des TRH reagiert TSH mit einem dazu exponentiellen Anstieg. Daraus folgt, dass eine Zunahme des TSH-Spiegels von 1 auf 2 mU/l dieselbe biologische Bedeutung hat wie eine Zunahme von 10 auf 20 mU/l. Dies trifft auch auf alle anderen Trophine des Hypophysenvorderlappens zu.

> Hormone werden selten auch von primär nichthormonbildendem Gewebe exprimiert. So kann z.B. ein Bronchialkarzinom außerhalb der Regelkreise ACTH sezernieren.

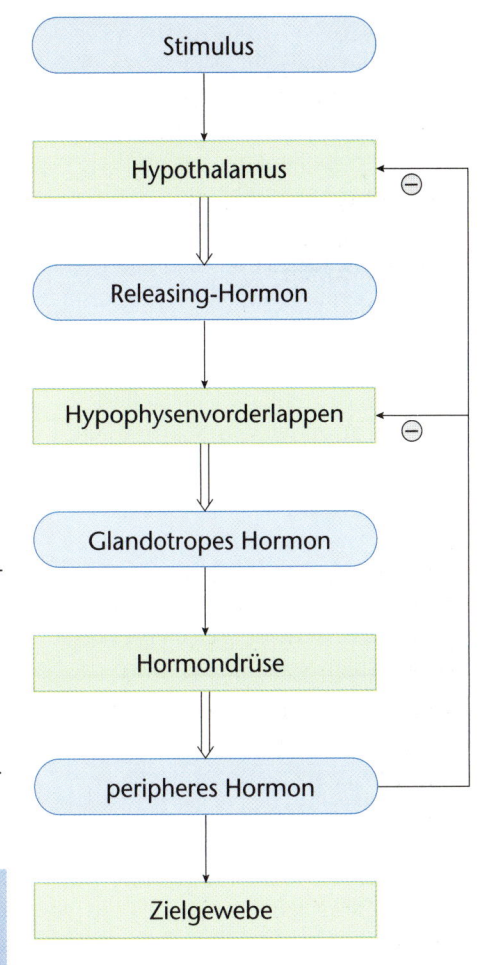

**Abb. 3: Hypothalamus-Hypophysen-System. [6]**

Stimulus → Hypothalamus → Releasing-Hormon → Hypophysenvorderlappen → Glandotropes Hormon → Hormondrüse → peripheres Hormon → Zielgewebe

| Ort der Störung | Mechanismus | Klinik |
|---|---|---|
| Hormonbildende Zelle | Autoimmunologische Destruktion | Hypothyreose bei Hashimoto-Thyreoiditis |
| Hormontransport | Antikörperbildung gegen Insulin | Hyperglykämie, erhöhter Insulinbedarf |
| Zielzelle | Störung des Second-Messenger | Hypokalziämie bei PTH-Resistenz (Pseudohypoparathyreoidismus) |

**Tab. 2: Beispiele für Endokrinopathien.**

### Zusammenfassung

✗ Hormone sind biochemische Regulatoren, die in die Blutbahn sezerniert werden, um Organe an anderen Stellen des Körpers zu steuern.

✗ Hormonkonzentrationen unterliegen mannigfaltigen Schwankungen.

✗ Um Störungen der Hormonsekretion zu erkennen, sind deshalb oft dynamische Funktionstests nötig.

# Dynamische Funktionstests

Die klinische Endokrinologie beschäftigt sich größtenteils mit Über- oder Unterfunktionen hormonbildender Organe. Die in der Diagnostik unverzichtbaren dynamischen Funktionstests (DFT) basieren auf folgendem Prinzip: Eine bestimmte Hormonachse wird entweder stimuliert oder supprimiert und die endokrine Reaktion des Organismus anhand verschiedener Messparameter beobachtet. Im Folgenden werden wichtige DFT erklärt. Um häufiges Blättern zu vermeiden, sind in ∎ Tab. 1 alle hier benutzten Abkürzungen aufgeführt.

## Insulin-Hypoglykämie-Test

Dieser Test wird auch Insulinstresstest oder Insulintoleranztest genannt und bei V. a. Hypophysenvorderlappen- (HVL-)Insuffizienz durchgeführt. Durch Insulingabe wird hypoglykämischer Stress ausgelöst, wobei der Blutzucker unter 40 mg/dl fallen sollte. Damit wird die Fähigkeit des HVL geprüft, auf Hypoglykämie adäquat mit Steigerung der ACTH- und GH-Sekretion zu reagieren. Die resultierenden GH- und ACTH-Konzentrationen werden im Verlauf einer Stunde mehrfach gemessen. Der wichtigste Messwert ist die maximal erreichte GH- und ACTH-Konzentration. Zu geringe Maximalwerte sprechen für eine HVL-Insuffizienz. Stellvertretend für das ACTH kann auch der Kortisonanstieg bestimmt werden (unter der Voraussetzung einer normalen NNR-Funktion).

## TRH-Test

Auf intravenöse Gabe eines TRH-Bolus reagiert der HVL normalerweise mit einem raschen Anstieg von TSH und PRL, d. h., hier wird die hypophysäre Reservekapazität durch Messung von TSH und PRL über 60 Minuten nach TRH-Gabe getestet. Auch eine Hypothalamusschädigung kann festgestellt werden: In diesem Fall erfolgt die TSH-Antwort auf TRH typischerweise verspätet. Schließlich wird der Test auch bei Verdacht auf Hypo- oder Hyperthyreoidismus angewandt. Nach einer längeren Periode des negativen Feedbacks durch Hyperthyreoidismus fällt der TSH-Anstieg abgeflacht aus, während er bei Hypothyreoidismus überschießend erfolgt (∎ Abb. 1).

## GnRH-Test

Dieser Test wird bei klinischen Anzeichen von Hypogonadismus eingesetzt, v. a. wenn der erwartete kompensatorische Anstieg der Ausgangsspiegel von FSH und LH fehlt. Getestet wird die Fähigkeit des HVL, auf GnRH mit einem FH- und FSH-Anstieg zu reagieren. Bei primärem Hypogonadismus (Gonadeninsuffizienz) erfolgt ein überschießender Anstieg, bei sekundärem Hypogonadismus (HVL-Insuffizienz) bleibt dieser aus.

> Insulinhypoglykämietest, TRH-Test und GnRH-Test können auch simultan als **kombinierter HVL-Funktionstest** durchgeführt werden.

## Orale Glukosebelastung

Diese Untersuchung ist bei Verdacht auf Wachstumshormon-(GH-)Überschuss durch autonome Sekretion (z. B. Akromegalie) indiziert. Nach oraler Gabe eines Glukosebolus misst man die GH-Konzentration über 90 Minuten. Beim Gesunden führt die Hyperglykämie zu einer Suppression von GH: Ein Absinken des GH-Spiegels unter 1 µg/l schließt eine autonome GH-Sekretion aus (∎ Abb. 2).

## ACTH-Tests

▶ **ACTH-Kurztest:** Dies ist einer der am häufigsten durchgeführten DFT und bei V. a. NNR-Insuffizienz indiziert. Dabei wird ein ACTH-Analogon (Synacthen®) i. v. verabreicht, das beim Gesunden die NNR zur Kortisolproduktion stimuliert. Ein Kortisolanstieg auf das Doppelte schließt eine NNR-Insuffizienz aus.

▶ **ACTH-Langtest:** Fällt der Kurztest pathologisch aus, ist noch nicht geklärt, ob die NNR-Insuffizienz primärer oder sekundärer Natur ist. Eine häufige Ursache für sekundäre NNR-Insuffizienz ist die Langzeit-Kortikoideinnahme. Liegt diese vor, kann bei Wiederholung des Kurztests nach Gabe einer weit größeren Synacthen®-Dosis (ca. 1 mg) eine normale Antwort erreicht werden, was die Verdachtsdiagnose bestätigt.

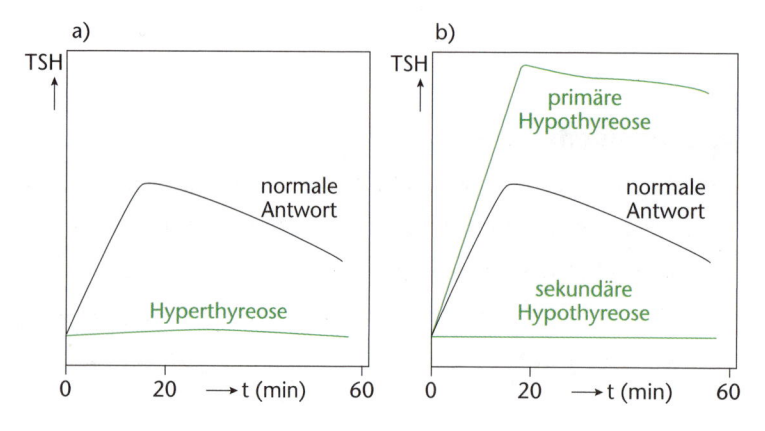

∎ Abb. 1: TRH-Test. a) Bei Hyperthyreose. b) Zur Differenzierung zwischen primärer und sekundärer Hypothyreose. [6]

STH-Konzentration (µg/l)

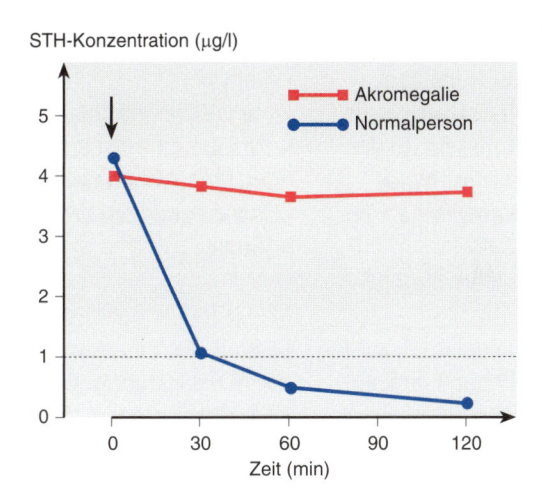

■ Abb. 2: Orale Glukosebelastung. [2]

## Dexamethason-Suppressionstests

Er kommt bei V. a. auf Überfunktion der HT-HVL-NNR-Achse im Sinne eines Cushing-Syndroms zum Einsatz. Es wird der hemmende Effekt von Kortison auf die ACTH-Ausschüttung geprüft.

▶ **Low-Dose-Dexamethason-Suppressionstest:** Nach einer abendlichen oralen Gabe von 1 mg Dexamethason wird beim Gesunden am nächsten Morgen ein supprimierter Kortisolspiegel gemessen. Ein Wert unter 2,0 µg/dl schließt ein Cushing-Syndrom aus.

▶ **High-Dose-Dexamethason-Suppressionstest:** Fällt der obige Test pathologisch aus, kann dies z. B. 1. an einem ACTH sezernierenden HVL-Adenom (M. Cushing) oder 2. an einer ektopen ACTH-Produktion (meist maligne) oder 3. an einer primären NNR-Überfunktion liegen. Durch die Gabe von 8 mg Dexamethason kann 1. von 2. unterschieden werden: Die ACTH-Sekretion des HVL-Adenoms lässt sich durch die hohe Dosis oft supprimieren, die maligne ACTH-Produktion jedoch nicht.

> Bei der insulininduzierten Hypoglykämie muss ständig ein Arzt anwesend sein. Möglicherweise benötigt der Patient i. v. Zufuhr von Glukose, um einen hypoglykämischen Schock abzuwenden. In einem solchen Fall ist sicherlich ein ausreichender hypoglykämischer Stress gegeben, und die gemessenen GH- und Kortisolwerte sind aussagekräftig.

| | |
|---|---|
| ACTH | Adrenokortikotropes Hormon |
| AVP | Arginin-Vasopressin |
| CRH | Corticotropin-Releasing-Hormon |
| FSH | Follikelstimulierendes Hormon |
| GnRH | Gonadotropin-Releasing-Hormon |
| GH | Wachstumshormon |
| GHRH | Wachstumshormon-Releasing-Hormon |
| HT | Hypothalamus |
| HVL | Hypophysenvorderlappen |
| LH | Luteinisierendes Hormon |
| NNR | Nebennierenrinde |
| PRL | Prolaktin |
| PTH | Parathormon |
| TSH | Thyroideastimulierendes Hormon |
| TRH | Thyreotropin-Releasing-Hormon |
| $T_4$ | Thyroxin |
| $T_3$ | Trijodthyronin |

■ Tab. 1: Häufig verwendete Akronyme in der Endokrinologie.

### Zusammenfassung

✗ Die dynamischen Funktionstests untersuchen Hormonachsen durch deren gezielte Stimulation oder Suppression und Verlaufsbeobachtung der resultierenden Hormonspiegel.

✗ DFT sind oft komplex und erfordern ein exaktes Timing sowie sorgfältige Probengewinnung.

# Hypophysenfunktion

Die Hypophyse besteht aus 2 Teilen: dem Hypophysenvorderlappen (HVL) und dem Hypophysenhinterlappen (HHL). Der HVL wird durch Releasing-Hormone aus dem Hypothalamus (HT), welche die Hypophyse über ein Pfortadersystem erreichen, zur Sekretion von trophen Hormonen angeregt (Abb. 1). Der HHL hingegen speichert lediglich im Hypothalamus produzierte Hormone in den Endigungen von Nerven, welche vom HT in den HHL ziehen, und setzt sie aus ihren Granula frei.

## HVL-Hormone

Der HVL produziert 6 Hormone:
- **TSH:** TSH stimuliert die Schilddrüse zur Sekretion der Schilddrüsenhormone $T_3$, $T_4$.
- **ACTH:** ACTH bewirkt in der Nebennierenrinde (NNR) die Ausschüttung von Kortisol und in geringerem Maße von Aldosteron.
- **LH, FSH** (= Gonadotropine): Sie fördern in den Gonaden die Sekretion der Sexualhormone sowie beim Mann die Spermatogenese und bei der Frau die Entwicklung des Follikels und die Ovulation.
- **GH** (= Wachstumshormon): GH beeinflusst eine Vielzahl von Geweben und ist für das Wachstum notwendig. Es fördert den anabolen Stoffwechsel und wirkt teils direkt, teils über den in der Leber produzierten „insulin-like growth factor" (IGF). GH wird pulsatil sezerniert (v. a. nachts), weshalb in der Diagnostik dynamische Funktionstest nötig sind.
- **PRL** (Prolaktin): Als einziges HVL-Hormon wird es vom HT nicht positiv, sondern negativ gesteuert: Dopamin aus dem HT hemmt die PRL-Freisetzung. PRL wirkt in der Mamma und fördert deren Entwicklung sowie die Milchproduktion. Außerdem hemmt es die Gonadotropinsekretion.

## Hyperprolaktinämie

Eine Hyperprolaktinämie ist in der Klinik sehr häufig anzutreffen. Sie führt zum sekundären Hypogonadismus, außerdem bei Frauen zu Galaktorrhö und bei Männern zu Gynäkomastie.

Da oft ein Hypophysentumor die Ursache ist, kann wegen der Nähe zum Chiasma opticum auch ein Gesichtsfeldausfall das erste Symptom sein. In der Diagnostik müssen zunächst hypophysenferne Ursachen ausgeschlossen werden:
- Stress (oft allein durch die Blutentnahme!)
- Medikamente (Metoclopramid, α-Methyldopa, Östrogene, Phenothiazine)
- Krampfanfälle
- Primärer Hypothyreoidismus (das dadurch erhöhte TRH fördert die PRL-Sekretion)

Es bleiben als Differentialdiagnosen:
- Prolaktinom (der häufigste Hypophysentumor)
- Idiopathische Hypersekretion (vermutlich verringerte Dopaminfreisetzung aus HT)

Sehr hohe PRL-Werte (> 250 ng/ml) sind praktisch beweisend für ein Prolaktinom. In allen anderen Fällen stützt sich die Diagnose auf die Bildgebung und dynamische Funktionstests: Eine TRH-Gabe führt bei idiopathischer Hypersekretion zu einem PRL-Anstieg, jedoch nicht beim Prolaktinom.

## HHL-Hormone

In den Granula der terminalen Nervenendigungen speichert der HHL 2 Hormone:
- **ADH** (antidiuretisches Hormon) = AVP (Arginin-Vasopressin): ADH führt in der Niere zu Wasserretention und Urinkonzentration. Seine Ausschüttung wird erhöht bei
  - steigender Osmolalität (über hypothalamische Osmorezeptoren im HT)
  - starkem Volumenmangel (über kardiale Barorezeptoren)
  - Stress

Wie jeder Oktoberfestbesucher schon leidvoll erfahren musste, senkt Alkohol die ADH-Sekretion. Ein Mangel an ADH (z. B. durch die raumfordernde Wirkung eines HVL-Tumors) führt zum **Diabetes insipidus**. Im Durstversuch (12-stündiges Dursten) fehlt dann der Anstieg der Urinosmolarität. Eine Übersekretion liegt beim **SIADH** (Syndrom der inappropriaten ADH-Sekretion) vor.
- **Oxytocin** wird durch die Dehnung des Uterus oder den Saugreiz an der Brustwarze vermehrt freigesetzt und bewirkt eine Kontraktion der Uterusmuskulatur sowie der Milchgänge in der Brustdrüse. Oxytocin wird auch therapeutisch zur Einleitung der Wehen benutzt.

## Hypophysentumoren

### Diagnostik

Hypophysentumoren werden in hormonsezernierende und -nichtsezernierende Tumoren eingeteilt (Abb. 2). Je nach betroffenem Hormon kann es dadurch z. B. zu Akromegalie (GH), Cushing-Syndrom (ACTH) oder Hyperprolaktinämie (PRL) kommen. Ein HVL-Tumor kann jedoch auch eine HVL-Insuffizienz verursachen. Um zu

Abb. 1: Hypothalamus-Hypophysen-Achsen. [6]

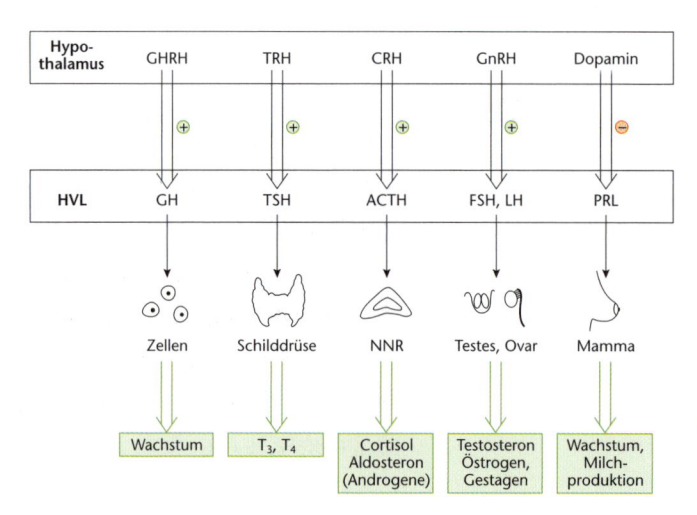

# Diagnostik nach Organsystemen

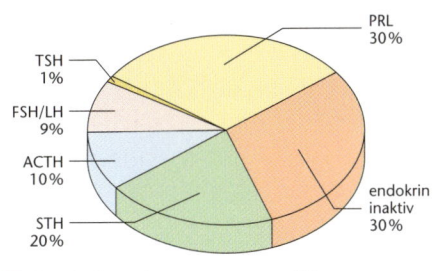

**Abb. 2:** Hypophysentumoren und Hormonsekretion. [3]

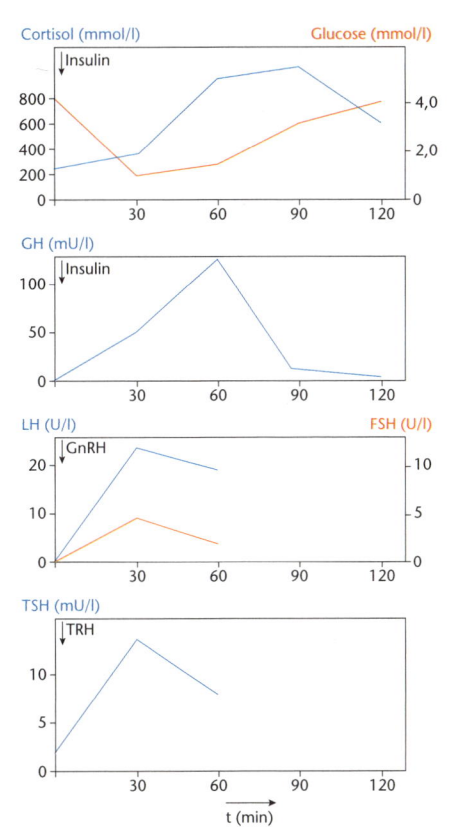

**Abb. 3:** Kombinierter dynamischer Funktionstest des HVL. [6]

erkennen, welche Teilfunktionen der Hypophyse betroffen sind, wird der kombinierte dynamische Funktionstest durchgeführt (Abb. 3). Auf langsam steigenden Druck durch einen Tumor reagiert die GH-Sekretion meist am empfindlichsten.

> Ausfall der HVL-Hormone in der Reihenfolge: **S**chlimme (STH = GH) **F**ehler (FSH) **t**öten (TSH) **a**lle (ACTH).

Da es beim Insulin-Hypoglykämie-Test zum Schock kommen kann, werden heute teilweise statt Insulin die Releasing-Hormone CRH und GHRH gegeben.

## Therapie

- **Medikamentös:** Beim Prolaktinom ist die Gabe des Dopaminagonisten Bromocriptin sehr effektiv. Er wird auch präoperativ eingesetzt, um eine Schrumpfung des Tumors zu erreichen.
- **Chirurgisch:** Standardeingriff ist die transsphenoidale Hypophysektomie. Da hierbei naturgemäß ein Teil der Hypophyse beschädigt wird, bekommt der Patient perioperativ Kortikoide, um trotz ACTH-Ausfall auf Stress reagieren zu können. Einige Zeit nach der Operation wird dann im dynamischen Funktionstest die Restfunktion der Hypophyse genau untersucht.
- **Bestrahlung:** Auch diese schädigt die Hypophyse. Nach Bestrahlung sind regelmäßige DFT nötig, um ggf. eine therapeutische Substitution der HVL-Hormone einzuleiten.

## HVL-Insuffizienz

Sie tritt nicht häufig auf und hat eine Vielzahl von Ursachen, z. B. Tumoren, Infarkt (Sheehan-Syndrom), kongenital, Trauma, hypothalamische Schädigung. Das klinische Bild ist stark altersabhängig:
- Kleinkind: Minderwuchs
- Junge Erwachsene: Amenorrhö (Frau), Libidoverlust (Mann)
- Ältere Erwachsene: Hypoglykämie (ACTH-Mangel), Hypothermie (TSH-Mangel)

> Da Tumoren häufig für hypophysäre Funktionsstörungen verantwortlich sind, ist hier neben der Labordiagnostik eine exakte Bildgebung unverzichtbar.

### Zusammenfassung

- Jedes einzelne HVL-Hormon kann durch ein Adenom übersezerniert werden.
- 30 % der Hypophysentumoren sezernieren keine Hormone.
- Hyperprolaktinämie ist häufig: Nach Ausschluss hypophysenferner Ursachen sind dynamische Funktionstests und Bildgebung indiziert.
- Hypophyseninsuffizienz ist relativ selten, ihre klinische Manifestation ist altersabhängig.

# Wachstumsstörungen

## Normales Wachstum

Wachstum geschieht in drei Phasen (Abb. 1). Das schnellste Wachstum erfolgt in den ersten beiden Lebensjahren und wird v. a. von den Bedingungen in utero sowie der Ernährung beeinflusst. Im nächsten Jahrzehnt ist die Wachstumsrate weitgehend stabil und v. a. vom Wachstumshormon (GH) kontrolliert. Bei GH-Mangel kann die Wachstumsrate auf die Hälfte verringert sein, und das Kind bleibt kleinwüchsig (hypophysärer Minderwuchs). Der pubertäre Wachstumsschub ist von den Sexualhormonen und GH abhängig. Auch andere Hormone wie IGF, $T_4$, Kortison und Insulin sind am Wachstumsprozess beteiligt.

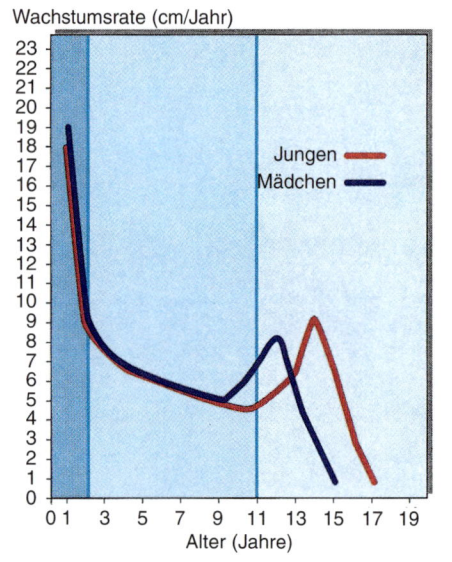

Abb. 1: Wachstumsphasen. [3]

## Wachstumshormonmangel

Fällt ein Kind durch eine kleine Statur unterhalb des 3. Perzentils auf, so ist eine diagnostische Evaluation notwendig. Ursachen für Minderwuchs sind:
- Konstitution (Eltern auch klein?)
- Angeborene Stoffwechselerkrankungen (z. B. Achondroplasie)
- Mangelernährung
- Chronische Systemerkrankungen (Zöliakie wird oft übersehen!)
- Psychische Deprivation
- Hormonstörungen

Nur selten ist ein GH-Mangel Ursache des verminderten Längenwachstums. Dennoch ist die Diagnose wichtig, denn durch die rechtzeitige Therapie (Substitution mit rekombinantem GH) kann eine normale Körpergröße erreicht werden.

## Tests auf Wachstumshormonmangel

Eine Reihe von dynamischen Funktionstests wird verwendet, um einen GH-Mangel aufzudecken (Abb. 2). Nach Stimulation durch körperliche Belastung, Schlaf, Insulin, Clonidin (cave: Hypotonie!) wird jeweils der GH-Spiegel gemessen. Für eine adäquate GH-Antwort ist die Gegenwart von Sexualhormonen notwendig. Deshalb wird bei präpubertären Kindern für diesen Test Östrogen bzw. Testosteron zugeführt.

Als Screeninguntersuchungen eignen sich die Messung von GH im Urin sowie von IGF-1 im Serum, da der IGF-1-Spiegel mit dem GH-Spiegel korreliert ist.

## Gigantismus

Bei Kindern führt ein Übermaß an GH zu Gigantismus (Riesenwuchs). Ursache für die seltene GH-Hypersekretion ist meist ein Hypophysentumor. Andere Gründe für Riesenwuchs sind:
- **Hyperthyreoidismus:** Die Wachstumsrate ist erhöht und das Knochenalter fortgeschritten (im Gegensatz zum GH-Mangel).
- **Klinefelter-Syndrom** (Karyotyp 47, XXY): Durch Testosteronmangel tritt der Verschluss der Wachstumsfugen verspätet ein.
- **Kongenitale adrenale Hyperplasie** (CAH): kann bei Androgenexzess auch mit Minderwuchs einhergehen

## Akromegalie

GH-Überschuss nach Verschluss der Wachstumsfugen führt nicht zu gesteigertem Längenwachstum, sondern zu Akromegalie. Es kommt zum vermehrten Wachstum der noch nicht verknöcherten Zonen in den Akren, z. B. Nase, Kinn, Finger. Ursache ist meist ein GH produzierendes Hypophysenadenom (Abb. 3).

## Klinik

- Plumpe Gesichtszüge, dicke Lippen und Zunge
- Prognathie, Karpaltunnelsyndrom
- Diabetes mellitus (GH wirkt auch insulinantagonistisch)
- Viszeromegalie
- Gesichtsfeldausfall (Druck des Tumors auf Chiasma opticum)

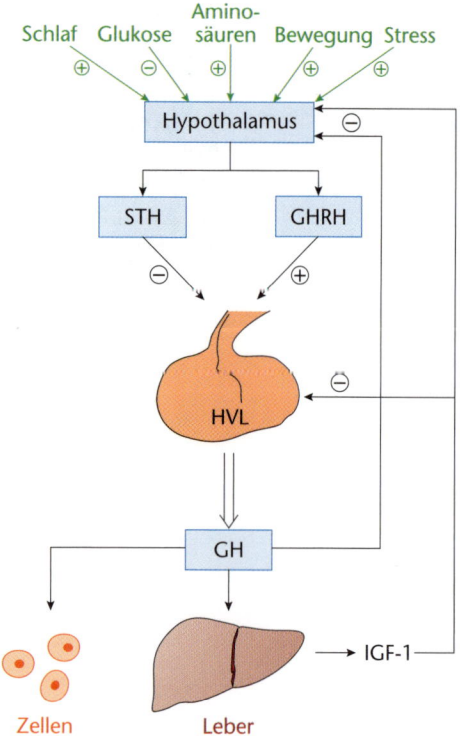

Abb. 2: Regulation des Wachstumshormons. [nach 3]

## Diagnostik nach Organsystemen

## Diagnostik

Der orale Glukosetoleranztest ist diagnostischer Standard: Der Akromegaliepatient vermag unter Hyperglykämie nicht den GH-Spiegel zu senken (▌ Abb. 2, S. 81, Dynamische Funktionstests). Auch die IGF-1-Bestimmung im Serum ist von großem Wert. Da die IGF-Sekretion bei weitem nicht so stark schwankt wie die des GH, sind Einzelmessungen aussagekräftig. Ein erhöhter IGF-1-Wert korreliert mit erhöhtem GH und weist in der Verlaufsbeobachtung der Akromegalie auf Hormonaktivität des Adenoms hin.

## Therapie

▶ **Chirurgisch**: Die transsphenoidale Resektion des Hypophysentumors ist die Therapie der Wahl.
▶ **Bestrahlung**: Sie kommt zum Einsatz, wenn nach Resektion die GH-Sekretion persistiert.
▶ **Medikamentös**: Das Somatostatinanalogon Octreotid ist effektiv, jedoch teuer und mit Nebenwirkungen behaftet. Das individuelle Ansprechen auf Octreotid muss geprüft werden (Octreotid-Suppressionstest).

> „Insulin-like-growth factors" (IGF) wirken gemeinsam mit Wachstumshormon (GH) am Längenwachstum der Knochen mit. Die afrikanischen Pygmäen beispielsweise unterscheiden sich von normalwüchsigen Völkern nicht im GH-, sondern im IGF-1-Spiegel.

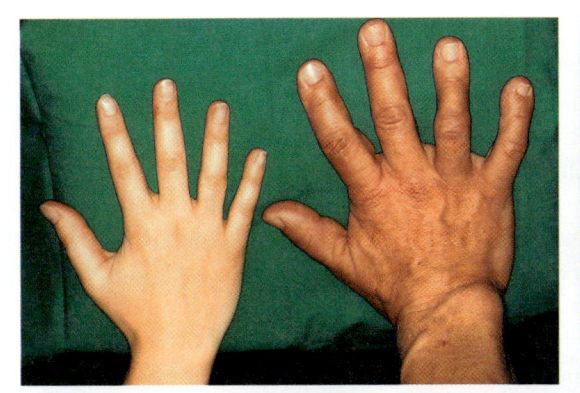

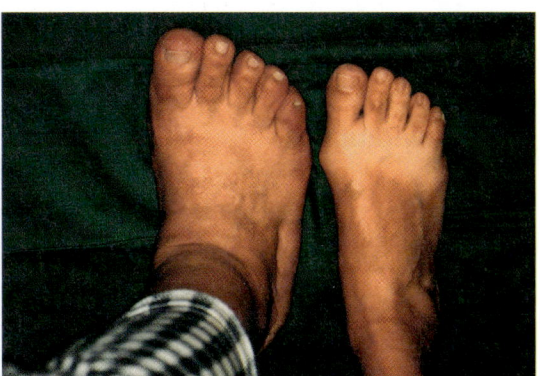

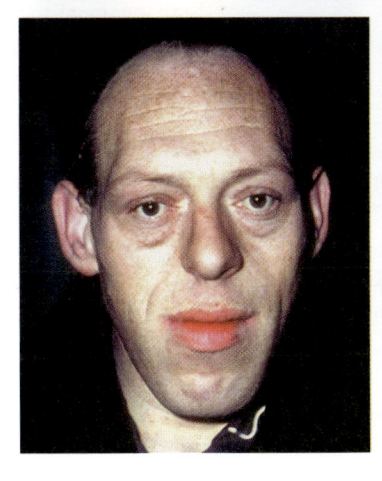

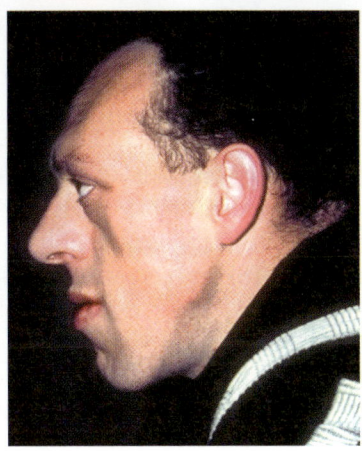

▌ Abb. 3: Klinisches Bild der Akromegalie. [2, 7]

### Zusammenfassung
✖ GH-Mangel ist eine seltene Ursache für Kleinwuchs bei Kindern. Die Diagnose wird durch fehlenden GH-Anstieg nach Stimulation gestellt.
✖ Ein GH sezernierender Hypophysentumor führt beim Kind zu Gigantismus, beim Erwachsenen zu Akromegalie.
✖ Diagnostisches Kriterium der Akromegalie ist eine fehlende Suppression von GH im oralen Glukosebelastungstest.
✖ IGF-1-Spiegel sind für Diagnostik und Verlaufskontrolle bei Akromegalie wertvoll.

# Schilddrüse

## Schilddrüsenfunktion

Trijodthyronin ($T_3$) und Thyroxin ($T_4$) sind die Schilddrüsenhormone. Die Synthese erfolgt durch Jodierung und Kopplung von zwei Tyrosinmolekülen. Während der Synthese und der Speicherung in den Follikeln (Abb. 2) bleibt das Hormon an das Protein Thyreoglobulin gebunden. Im peripheren Gewebe dejodieren die Zielzellen $T_4$ teilweise zu $T_3$ (biologisch aktiver als $T_4$) und teilweise zu reversem $T_3$ ($rT_3$, biologisch inaktiv). Durch Einstellung dieses $T_3$/$rT_3$-Gleichgewichts können Zielzellen ihren biologisch aktiven Schilddrüsenhormonstatus sozusagen feinabstimmen (Abb. 1 und 3).

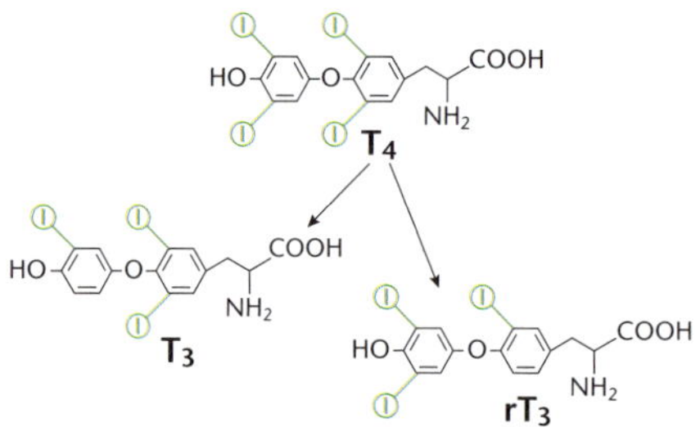

## Hormonwirkungen

Fast jede Zelle im Körper besitzt Rezeptoren für Schilddrüsenhormone. Diese sind für den Metabolismus und die Reifung aller Gewebe wichtig. Die bedeutende Rolle bei körperlichem Wachstum und Reifung des Nervengewebes kommt dramatisch beim kongenitalen Hypothyreoidismus zum Ausdruck, der zu Kretinismus führt. Aus diesem Grund wird in Deutschland bei jedem Neugeborenen ein TSH-Screening durchgeführt. Schilddrüsenhormone heben den Grundumsatz an. Eine der Wirkungen auf den Lipidmetabolismus kann man auch laborchemisch erkennen, wenn bei hypothyreoten Patienten der Cholesterinspiegel erhöht ist: Das erniedrigte $T_4$ führt zu einer Downregulation von hepatischen LDL-Rezeptoren, wodurch die Cholesterinausscheidung sinkt.

## Hormonbindung

$T_4$ und $T_3$ sind im Plasma an Proteine gebunden, v.a. an Thyroxin bindendes Globulin (TBG) und Albumin. Nur 0,03% liegt in freier Form vor, dieser kleine Anteil ist jedoch entscheidend für die biologische Aktivität (s. S. 78, Endokrine Regulation). Nur mit diesem Wissen ist es möglich, Laborergebnisse richtig zu interpretieren: Beispielsweise steigt in der Schwangerschaft die TBG-Konzentration an; dies führt zu einer erhöhten Gesamthormonmenge, jedoch unveränderten freien $T_4$-Spiegeln.

## Regulation

Die Hypothalamus-Hypophysen-Schilddrüsen-Achse besteht aus TRH, TSH und $T_4$/$T_3$. Der TSH-Wert unterliegt der negativen Feedbackkontrolle durch freies $T_4$ (nicht $T_3$).

> ▸ Wenn die Schilddrüse eines Patienten zu viel $T_4$/$T_3$ produziert, ist der TSH-Spiegel gesenkt!
> ▸ Wenn die Schilddrüse eines Patienten zu wenig $T_4$/$T_3$ produziert, ist der TSH-Spiegel erhöht, um die Schilddrüse zur Sekretion zu stimulieren!

## Schilddrüsenwerte

Bei jeder Schilddrüsenerkrankung werden zunächst TSH und $T_4$ (gesamt oder frei) bestimmt.
▸ **TSH** reagiert exponentiell auf einen TRH-Anstieg, es ist daher ein sehr sensitiver Marker für Schilddrüsenstörungen und dient als Screeningwert. Vor jeder Computertomographie mit (jodhaltigem) Kontrastmittel erfragt der Radiologe vom Stationsarzt den TSH-Wert, um eine Schilddrüsenautonomie auszuschließen. TSH-Messungen sind auch zur Kontrolle der Substitutionstherapie mit Thyroxin indiziert. Ungeeignet ist der TSH-Wert natürlich bei Vorliegen einer HVL-Insuffizienz.
▸ Definitionsgemäß bedeutet erhöhtes freies $T_4$ Hyperthyreose, erniedrigtes freies $T_4$ Hypothyreose. Während einer Substitutionstherapie mit $T_4$ wird oft die Dosierung geändert. TSH benötigt dann ca. 8 Wochen, bis es sich an den neuen Wert angepasst hat. In dieser Zeit kann der Schilddrüsenhormonstatus nur am $T_4$-Wert abgelesen werden.
▸ $T_3$ hat eine kürzere Halbwertszeit als $T_4$ und ist vor allem bei Entstehung einer Hyperthyreose diagnostisch wertvoll. Da es stärker ansteigt als $T_4$, ist es damit möglich, eine Thyreotoxikose früher zu erkennen. Bei manchen Patienten steigt sogar nur $T_3$ an, während $T_4$ im Normbereich bleibt ($T_3$-Toxikose).

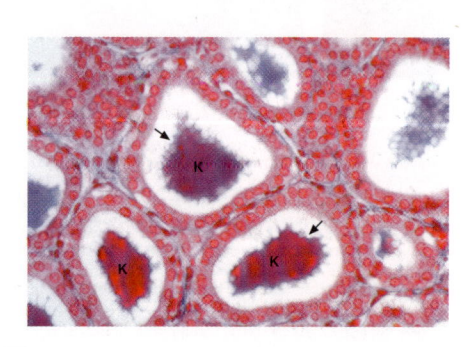

■ Abb. 1: Struktur von $T_4$, $T_3$, $rT_3$. [6]

■ Abb. 2: Schilddrüsenfollikel einer aktiven Schilddrüse. K = Kolloide. [16]

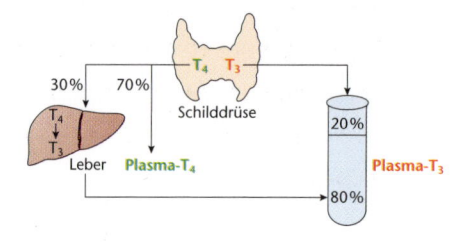

■ Abb. 3: Herkunft von $T_3$ und $T_4$. [18]

# Diagnostik nach Organsystemen

Tab. 1: Medikamente und Schilddrüsenhormone.

| Medikament | Mechanismus | Effekt |
|---|---|---|
| Aspirin (hochdosiert) | Verdrängt $T_4$ von Bindungsproteinen | Freies $T_4$ ↑ |
| Heparin | Steigert die Freisetzung von Lipoproteinlipase → freie Fettsäuren ↑, diese verdrängen $T_3/T_4$ von Bindungsproteinen | Freies $T_4$ ↑ Freies $T_3$ ↑ |
| Antikonvulsiva (Phenytoin, Carbamazepin, Phenobarbital) | Verdrängen $T_3/T_4$ von Bindungsproteinen | Freies $T_4$ ↑ Freies $T_3$ ↑ |
| Lithium | Hemmt Jodaufnahme in Schilddrüse Hemmt Sekretion von $T_3/T_4$ | Struma Hypothyreose |
| Amiodaron | Kann Sekretion von $T_3/T_4$ steigern oder hemmen | Hyperthyreose Hypothyreose |

▶ **Autoantikörper** sind hilfreich bei Diagnose und Verlaufsbeobachtung von Autoimmunerkrankungen der Schilddrüse. Bei der Hashimoto-Thyreoiditis (meist Hypothyreose) sind Anti-Thyroidea-Peroxidase-(TPO-)Antikörper und Anti-Thyreoglobulin-(TG-)Antikörper nachweisbar. Der M. Basedow (Hyperthyreose) ist mit stimulierenden Anti-TSH-Rezeptor-Antikörpern vergesellschaftet.

▶ **Thyreoglobulin** ist Marker für Schilddrüsenkarzinome.

▶ **Kalzitonin** wird von den C-Zellen der Schilddrüse produziert und ist der Marker für das medulläre Schilddrüsenkarzinom (s. Maligne Erkrankungen, S. 102).

Schilddrüsenwerte werden von Medikamenten beeinflusst; die wichtigsten sind in Tab. 1 erläutert.

## Jodmangel

Während der Eiszeit wurden Jodvorkommen in großen Teilen Deutschlands von den Gletschern ausgewaschen, so dass Jodmangel hierzulande endemisch ist. Die in den Follikeln gespeicherte Jodmenge reicht zwar für ca. 2 Monate, bei chronischem Jodmangel reagiert die Schilddrüse jedoch mit Hyperplasie und Hypertrophie (Abb. 4): Es bildet sich eine **Struma** (Kropf).
Therapeutisch nutzt man das negative Feedback von $T_4$ auf TSH: Durch Gabe von $T_4$ sinkt das TSH, die Struma wird nun weniger stimuliert und schrumpft.

> Die Größe einer Schilddrüse sagt nichts über ihre Funktion aus!

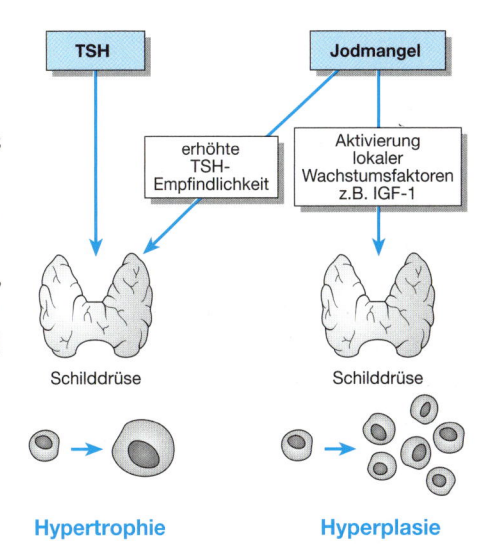

Abb. 4: Entstehung der Struma. [9]

## Zusammenfassung

✗ Die Sekretion der Schilddrüsenhormone wird durch das hypophysäre TSH kontrolliert.

✗ Zirkulierendes $T_3/T_4$ ist an Plasmaproteine gebunden. Nur ein kleiner Anteil liegt in freier Form vor, dieser jedoch ist für die biologische Funktion entscheidend.

✗ Chronischer Jodmangel führt zur Entstehung der Struma (Kropf).

✗ Auch schwere Schilddrüsenerkrankungen, wie eine ausgedehnte Struma oder Schilddrüsenkarzinome, können mit normaler hormoneller Funktion einhergehen.

# Hypothyreose

Eine Hypothyreose entwickelt sich meist langsam und wird daher oft übersehen. Bei akuter Hypothyreose kann der Patient ins Koma fallen.

## Klinik

- Müdigkeit, Kälteempfindlichkeit, Gewichtszunahme (trotz mangelnden Appetits)
- Trockene Haut und Haare
- Heiserkeit, Myxödem
- Bradykardie, Pleuraerguss
- Verstopfung
- Unfruchtbarkeit, Galaktorrhö
- Muskelsteifheit, Karpaltunnelsyndrom

## Ursachen

90 % sind Folge von
- Autoimmunthyreoiditis (Hashimoto)
- Behandlung mit Radiojod oder Schilddrüsenresektion.

Seltener sind:
- Medikamente (Lithium)
- TSH-Mangel (HVL-Insuffizienz)
- Kongenitale Erkrankungen (Synthesestörung oder Endorganresistenz)
- Schwerer Jodmangel

## Diagnostik

Primäre Hypothyreose ist eine Störung der Schilddrüse selbst und eines der häufigsten endokrinologischen Krankheitsbilder. Ein erhöhtes TSH ist grundsätzlich diagnostisch. Sekundäre Hypothyreose, also ein Mangel an TSH, ist selten und kann bei jeder Art von Hypophysenerkrankung vorkommen. Meist sind dann auch andere HVL-Hormone betroffen, was sich auch klinisch bemerkbar macht. Der TRH-Test (s. S. 80, DFT) deckt die Unfähigkeit der Hypophyse auf, TSH zu sezernieren. Zur diagnostischen Strategie ■ Abb. 2.

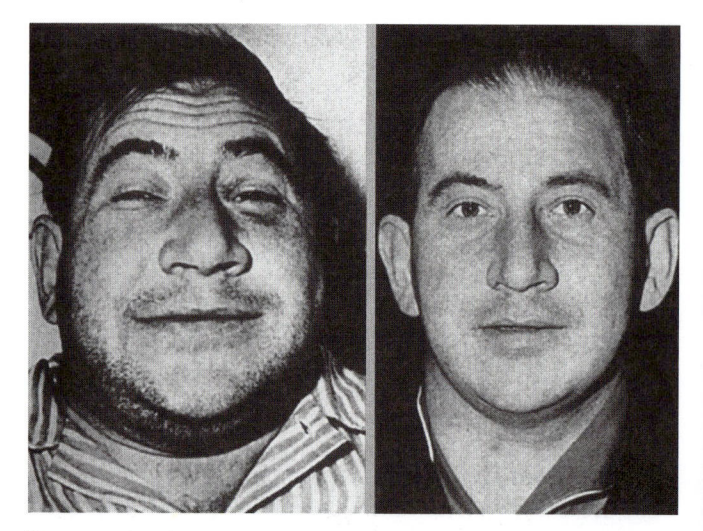

■ Abb. 1: Patient mit Hypothyreose (links), wenige Wochen nach Beginn der Thyroxinsubstitution (rechts). [15]

## Therapie

Mittel der Wahl ist die Substitution mit $T_4$ ($T_3$ hat eine zu kurze Halbwertszeit). Die lebenslange Therapie muss durch regelmäßige TSH-Bestimmungen überwacht werden (veränderter Hormonbedarf? Compliance?).

## Neugeborenen-Screening

Eine angeborene Hypothyreose hat katastrophale Folgen (Kretinismus, geistige Retardierung). Wird sie jedoch frühzeitig entdeckt und behandelt, kann sich das Kind normal entwickeln. Deshalb wird in Deutschland bei jedem Neugeborenen der TSH-Spiegel untersucht: Ein erhöhtes TSH ist praktisch beweisend für primäre Hypothyreose. Störungen der Hypophyse werden dabei nicht erkannt.

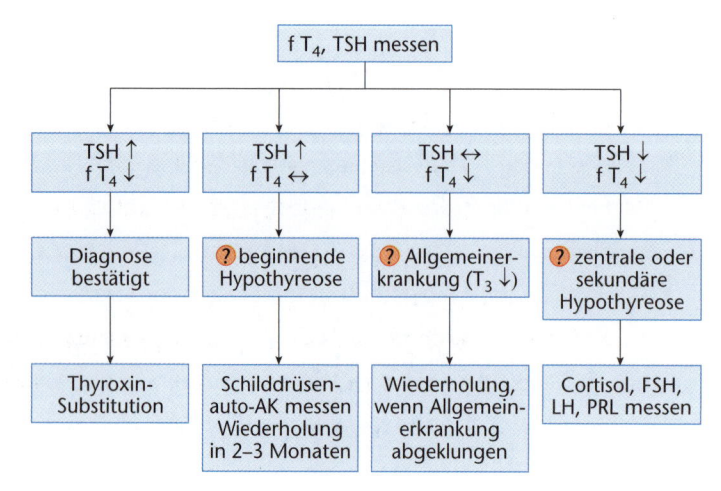

■ Abb. 2: Strategie laborchemischer Untersuchungen bei klinischem Verdacht auf Hypothyreose. [3]

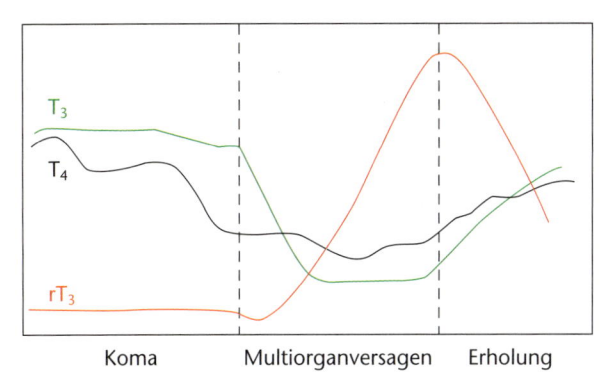

**Abb. 3:** $T_3$ und $rT_3$ bei schwerer Erkrankung. Bei schweren Krankheitszuständen wird oft beobachtet, dass der Körper in den Zielzellen $T_4$ vermehrt zu $rT_3$ anstatt zu $T_3$ umwandelt. Möglicherweise wird dadurch versucht, Energie zu sparen ($T_4/T_3$ steigert den Grundumsatz!). Steigt der $T_3$-Wert dann wieder an, ist dies prognostisch ein günstiges Zeichen. [nach 19]

## Schilddrüsenhormone bei schwerer Krankheit

Im Rahmen von schweren Allgemeinerkrankungen ist die Regulation von TSH, $T_3$ und $T_4$ gestört. $T_4$ wird in vermehrtem Ausmaß zu $rT_3$ anstelle von $T_3$ dejodiert (s. a. Kap. Schilddrüsenfunktion). Die Transportproteine sind vermindert. Erhöhte freie Fettsäuren verdrängen $T_4/T_3$ von den Bindungsproteinen. Aufgrund dieser Veränderungen haben schwer kranke Patienten häufig niedrige bis niedrignormale Werte für TSH, $T_3$ $T_4$.
Sind $T_3$ erniedrigt, $T_4$ und TSH jedoch im Normbereich (Low-$T_3$-Syndrom), liegt das praktisch immer an einer schweren Allgemeinerkrankung (■ Abb. 3). Daraus folgt: Bestimmungen von Schilddrüsenwerten sollten bei diesen Patienten entweder auf die Zeit nach der akuten Erkrankung verschoben werden bzw. nur dann erfolgen, wenn triftige Gründe dafür sprechen, dass eine zugrunde liegende Hypothyreose einen wichtigen Teil zu ihrer Erkrankung beiträgt.

> Bei Patienten mit schwerer Hypothyreose sollte die Therapie mit Thyroxin einschleichend beginnen, anfangs nur 25 µg/d. Höhere Dosen bergen das Risiko, einen Herzinfarkt auszulösen!

### Zusammenfassung

- Hypothyreose tritt häufig auf und wird meistens durch Autoimmunthyreoiditis, Schilddrüsenresektion oder Radiojodtherapie verursacht.
- Primäre Hypothyreose wird durch erhöhtes TSH bestätigt.
- Sekundäre Hypothyreose wird mit dem TRH-Test untersucht.
- Die Therapie erfolgt durch orale Gabe von Thyroxin und muss durch regelmäßige TSH-Bestimmungen kontrolliert werden.
- Patienten mit schweren Erkrankungen, die nicht die Schilddrüse betreffen, weisen häufig das Low-$T_3$-Syndrom auf.

# Hyperthyreose

Das klinische Bild der Wirkung erhöhter Schilddrüsenhormone auf die Zielorgane nennt man Hyperthyreose.

## Klinik

Folgende Symptome können bei der Hyperthyreose auftreten:
- Erregtheit, Tremor
- Wärmeempfindlichkeit
- Gewichtsabnahme (trotz gesteigerten Appetits), Hyperglykämie
- Feuchte Haut, weiche Haare
- Tachykardie, Vorhofflimmern (wegen gesteigerter Sensibilität für Katecholamine), Angina pectoris, Herzinsuffizienz
- Exophthalmus
- Durchfall
- Struma
- Muskelschwäche

## Ursachen

### M. Basedow

Bei dieser Autoimmunerkrankung zirkulieren Anti-TSH-Rezeptor-Antikörper (TRAK), welche die Schilddrüse ähnlich wie TSH – jedoch unkontrolliert! – zur Hormonbildung stimulieren. Die Augensymptome (Exophthalmus, Doppelbilder) korrelieren hierbei nicht mit dem Schilddrüsenhormonstatus, vielmehr beruhen sie auf einer Ausdehnung des Autoimmunprozesses auf das retroorbitale Bindegewebe und die Augenmuskeln (durch ähnliche Autoantigene). Diese endokrine Orbitopathie kann auch isoliert auftreten.

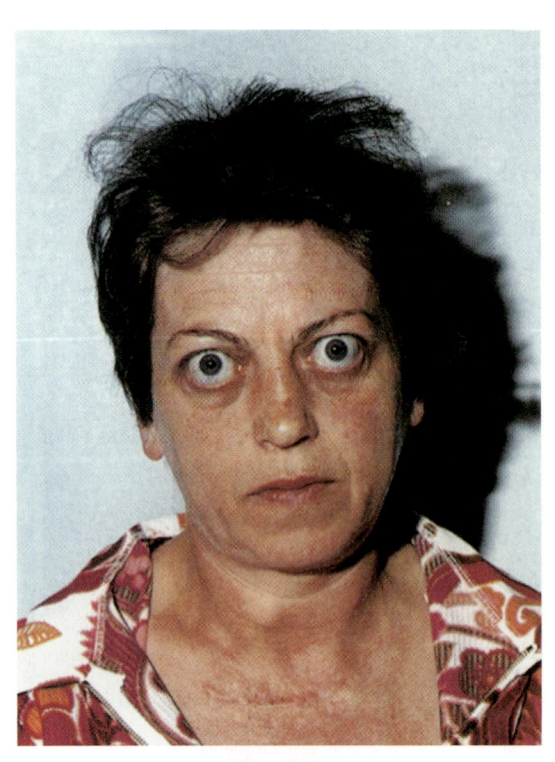

■ Abb. 1: Patient mit Hyperthyreose. [15]

### Schilddrüsenautonomie

Sie ist in Jodmangelgebieten die häufigste Ursache einer Hyperthyreose. Auch in der gesunden Schilddrüse kommen vereinzelt Zellen vor, die autonom – also nicht durch TSH reguliert – Hormone produzieren (s.a. S. 78, Endokrine Regulation). Wenn die Anzahl dieser Zellen steigt, z. B. bei chronischem Jodmangel, äußert sich das irgendwann als manifeste Hyperthyreose. Je nach Verteilungsmuster dieser Zellverbände unterscheidet man
- Unifokale Autonomie (= autonomes Adenom)
- Multifokale Autonomie
- Disseminierte Autonomie

Seltenere Ursachen der Hyperthyreose sind Thyreoiditis, Überdosierung von Schilddrüsenhormonen sowie TSH-sezernierendes Hypophysenadenom.

## Diagnostik

Erhöhte Schilddrüsenhormone bei erniedrigtem TSH sind diagnostisch. Oft ist TSH so stark supprimiert, dass es nicht mehr nachgewiesen werden kann. In einigen Fällen (z. B. beginnende Hyperthyreose) ist nur $T_3$ erhöht, nicht aber $T_4$. Die Interpretation der Laborbefunde kann durch veränderte Konzentrationen des TBG erschwert werden: Dies ist erhöht bei Schwangerschaft, oraler Antikonzeption, nephrotischem Syndrom und erniedrigt beim seltenen kongenitalen TBG-Mangel (■ Tab.1). Die diagnostische Strategie ist in ■ Abb. 2 zusammengefasst.

## Therapie

Je nach Grunderkrankung werden Thyreostatika, Radiojod oder Schilddrüsenresektion eingesetzt. Bei allen Therapieformen kommt es häufig zur Hypothyreose, welche dann substituiert werden muss. Um dies zu erkennen, muss regelmäßig TSH kontrolliert werden. Beachte: Es dauert mehrere Wochen, bis sich Zielgewebe sowie TSH auf veränderte $T_4/T_3$-Spiegel einstellen.

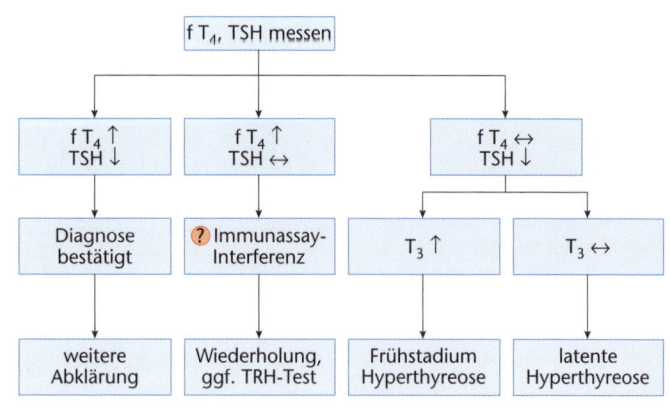

■ Abb. 2: Strategie laborchemischer Untersuchungen bei klinischem Verdacht auf Hyperthyreose. [3]

# Diagnostik nach Organsystemen

| Klinik | $T_4$ | $T_3$ | TSH | TBG | $fT_4$ |
|---|---|---|---|---|---|
| Euthyreose | ↔ | ↔ | ↔ | ↔ | ↔ |
| Schwanger, Euthyreose | ↑ | ↑ | ↔ | ↑ | ↔ |
| Schwanger, Hyperthyreose | ↑ | ↑ | ↓ | ↑ | ↑ |

Tab. 1: Schilddrüsenlabor bei Schwangerschaft.

## Latente Hyperthyreose

Bei der Entstehung einer Schilddrüsenautonomie wird ein Zwischenstadium durchlaufen: die latente Hyperthyreose. Sie kommt meistens dann auf, wenn dem Körper vermehrt Jod zugeführt wird (z. B. bei Kontrastmittelgabe): Das autonome Schilddrüsengewebe reagiert auf erhöhte Jodzufuhr mit erhöhter Hormonsekretion (im Gegensatz zum gesunden Gewebe, s. a. S. 86, Schilddrüsenfunktion). Dabei kann es auch zur thyreotoxischen Krise kommen. Deshalb muss vor jeder Kontrastmittelgabe eine TSH-Bestimmung durchgeführt werden!

## Thyreotoxische Krise

Diese ist ein lebensbedrohlicher Notfall und muss auf der Intensivstation behandelt werden! Durch stark erhöhte $T_4/T_3$-Konzentrationen kommt es zu Tachykardie mit Herzrhythmusstörungen, Fieber, Dehydratation, Agitation und schließlich zum Koma.

> Bei älteren Patienten verläuft eine Hyperthyreose zunächst oligosymptomatisch. Einziges Zeichen kann ein Vorhofflimmern sein, deshalb: bei isoliertem Vorhofflimmern nicht die Schilddrüsenwerte vergessen!

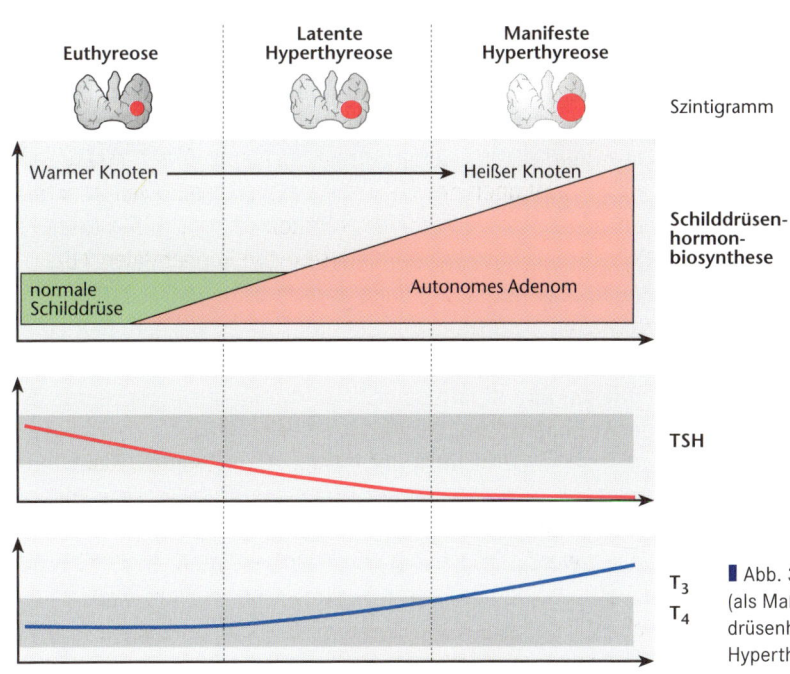

Abb. 3: Beziehungen zwischen szintigraphischem Technetium-Uptake (als Maß der Autonomie), TSH und Serumkonzentration der Schilddrüsenhormone $T_3$ und $T_4$ am Beispiel der latenten und manifesten Hyperthyreose. [2]

## Zusammenfassung

✖ Schilddrüsenautonomie und Autoimmunerkrankung (M. Basedow) sind die häufigsten Ursachen der Hyperthyreose.

✖ Erniedrigtes TSH und erhöhtes $T_4$ sind diagnostisch, in schwierigen Fällen müssen auch $fT_4$, $T_3$ und TBG bestimmt werden.

✖ In einigen Fällen ist nur $T_3$, nicht $T_4$ erhöht.

✖ Während und nach der Therapie einer Hyperthyreose müssen die Schilddrüsenwerte regelmäßig überwacht werden, um eine Hypothyreose zu erkennen.

# Nebennierenrindenfunktion

Die Nebennierenrinde wird in drei anatomisch und funktionell unterschiedliche Abschnitte eingeteilt (Abb. 1). Hauptprodukt der Zona glomerulosa ist das Mineralokortikoid Aldosteron, in der Zona fasciculata wird das Glukokortikoid Kortisol gebildet, Androgene werden in der Zona reticularis freigesetzt. Dies ergibt sich aus der unterschiedlichen Enzymausstattung der verschiedenen Schichten der Nebennierenrinde (Abb. 3). Im Nebennierenmark, das sich vom sympathischen Nervensystem ableitet, werden Katecholamine wie Adrenalin und Noradrenalin gebildet.

Die Hypothalamus-Hypophysen-Nebennierenrinden-Achse besitzt einen klassischen negativen Rückkopplungsmechanismus (Abb. 2). ACTH – der entscheidende Regulator der Kortisolproduktion – wirkt vor allem auf die Zona fasciculata (Kortisol) und die Zona reticularis (Androgene) positiv ein.

## Kortisol

Wie die anderen NNR-Hormone (= Kortikoide) entsteht Kortisol aus dem gemeinsamen Vorläufer **Cholesterin**. Die beteiligten Enzyme sind vor allem Cytochrom-P450-Mischoxygenasen, die eine Reihe von Hydroxylierungen katalysieren. Der geschwindigkeitsbestimmende Schritt bei der Kortisolsynthese, der von ACTH reguliert wird, ist die Umwandlung von Cholesterin in Pregnenolon.

Für eine Reihe von Enzymen des Syntheseweges der Kortikoide sind **genetische Defekte** bekannt. Diese resultieren je nach betroffenem Enzym in einem Mangel des nachgeschalteten Hormonprodukts und einer Übersekretion der vorgeschalteten Hormonprodukte (s. a. Adrenogenitales Syndrom).

Kortisol hemmt im Sinne einer negativen Rückkopplung die Ausschüttung von CRH und ACTH. Im Serum ist Kortisol an CBG gebunden (s. a. S. 80, Dynamische Funktionstests).

Aufgrund seiner vom Cholesterin „geerbten" lipophilen Eigenschaften diffundiert es über die Zellmembran der Zielzellen, dockt dort an seinen zytosolischen Rezeptor an und bindet mit diesem an bestimmten DNA-Abschnitten (den „glucocorticoid-responsive elements"), um die Transkription von Proteinen zu regulieren.

Die Kortisolwirkungen sind mannigfaltig und lassen sich am besten mit dem Bild einer Stressreaktion des Körpers zusammenfassen: Es wirkt
- Eiweißkatabol: vermehrter Proteinabbau, führt zu Muskelschwäche, Hautatrophie
- Lipolytisch: Anstieg freier Fettsäuren im Serum
- Diabetogen: Ankurbelung der Glukoneogenese
- Antiphlogistisch: Hemmung des Immunsystems

Außerdem steigert Kortisol die Empfindlichkeit adrenerger Rezeptoren und führt über parakrine Regulation (s. S. 78, Endokrine Regulation) zu vermehrter Katecholaminausschüttung im Nebennierenmark. Kortisol hat auch eine geringe mineralokortikoide Wirkung. Die künstlich erzeugten und therapeutisch breit angewendeten Glukokortikoide stellen Varianten des Kortisolmoleküls dar, die eine stärkere glukokortikoide und schwächere mineralokortikoide Wirkung als Kortisol haben.

## Androgene

Dehydroepiandrostendion (DHEA) wird ausschließlich in der NNR produziert und gilt deshalb als typisches NNR-Androgen. Androstendion stammt sowohl aus der NNR als auch aus den Gonaden. Beide stellen Präkursoren dar und entfalten ihre Wirkung nach Umwandlung zu Testosteron in der Peripherie. Sie sind bei Frauen eine wichtige Quelle des körpereigenen Testosterons (40%), eine Überproduktion führt

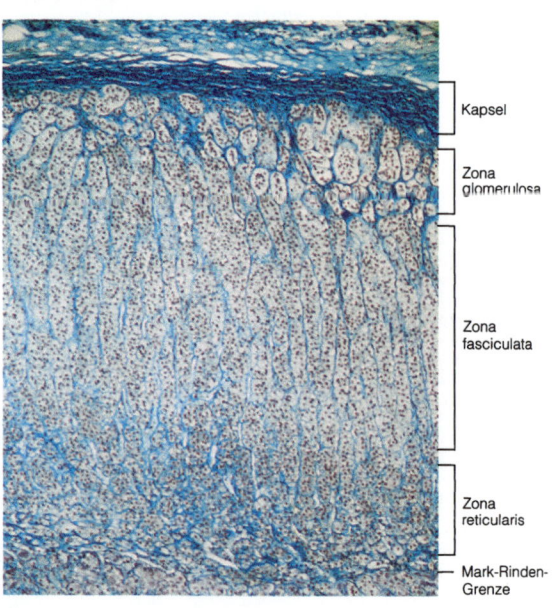

Abb. 1: Anatomie der Nebennierenrinde. [16]

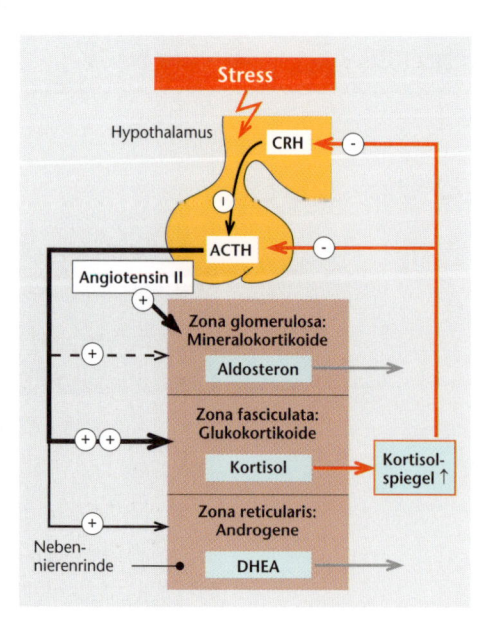

Abb. 2: Hypothalamus-Hypophysen-Nebennierenrinden-Achse. [7]

■ Abb. 3: Synthese der NNR-Hormone.
1 = 17-Hydroxylase.
2 = 17,20-Lyase.
3 = 21-Hydroxylase (am häufigsten beim adrenogenitalen Syndrom defekt).
4 = 11-Hydroxylase (wird durch Metopiron gehemmt).
5 = Dieser Schritt wird durch Angiotensin II stimuliert. [6]

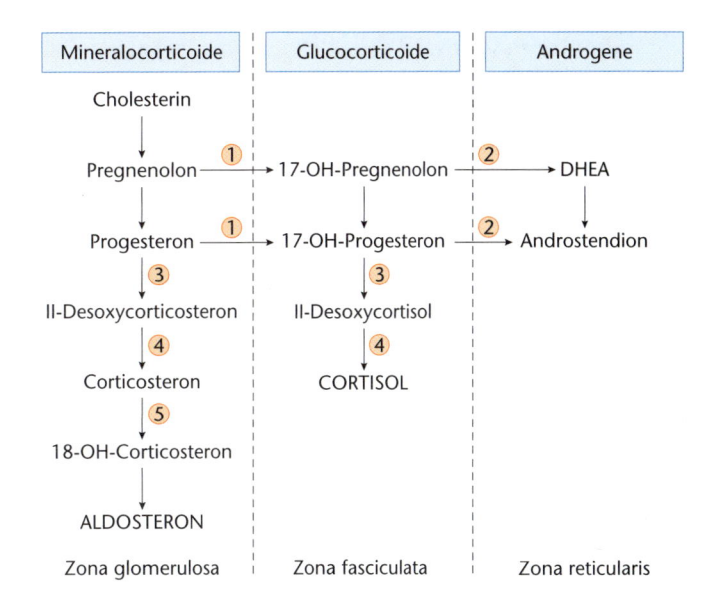

zu Hirsutismus, Akne und Amenorrhö. Bei Männern spielen sie im Vergleich zu den Androgenen aus den Gonaden eine geringe Rolle (5%).

## Aldosteron

Aldosteron ist das klassische Mineralokortikoid. Es wird nicht durch ACTH (■ Abb. 2) sondern vom Renin-Angiotensin-Aldosteron-System (RAAS) reguliert. Es führt in der Niere zu Natriumretention und Kaliumexkretion. Deshalb hat ein Aldosteronüberschuss Hypertonie, Hypokaliämie sowie ein vermehrtes extrazelluläres Volumen (s. S. 10, Wasser- und Elektrolythaushalt) zur Folge.

## Adrenogenitales Syndrom (AGS)

Hier liegt ein angeborener Defekt eines Enzyms im Syntheseweg der Kortikoide vor, der unerkannt zum frühen Tod des Säuglings führen kann. In 95% der Fälle ist die 21-Hydroxylase betroffen. Dies führt zu einem Kortisolmangel (■ Abb. 2), wodurch wegen der fehlenden negativen Rückkopplung der ACTH-Spiegel steigt und die Synthese der übrigen Kortikosteroide angekurbelt wird. Der stark erhöhte Spiegel des 17-Hydroxyprogesterons ( = Ausgangsmetabolit der durch die 21-Hydroxylase katalysierten Reaktion) gilt als diagnostisch für das AGS und führt zur vermehrten Bildung von Androgenen über alternative Synthesewege. Dadurch kommt es bei weiblichen Neugeborenen zu einer Virilisierung der Genitalien, bei Jungen zu einer Pubertas praecox. Die späte Form des AGS, der ein Mangel des Enzyms zugrunde liegt, manifestiert sich erst im Jugend- oder Erwachsenenalter. Meist geht ein AGS auch mit einer verminderten Sekretion von Aldosteron einher, was zum potentiell tödlichen Salzverlust führt.

> Stress ist der wichtigste Stimulus für die ACTH-Ausschüttung. Er führt zu 10fach erhöhten Kortisolspiegeln und dominiert über die negative Rückkopplung. Daher ist es unverzichtbar, dass Patienten während der diagnostischen Untersuchungen einen stabilen Schlaf-Wach-Rhythmus haben und nicht unter Stress stehen.

### Zusammenfassung

✱ In der Nebennierenrinde produziert die Zona glomerulosa Aldosteron, die Zona fasciculata Kortisol und die Zona reticularis Androgene.

✱ Glukokortikoide wie Kortisol wirken eiweißkatabol, diabetogen und immunsupprimierend.

✱ Mineralokortikoide wie Aldosteron fördern die renale Rückresorption von Natrium und die Ausscheidung von Kalium.

✱ Das adrenogenitale Syndrom ist potentiell letal. Meist ist die 21-Hydroxylase defekt, ein stark erhöhtes 17-Hydroxyprogesteron ist diagnostisch.

# Nebennierenrindenunterfunktion

Die Nebennierenrinden-(NNR-)Unterfunktion ist ein ernst zu nehmendes Krankheitsbild, die akute Insuffizienz (= Addison-Krise) kann letal verlaufen. Sie manifestiert sich bei Belastungen des $H_2O$-/Elektrolythaushaltes auf dem Boden einer chronischen Nebenniereninsuffizienz.

## Klinik

Leitsymptome der NNR-Unterfunktion sind:
- Schwäche, rasche Ermüdbarkeit
- Hyperpigmentierung
- Dehydratation
- Arterielle Hypotonie

Im Stadium der akuten Dekompensation (= Addison-Krise) kommen hinzu:
- Exsikkose, Schock
- Akutes Abdomen
- Erbrechen, Durchfälle
- Hypoglykämie, metabolische Azidose

Die NNR-Unterfunktion kann primärer (M. Addison) oder sekundärer (HVL-Insuffizienz) Natur sein. Die häufigste (80%) Ursache der primären NNR-Insuffizienz ist eine Autoimmunadrenalitis, weitere sind Tuberkulose und AIDS, Metastasen, Amyloidose oder Meningokokkensepsis (Waterhouse-Friderichsen-Syndrom).

Bei der **primären** Form mangelt es sowohl an Kortison als auch an Aldosteron. Grund für die Hyperpigmentierung ist ein ACTH-Überschuss (dieser wirkt partiell wie melanozytenstimulierendes Hormon) aufgrund der mangelnden negativen Rückkopplung durch Kortisol.

Bei der **sekundären** Form hingegen ist die Haut blass (ACTH-Mangel) und Aldosteron meist im Normalbereich, da dies primär durch das RAAS gesteuert wird. Die weitaus häufigste Ursache ist die therapeutische Einnahme von Kortison. Sie verursacht durch die verstärkte negative Rückkopplung auf das ACTH auf Dauer eine NNR-Atrophie sowie die Unfähigkeit des hypothalamisch-hypophysären Systems, auf Stresssituationen zu reagieren. Auch andere Medikamente können zur NNR-Unterfunktion führen, so hemmt z. B. Ketoconazol die Syntheseenzyme.

Abb. 1 illustriert die Schädigungsmuster von NNR-Mark und -Rinde in Abhängigkeit vom Pathomechanismus.

## Flüssigkeits-/ Elektrolythaushalt

Die Kombination aus **Hyponatriämie**, **Hyperkaliämie** und **erhöhtem Harnstoff** kann auf eine NNR-Unterfunktion hinweisen. Ein Hypoaldosteronismus führt zu erhöhtem Reninspiegel. Die Hyponatriämie entsteht durch zwei hauptsächliche Mechanismen: Einerseits führt Hypoaldosteronismus direkt über renalen Natriumverlust zur Hyponatriämie. Andererseits bewirkt dies einen Volumen- und Blutdruckabfall, welcher über ADH die Wasserretention steigert und somit das $Na^+$ weiter verdünnt. Insgesamt ist der Wassergehalt im Vergleich zum Gesunden jedoch vermindert, was am erhöhten Harnstoff sichtbar ist.

## Kortisol

Die Kortisoleinzelmessung im Serum oder Urin muss immer zu einer definierten Uhrzeit (z. B. Basalwert um 8 Uhr) erfolgen. Lediglich sehr hohe oder sehr niedrige Werte erlauben eine Aussage über die NNR-Funktion.

## DHEA

Dehydroepiandrostendion (DHEA) ist das typische NNR-Androgen: Im Gegensatz zum Androstendion stammt es ausschließlich aus der NNR. DHEA ist erhöht beim AGS sowie bei M. Cushing und erniedrigt bei M. Addison (primäre NNR-Insuffizienz).

## ACTH-Kurztest

Zur formalen Diagnose einer Nebenniereninsuffizienz gehört ein pathologischer ACTH-Kurztest (Abb. 2). Der basale Kortisolspiegel schwankt stark, daher sind die aussagekräftigen Parameter der erreichte absolute Kortisolwert nach Stimulation sowie die Differenz zwischen 30-Minuten-Wert und Basalwert des Kortisols.

## ACTH-Langzeittest

Bei der **sekundären**, jedoch nicht bei der primären NNR-Insuffizienz reagiert die NNR im Langzeittest mit normaler maximaler Kortisolproduktion auf den ACTH-Stimulus. Wenn jedoch bei pathologischem ACTH-Kurztest zusätzlich eine eindeutig erhöhte ACTH-Konzentration im Serum vorliegt, ist dies

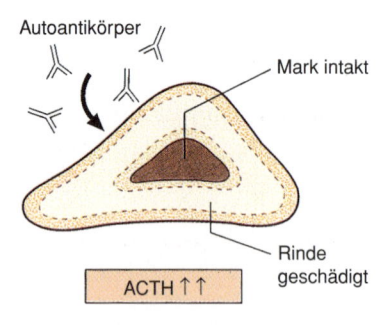

**selektive Schädigung der Rinde** — Autoantikörper, Mark intakt, Rinde geschädigt, ACTH ↑↑

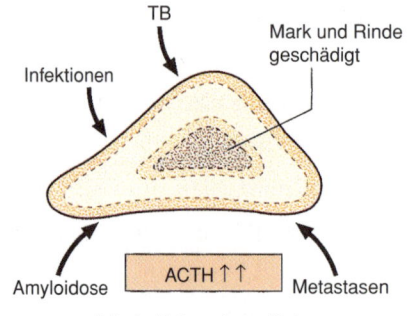

**globale Nebennierenläsion** — TB, Infektionen, Mark und Rinde geschädigt, Amyloidose, Metastasen, ACTH ↑↑

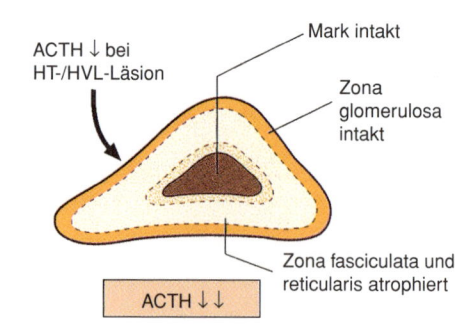

**Sekundäre NNR-Insuffizienz** — ACTH ↓ bei HT-/HVL-Läsion, Mark intakt, Zona glomerulosa intakt, Zona fasciculata und reticularis atrophiert, ACTH ↓↓

Abb. 1: Ursachen der NNR-Insuffizienz. [3]

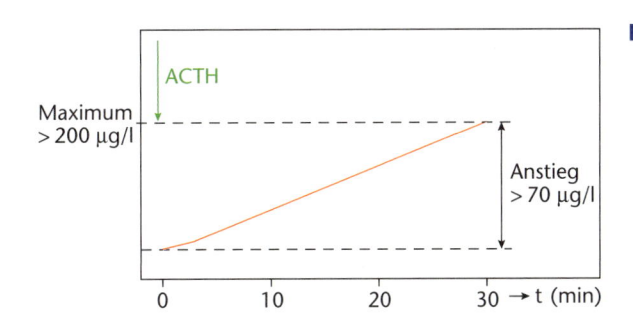

Abb. 2: ACTH-Kurztest. [6]

diagnostisch für die **primäre** NNR-Unterfunktion, und man kann auf den ACTH-Langzeittest verzichten.

## NNR-Autoantikörper

Antikörper gegen zytoplasmatische Antigene der steroidproduzierenden Zellen der Nebenniere werden beim M. Addison in 50–80% der Fälle nachgewiesen. Sie treten schon jahrelang vor den klinischen Symptomen auf und sind krankheitsspezifisch.

## Relative NNR-Insuffizienz

Sie tritt als Begleiterscheinung bei schweren Krankheitszuständen (z. B. Sepsis) auf und geht mit einer schlechten Prognose für den Patienten einher. Das basale Kortisol ist erhöht, der Anstieg im ACTH-Test fällt jedoch sehr flach aus.

## Isolierter Hypoaldosteronismus

Dieses seltene Syndrom trifft man z. B. bei primärem Reninmangel bei nierenlosen Patienten an.

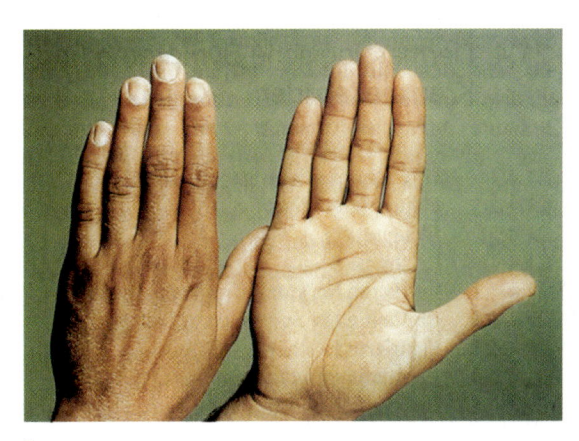

Abb. 3: Palmare Hyperpigmentierung bei primärer NNR-Insuffizienz. [15]

> Die primäre NNR-Unterfunktion hat oft einen schleichenden Beginn. Erst wenn etwa 90% der NNR-Funktion ausgefallen sind, macht sie sich klinisch bemerkbar. Anfangs kann eine isolierte Hyponatriämie oder Hyperkaliämie vorliegen. Charakteristisch ist die Hyperpigmentierung der palmaren Hautfalten (Abb. 3). Bei jedem Patienten mit Hyperkaliämie ohne Niereninsuffizienz muss man an M. Addison denken!

### Zusammenfassung

✖ Die NNR-Insuffizienz ist selten, aber lebensbedrohlich.

✖ Häufigste Ursachen sind Autoimmunerkrankungen oder Tumorinfiltrationen.

✖ Die primäre NNR-Unterfunktion bestätigt sich im ACTH-Test.

✖ Die HVL-Unterfunktion als Ursache für sekundäre NNR-Unterfunktion wird im Insulinstresstest erkannt.

✖ Die Therapie fußt auf ausreichender Natriumzufuhr und Hormonsubstitution.

# Nebennierenrindenüberfunktion

Die Überfunktion der Nebennierenrinde (NNR) lässt sich gut anhand der Überproduktion ihrer Hauptprodukte darstellen: Kortisol, Androgene, Aldosteron.

## Hyperkortisolismus

Hyperkortisolismus führt zur Ausprägung einer Reihe von Symptomen, die zusammen als Cushing-Syndrom bekannt sind (Abb. 1). Cave: Der M. Cushing hingegen bezeichnet eine ganz bestimmte Ursache des Cushing-Syndroms, nämlich eine hypophysäre ACTH-Überproduktion. Sobald der Verdacht auf Cushing-Syndrom besteht, werden zwei Fragen an die klinische Chemie gestellt:

Abb. 1: Cushing-Syndrom. [7]
- Mondgesicht, Plethora
- Büffelnacken
- Hypertonie
- Stammfettsucht, Striae distensae
- Schenkelkopfnekrose, Osteoporose
- Hypogonadismus
- hämorrhagische Diathese
- Muskelschwäche

### Handelt es sich wirklich um ein Cushing-Syndrom?

Als Screeninguntersuchung wird das freie Kortisol im Urin bestimmt, entweder im 24-h-Sammelurin oder als Kortisol/Kreatinin-Quotient im Morgenurin. Liegt dreimal ein normaler Wert vor, so ist ein Cushing-Syndrom ausgeschlossen. Außerdem ist beim Cushing-Syndrom die zirkadiane Rhythmik des Kortisolspiegels weniger ausgeprägt, d. h., die Differenz zwischen 8-Uhr-Wert und 22-Uhr-Wert ist geringer als beim Gesunden. Führt im Dexamethason-Suppressionstest die Gabe von 1 mg Dexamethason („low dose") nicht zur Suppression von Kortisol, weist dies auf ein Cushing-Syndrom hin. In der insulininduzierten Hypoglykämie benötigt der Patient mit Cushing-Syndrom eine höhere Dosis Insulin zum Erreichen der Hypoglykämie und reagiert mit einem schwächeren Kortisolanstieg als der Gesunde.

### Was ist die Ursache des Cushing-Syndroms?

Die Hauptursachen und ihre Auswirkungen auf die HT-HVL-NNR-Achse sind in Abb. 2 dargestellt.
Der ACTH-Spiegel ist typischerweise nicht nachweisbar bei NNR-Tumoren, (normal)hoch beim M. Cushing und stark erhöht bei ektoper ACTH-Produktion.

Auch der Dexamethason-Suppressionstest gibt Aufschluss über die Ursache des Cushing-Syndroms (Abb. 3). Bei hypophysären Ursachen ist die Bildgebung unverzichtbar, bei Verdacht auf ektope ACTH-Produktion kann eine selektive venöse ACTH-Messung mittels Katheter den Ort der ACTH-Produktion eingrenzen.
Im CRH-Test (s. S. 82, Hypophysenfunktion) steigert die CRH-Gabe die ACTH- und Kortisolsekretion, wenn ein hypophysäres Cushing-Syndrom vorliegt. Bei Kortisolproduktion durch NNR-Tumoren oder ektopes Gewebe jedoch sind beide Hormone nicht durch CRH stimulierbar. Der Metopiron-Test

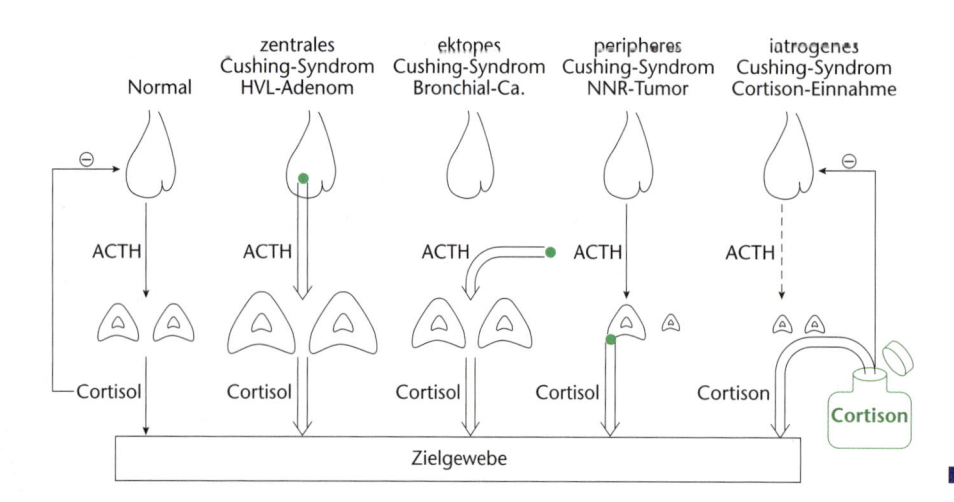

Abb. 2: Ursachen der NNR-Überfunktion. [nach 3]

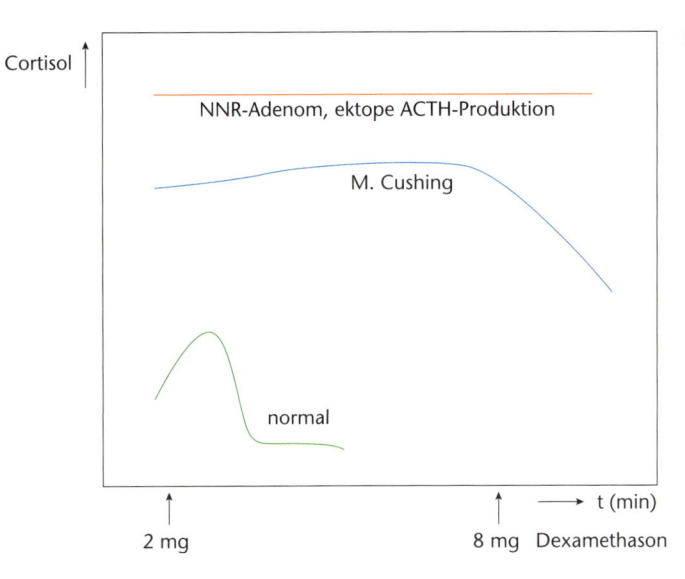

■ Abb. 3: Dexamethason-Suppressionstest. [6]

untersucht die Funktionsreserve des HT-HVL-NNR-Systems beim Wegfall des negativen Feedbacks durch Kortisol: Metopiron blockiert die 11β-Hydroxylase (s. S. 92, Nebennierenrindenfunktion) und damit die Kortisolsynthese. Ähnlich wie beim AGS steigt dadurch das ACTH und infolgedessen die Sekretion von Kortisolvorstufen, deren Synthese nicht gehemmt ist, z. B. 11-Desoxykortikosteron. Bei hypophysärem Cushing-Syndrom ist dieser Anstieg von 11-Desoxykortikosteron pathologisch hoch, aber bei Kortisolproduktion durch ektopes Gewebe oder NNR-Tumoren fällt er aus (wie auch bei sekundärer NNR-Insuffizienz!).

## Hyperandrogenämie

Beim sekundären Hyperkortisolismus mit vermehrter ACTH-Produktion und beidseitiger NNR-Hyperplasie – sowie bei Karzinomen der NNR – werden zusätzlich auch die Androgene übersezerniert. DHEAS, Androstendion, Testosteron sind im Serum erhöht; klinisch führt dies zu Hirsutismus und Virilisierung der Patientinnen, ähnlich wie beim AGS (s. S. 92, Nebennierenfunktion).

## Hyperaldosteronismus

Der **primäre** Hyperaldosteronismus (Conn-Syndrom) ist selten und in der Regel auf ein solitäres NNR-Adenom zurückzuführen. Typisch ist die **hypokaliämische Hypertonie**. Außerdem kommt es zu Polyurie, Polydipsie, Muskelschwäche, metabolischer Alkalose und Tetanie. All diese Symptome – außer Hypertonie – sind auf die Hypokaliämie zurückzuführen! Die weiteren Laborparameter sind erniedrigtes Renin sowie erhöhtes Aldosteron, Serumnatrium und Kalium im Urin. Der **Renin-Aldosteron-Orthostase-Test** bestätigt die Diagnose: Renin und Aldosteron werden jeweils vor und nach einer zweistündigen Orthostase gemessen. Entscheidend ist dabei der Aldosteron/Renin-Quotient. Beim Conn-Syndrom ist er stark erhöht.

Der **sekundäre** Hyperaldosteronismus ist weitaus häufiger. Im Serum sind sowohl Aldosteron als auch Renin erhöht. Ursachen sind Erkrankungen wie Herzinsuffizienz, Leberzirrhose und nephrotisches Syndrom, die zu einer Abnahme des zirkulierenden Blutvolumens und damit zu einer Aktivierung des Renin-Angiotensin-Aldosteron-Systems führen.

> **Klinische Notiz**
> Alkoholabusus kann zu einem dem Cushing-Syndrom ähnlichen Bild führen, mit Hypertonie, Stammfettsucht, Plethora und Akne. Kortisol kann dabei erhöht sein und auf Dexamethason nicht mit Supprimierung reagieren. Nach einigen Wochen Abstinenz verschwinden jedoch die laborchemischen Kennzeichen des Cushing-Syndroms.

## Zusammenfassung

✱ Beim Hyperkortisolismus ist der Kortisol/Kreatinin-Quotient im Morgenurin erhöht, der zirkadiane Rhythmus des Kortisols fehlt, ebenso der Kortisolanstieg beim Insulin-Hypoglykämie-Test, und Kortisol wird nicht im Low-Dose-Dexamethason-Test supprimiert.

✱ Die Ursache des Cushing-Syndroms wird identifiziert mittels High-Dose-Dexamethason-Test, CRH-Test, Metopiron-Test und ACTH-Messung.

✱ Hyperandrogenismus als Begleitsymptom ist häufiger beim sekundären Hyperkortisolismus.

✱ Primärer Hyperaldosteronismus (Conn-Syndrom) ist selten und gewöhnlich Manifestation eines NNR-Adenoms.

# Gonadenfunktion

## Sexualhormone

**Testosteron** ist das hauptsächliche Androgen und wird beim Mann in den Hoden produziert. Es ist verantwortlich für die Ausprägung männlicher sekundärer Geschlechtsmerkmale. Weibliches Plasma enthält auch geringe Testosteronkonzentrationen, sie stammen je zur Hälfte aus den Ovarien und aus der peripheren Umwandlung von DHEA und Androstendion aus der Nebenniere (s. S. 92, Nebennierenfunktion). **Östradiol** stammt aus den Ovarien und bewirkt die Ausprägung sekundärer weiblicher Geschlechtsmerkmale und die endometriale Proliferation. Andere Steroide mit östradiolähnlicher Wirkung heißen **Östrogene**. **Progesteron** entstammt auch dem Ovar, es wird vom Corpus luteum gebildet und fördert die endometriale Sekretion.
Testosteron und Östradiol sind im Plasma an das sexualhormonbindende Globulin (SHBG) gebunden. Ein erhöhtes SHBG verstärkt bei Frauen und Männern die Östradiolwirkungen, während ein erniedrigtes SHBG die Androgeneffekte verstärkt.

## Hypothalamus-Hypophysen-Gonaden-Achse

Das pulsatil sezernierte GnRH stimuliert die Produktion der Gonadotropine FSH und LH in der Hypophyse. Diese wiederum steuern die Sexualhormonproduktion und die Gametogenese in den Ovarien und Hoden (Abb. 1).

## Männliche Gonadenfunktion

In den Hoden sezernieren die Leydig-Zellen das Testosteron, während die Sertoli-Zellen für die Spermienbildung zuständig sind. Leydig-Zellen reagieren auf LH, Sertoli-Zellen auf FSH. Testosteron verursacht männlichen Haarwuchs, eine tiefe Stimme und Muskelwachstum. Der Testosteronspiegel schwankt zirkadian um ungefähr 30 % mit einem Maximum am Morgen. Die Hodenfunktionen nehmen nach dem 50. Lebensjahr ab, ohne jedoch auch im hohen Alter vollständig zu erlöschen. Eine gestörte männliche

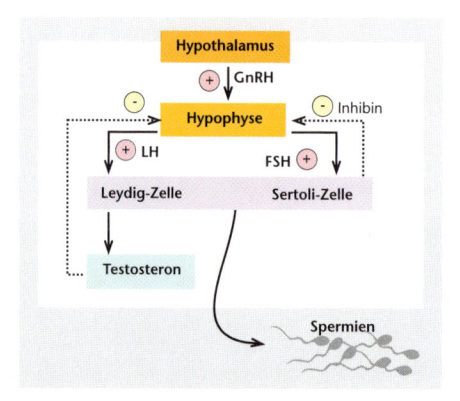

Abb. 1: HT-HVL-Hoden-Achse. [nach 7]

Gonadenfunktion führt zu beeinträchtigter sexueller Entwicklung und Differenzierung, Hypogonadismus, Infertilität (Spermiogramm!) und Gynäkomastie (kann Folge von seltenen hCG produzierenden Hodentumoren sein!). Bei der Spermienanalyse gelten die Mindestwerte: 10 Mio. Spermatozoen/ml, 50 % mit normaler Motilität, 60 % mit normaler Form und Länge.

## Hypogonadismus

Damit bezeichnet man das klinische Bild eines Mangels an Sexualhormonen. Liegt die Störung in den Hoden, so spricht man vom primären Hypogonadismus (= hypergonadotroper Hypogonadismus). Seine Ursachen sind:
▶ Kongenitale Störungen wie Klinefelter-Syndrom, testikuläre Agenesie
▶ Erworbene Störungen wie Infektion (Mumps-Orchitis!), Bestrahlung, Chemotherapie

Beim sekundären (hypogonadotropen) Hypogonadismus sind die Gonadotropine vermindert. Ursachen sind:
▶ Hypophysentumoren
▶ Hypothalamische Störungen, z. B. Kallmann-Syndrom (= GnRH-Mangel und Hyposmie)

Zur Differentialdiagnose ist der GnRH-Test nützlich (s. a. S. 82, Hypophysenfunktion): Beim Gesunden steigen LH und FSH mindestens 2fach an. Bei primärem Hypogonadismus erfolgt ein überschießender, bei sekundärem Hypogonadismus ein geringer Anstieg.

## Störung der sexuellen Differenzierung

Eine isolierte Differenzierungsstörung ist selten. Bei der testikulären Feminisierung liegt ein Androgenrezeptordefekt vor (Endorganresistenz), weshalb die Zielgewebe nicht auf Stimulation durch Testosteron reagieren können. Sowohl Testosteron als auch die Gonadotropine sind hier erhöht.

## Weibliche Gonadenfunktion

Östrogene sind verantwortlich für:
▶ Ausprägung sekundärer weiblicher Geschlechtsmerkmale
▶ Follikelwachstum
▶ Aufbau des Endometriums

Vor der Pubertät und nach der Menopause sind die Östrogenkonzentrationen im Vergleich zur reproduktiven Phase deutlich niedriger. Im Gegensatz zu den Hoden folgen die Ovarien in ihrer Funktion einem streng regulierten Menstruationszyklus (Abb. 2). Am Beginn des Zyklus wird FSH freigesetzt, welches das Follikelwachstum in Gang setzt. Zur Zyklusmitte führt eine verstärkte Östradiolbildung aus dem wachsenden Follikel über eine positive Rückkopplung (s. S. 78, Endokrine Regulation) zum LH-Peak. Dieser verursacht die Ovulation des Follikels, und das daraus entstehende Corpus luteum

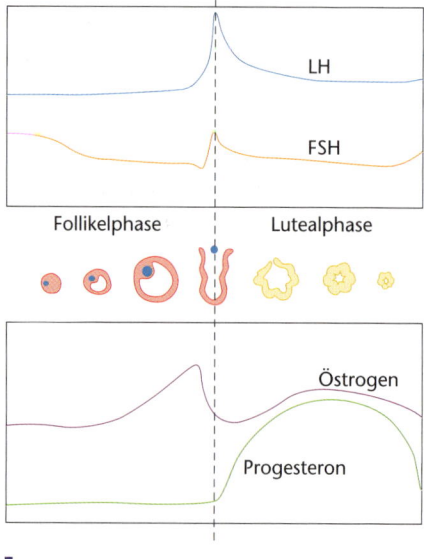

Abb. 2: Menstruationszyklus. [6]

produziert nun Progesteron und Östradiol, welches das Endometrium auf die Implantation vorbereitet. Ohne Befruchtung verkümmert das Corpus luteum und mit ihm die Hormonproduktion zum Zyklusende hin.

## Störungen der weiblichen Sexualhormone

Diese äußern sich in:

▶ **Oligomenorrhö, Amenorrhö, Infertilität**: Im Gegensatz zu Männern sind bei Frauen endokrine Störungen eine häufige Ursache für Infertilität. Eine fehlende Ovulation erkennt man am erniedrigten Progesteron am Tag 21 des Zyklus. Bei anovulatorischen Zyklen, Amenorrhö oder Oligomenorrhö sind weitere Hormonmessungen indiziert (▌Abb. 4).

▶ **Hirsutismus**: Dies ist eine vermehrte Behaarung mit männlichem Verteilungsmuster. Häufige Ursachen für Hirsutismus und Infertilität sind Adipositas und Insulinresistenz (hier liegt jeweils eine beidseitige NNR-Hyperplasie mit mäßig gesteigerter Androgenproduktion vor) sowie das Syndrom der polyzystischen Ovarien. Es ist dabei wichtig, Tumoren der Nebennieren oder Ovarien nicht zu übersehen (▌Abb. 3).

▶ **Virilisierung**: Eine deutliche Erhöhung des Testosterons führt zusätzlich zu tiefer Stimme, Klitorishypertrophie und Brustatrophie. Sie muss immer abgeklärt werden, da oft Tumoren die Ursache des Hyperandrogenismus sind. Zur Differentialdiagnostik ist die **DHEA**-Bestimmung wichtig, da dieses Androgen im Gegensatz zu **Androstendion** nur in den Nebennieren, nicht in den Ovarien produziert wird. Ein erhöhtes **Testosteron** macht sich auch durch ein erniedrigtes **SHBG** bemerkbar, da Testosteron in der Leber die SHBG-Synthese hemmt.

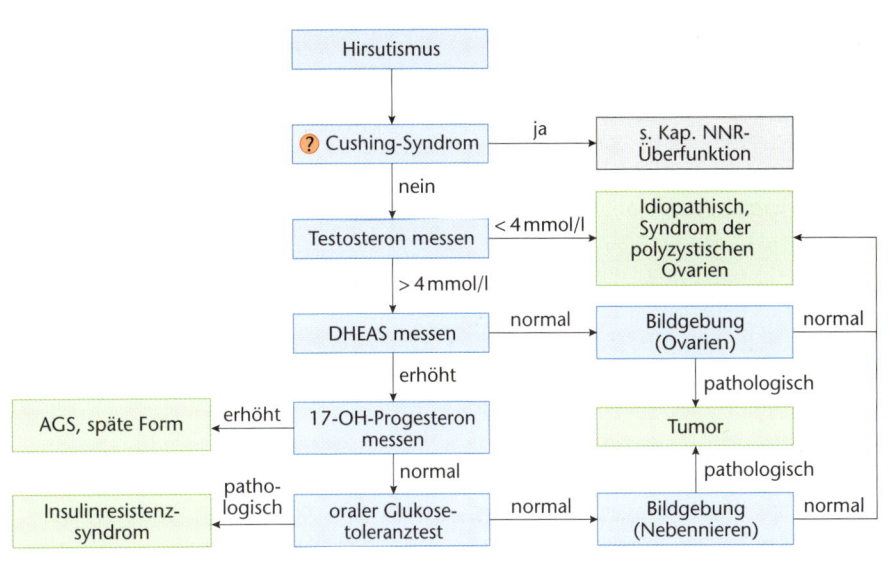

▌ Abb. 3: Algorithmus bei Hirsutismus. [nach 3]

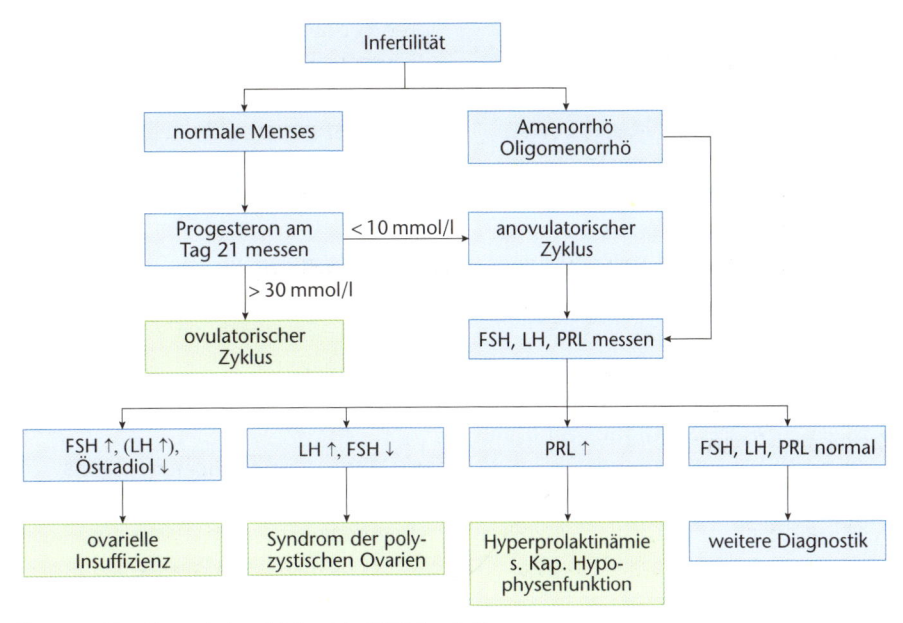

▌ Abb. 4: Algorithmus bei weiblicher Infertilität. [nach 3]

## Zusammenfassung

✵ Testosteron wird unter LH-Kontrolle im Hoden produziert und ist verantwortlich für die Ausprägung männlicher sekundärer Geschlechtsmerkmale.

✵ Östradiol stammt aus dem Ovar und bewirkt die Entwicklung weiblicher sekundärer Geschlechtsmerkmale, das Wachstum des Follikels und die Proliferation des Endometriums.

✵ Mit dem GnRH-Test unterscheidet man den primären vom sekundären Hypogonadismus beim Mann.

✵ Gonadale Funktionsstörungen bei der Frau führen zu Amenorrhö, Infertilität, Hirsutismus und Virilisierung.

# Entzündung

Drei der häufigsten Fragestellungen an die klinische Chemie sind: Liegt eine Entzündung vor? Um welche Art von Entzündung handelt es sich? Wie stark ist sie ausgeprägt?

In der **Initialphase** einer Entzündung werden zunächst durch bestimmte Moleküle Entzündungszellen an den Ort des Geschehens rekrutiert. Dies geschieht z. B. durch die Interaktion von LPS (gramnegative Bakterien), Peptidoglykan (grampositive Bakterien), HLA-Molekülen (Viren), freien Kollagenfasen (Verletzung) mit Rezeptoren auf Zellen des Immunsystems. Außerdem wird das Komplementsystem aktiviert: entweder durch LPS (alternativer Weg) oder durch Immunkomplexe (klassischer Weg). Nach der Initialphase folgt die **Akute-Phase-Antwort**. Die Freisetzung von Zytokinen, z. B. IL-1, IL-6, TNF bewirkt eine verstärkte De-novo-Synthese der Akute-Phase-Proteine. Manche dieser Proteine dienen zur Eindämmung des Entzündungsprozesses wie z. B. Proteaseinhibitoren, Gerinnungsfaktoren oder Komplementfaktoren. Andere Proteine wiederum sinken in der Konzentration (Albumin! Tab. 1).

Weitet sich der Entzündungsprozess auf mehrere vitale Organsysteme aus, spricht man vom „Systemic inflammatory response syndrome" (SIRS, Tab. 2). Für die Diagnose einer **Sepsis** wird zusätzlich zum SIRS der Nachweis einer Infektion als Ursache gefordert. Sepsis ist jedoch eine klinische Diagnose, die laborchemisch nur gestützt wird!

## Entzündungsparameter

Neben den klassischen Laborparametern Blutkörperchensenkungsgeschwindigkeit (BSG) und C-reaktives Protein (CRP) kann sich der Kliniker in bestimmten Fällen einiger neuer, jedoch auch teurer Bestimmungen bedienen.

### BSG

Die BSG ist bei Entzündungen aller Art erhöht, ihr Anstieg erfolgt frühestens nach 24 h, sie bleibt auch Tage nach Abklingen der Entzündung hoch. Für eine Verlaufskontrolle eignet sich ein wöchentlicher Rhythmus. Eine Sturzsenkung (> 80 mm/h) findet sich typischerweise bei der Arteriitis temporalis und beim Plasmozytom.

### CRP

Das CRP stammt aus der Leber und steigt von allen Akute-Phase-Proteinen bei bakteriellen Entzündungen am schnellsten (innerhalb von Stunden) und am stärksten an. Viren verursachen einen eher geringen CRP-Anstieg. CRP ist ähnlich unspezifisch wie BSG, Fieber oder Leukozytenzahl; sein Vorteil ist jedoch der schnelle und starke Anstieg (Abb. 1).

### Interleukin-6 (IL-6)

IL-6 stammt aus Monozyten/Makrophagen und dem Endothel und ist ein Initiator der Akute-Phase-Antwort, welcher die Leber zur Produktion von Akute-Phase-Proteinen stimuliert. IL-6 steigt bereits nach 2 bis 4 h an (CRP erst nach 6 bis 12 h), ist jedoch unspezifisch.

### Lipopolysaccharidbindendes Protein (LBP)

LBP wird von der Leber bei bakteriellen – nicht bei viralen – Infekten innerhalb weniger Stunden produziert.

### Prokalzitonin

Beim Infekt stammt Prokalzitonin nicht aus der Schilddrüse, sondern wahrscheinlich aus der Leber. Sein starker Anstieg ist spezifisch für systemisch verlaufende Infektionen mit Bakterien, Pilzen und Protozoen. Bei viralen oder autoimmun bedingten Entzündungen steigt es nur schwach an. Einige nichtinfektiöse Erkrankungen gehen ebenfalls mit stark erhöhtem Prokalzitonin einher: Polytrauma, kardiogener Schock, medulläres Schilddrüsenkarzinom.

## Immunglobuline und Paraproteine

### Hypoimmunglobulinämie

Die **primäre** (hereditäre) Hypoimmunglobulinämie wird meist im Kindesalter durch die erhöhte Infektanfälligkeit entdeckt. Die häufigste Form ist der hereditäre IgA-Mangel. **Sekundäre** Hypoimmunglobulinämien treten bei verschiedenen Erkrankungen auf: Proteinverluste bei schwerem nephrotischem Syndrom, verminderte Proteinsynthese bei Tumorerkrankungen, schwerer Infekt, Chemotherapie, vermehrter Ig-Abbau bei Hyperthyreose.

### Hyperimmunglobulinämie

#### Polyklonal

Eine polyklonale Vermehrung der Immunglobuline (Ig) ist die normale Antwort des Organismus auf Infekte. Ein IgM-Anstieg findet sich v. a. bei Infektionen durch Viren und tropische Parasiten (z. B. Malaria). Chronische bakterielle Infektionen führen zu einer Vermehrung aller Immunglobulinklassen, vor allem der IgG, was sich bei der Serumelektrophorese in der erhöhten Fraktion der Gammaglobuline niederschlägt. IgA-Erhöhungen sind typisch für infektiöse Prozesse in Haut, Darm, Niere und Respirationstrakt. Ein erhöhtes IgE findet man bei allergischen Erkrankungen, atopischer Prädisposition und Parasitosen.

#### Monoklonal (Paraproteinämie)

Die monoklonale Vermehrung eines bestimmten Immunglobulins führt in der Serumelektrophorese zur Ausbildung von Peaks (= M-Gradient). Im hohen Alter ist ein solcher M-Gradient oft ohne Krankheitswert (monoklonale Gammopathie unklarer Signifikanz = MGUS). Es können dabei überwiegend leichte Ketten oder schwere Ketten

| Steigen bei Akute-Phase-Antwort | Sinken bei Akute-Phase-Antwort |
|---|---|
| CRP | Albumin |
| Fibrinogen | Präalbumin |
| Haptoglobin | Transferrin |
| α₁-Antitrypsin | Antithrombin III |
| Coeruloplasmin | |
| C3, C4 (Komplementfaktoren) | |

Tab. 1: Akute-Phase-Proteine.

## Spezielle Diagnostik

**Abb. 1:** CRP-Verlauf bei postoperativem Bauchabszess. [3]

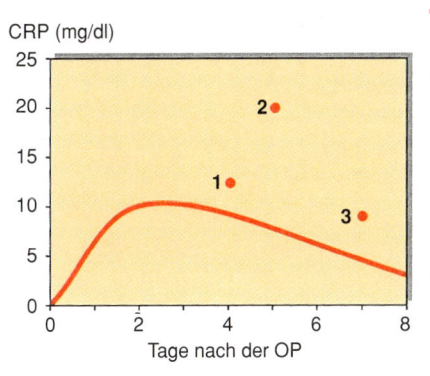

— **normaler CRP-Verlauf nach Cholezystektomie**
1) pathologisch erhöhtes CRP eines Patienten mit Fieber am 4. postoperativen Tag
2) Verschlechterung → am 5. Tag wird die Wunde geöffnet und ein Abszess drainiert
3) CRP fällt, der Patient erholt sich

| Antikörper | Krankheitsbild |
|---|---|
| dsDNA | SLE |
| p-ANCA | Mikroskopische Polyangiitis |
| c-ANCA | M. Wegener |
| TRAK | M. Basedow |
| AchRA | Myasthenia gravis |
| PCA | Perniziöse Anämie |

**Tab. 3:** Klinisch wichtige Autoantikörper.

produziert werden. Die im Urin ausgeschiedenen leichten Ketten bezeichnet man als Bence-Jones-Proteine. Sie flocken typischerweise beim Erhitzen auf 50 °C zunächst aus, gehen jedoch bei höheren Temperaturen wieder in Lösung.

Die häufigsten **malignen Gammopathien** sind:
▸ IgG-Plasmozytom (M-Gradient im γ-Globulin-Bereich, daher **Gammo**pathie)
▸ IgA-Plasmozytom (M-Gradient im β-Globulin-Bereich)
▸ Bence-Jones-Myelom (anfangs kein M-Gradient, aber starke Ausscheidung von leichten Ketten im Urin, da diese nierengängig sind)
▸ Makroglobulinämie Waldenström (M-Gradient im anodischen Teil der γ-Globuline).

### Antistreptolysin-O (ASL-O)

ASL-O sind Antikörper gegen Toxine der Gruppe-A-Streptokokken und C- und G-Streptokokken. Ihr Anstieg erfolgt 1 bis 3 Wochen nach der Infektion. Diagnostisch wichtig sind sie bei rheumatischem Fieber, Endokarditis und Chorea minor. Die Sensitivität beträgt allerdings nur 50 bis 80%.

### Autoantikörper

Wenn die Toleranz des Immunsystems gegen die körpereigenen Zellen gestört wird, entsteht eine Autoimmunerkrankung. Für fast jede Autoimmunerkrankung kennt man mittlerweile assoziierte Autoantikörper. Sie schwanken jedoch stark in ihrer Spezifität und Sensitivität, und ihre Bestimmung ist zwar oft als Verlaufsparameter, diagnostisch jedoch nur in Verbindung mit Anamnese und klinischem Bild sinnvoll (▮ Abb. 3).

### Rheumafaktoren

Rheumafaktoren sind IgM-Antikörper, die gegen den Fc-Teil von IgG-Molekülen gerichtet sind. Man findet bei vielen Krankheiten des rheumatischen Formenkreises eine deutliche Erhöhung, aber auch bei zahlreichen nichtrheumatischen Erkrankungen eine leichte Erhöhung. Besonders stark korreliert sind sie mit **rheumatoider Arthritis** und Sjögren-Syndrom (Sensitivität jeweils 70 bis 90%).

### Antinukleäre Autoantikörper (ANA)

Dies ist der Überbegriff für Autoantikörper gegen Zellkernantigene und ein wichtiger Befund bei allen Erkrankungen des rheumatischen Formenkreises. Besonders häufig sind sie bei systemischem **Lupus erythematodes,** arzneimittelinduziertem Lupus erythematodes und Mischkollagenosen (jeweils fast 100%) sowie bei Sjögren-Syndrom und Felty-Syndrom (jeweils 60 bis 95%). Das Fluoreszenzmuster (homogen, gesprenkelt, nukleär, zentromer) der ANA und ihre Differenzierung in eine Reihe verschiedener Zellkernantigene erlauben eine genauere diagnostische Zuordnung: Beispielsweise sind Anti-SS-A und Anti-SS-B typisch für das Sjögren-Syndrom, während Anti-dsDNA mit SLE assoziiert sind.

| |
|---|
| T > 38 °C oder < 36 °C |
| HF > 90 |
| AF > 20 oder paCO$_2$ < 32 mmHg |
| Leukos > 12 oder < 4/nl |

**Tab. 2:** Für die Diagnose SIRS müssen zwei der vier Kriterien erfüllt sein.

### Zusammenfassung

✖ Aufgrund seines schnellen Anstiegs und der geringen Kosten ist der CRP-Wert neben BSG und Leukozytenzahl der wichtigste Entzündungsparameter.

✖ IL-6 steigt schneller an als CRP, Prokalzitonin ist besser geeignet zur Differenzierung bakterieller von viralen Infektionen.

✖ Bei V. a. Paraproteinämien sind in erster Linie die Serumelektrophorese sowie die Proteinbestimmung im Urin (Urin-Teststreifen sind nicht geeignet!) durchzuführen.

✖ Autoantikörper sind mit einer großen Anzahl von Autoimmunerkrankungen assoziiert. Klassische Beispiele sind Rheumafaktoren bei rheumatoider Arthritis, Anti-dsDNA bei SLE und Anti-SS-A/B bei Sjögren-Syndrom.

# Maligne Erkrankungen

## Beeinflussung klinisch-chemischer Messgrößen durch Tumoren

Tumorwachstum ist mit lokalen und systemischen Auswirkungen auf den Organismus verbunden. Nicht selten führen diese zu Veränderungen laborchemischer Parameter, die – bei fehlender Symptomatik – der erste Hinweis auf das Vorliegen einer Tumorerkrankung sein können:

▶ Eine **Obstruktion der Gallenwege**, beispielsweise beim Pankreaskarzinom, hat einen Anstieg der Cholestaseparameter (Bilirubin, γ-GT, AP) zur Folge.
▶ Auch **Lebermetastasen** gehen häufig mit erhöhten γ-GT- und AP-Werten einher. Eine Erhöhung der Aminotransferasen GPT und GOT zeigt eine vermehrte Zelldestruktion an.
▶ **Schnelles Tumorwachstum** äußert sich in erhöhten LDH-Werten, z. B. bei Leukämien und Lymphomen.
▶ Ein M. Addison entwickelt sich bei einem tumorbedingten Ausfall der Nebennierenrinde.
▶ Einige Tumoren sezernieren **Hormone,** und zwar unabhängig davon, ob sie sich aus endokrinem Gewebe entwickeln. Das kleinzellige Bronchialkarzinom ist häufig mit einer erhöhten ACTH-Sekretion vergesellschaftet, die zu Hyperkortisolismus und damit zu Hypokaliämie, Alkalose und Hyperglykämie führt. Andere Tumoren sezernieren das sog. **parathyreoid related peptide (PTHrP)**, das zur Hyperkalziämie führt. Viele Tumorerkrankungen bedingen eine nichtosmotische **ADH-Sekretion** des Hypophysenhinterlappens, was eine verstärkte Wasserrückresorption und Hyponatriämie zur Folge hat.
▶ Ursachen für ein **akutes Nierenversagen** können tumor- bzw. therapieassoziiert sein. Zu ihnen zählen Hyperkalziämie, Bence-Jones-Proteinurie, Obstruktion der ableitenden Harnwege und eine Therapie mit Zytostatika wie Cisplatin.

## Tumormarker

Tumormarker sind Stoffe, die von Tumoren gebildet oder induziert werden und sich im normalen Gewebe nicht bzw. nur gering nachweisen lassen. Dabei kann es sich um Hormone (z. B. HCG), Enzyme (z. B. NSE), Serumproteine (z. B. Thyreoglobulin) oder onkofetale bzw. tumorassoziierte Antigene (z. B. CEA) handeln. Die Normwerte variieren je nach Labormethode, so dass die Bestimmungen zur Verlaufsüberwachung und Kontrolle möglichst im gleichen Labor erfolgen sollten.

### Indikation

Die Indikation zur Bestimmung von Tumormarkern sollte wohl überlegt gestellt werden. Zum einen ist die Markerdiagnostik an sich schon kostenintensiv, zum anderen folgen dem Screening oft nicht indizierte Untersuchungen, die Belastungen für den Patienten und weitere Kosten verursachen und oft eher zur Verwirrung als zur Klärung des klinischen Sachverhalts beitragen.
Die wichtigste Indikation zur Bestimmung von Tumormarkern ist die **Überwachung von Krankheitsverläufen und Therapien**. Vor Therapiebeginn (OP, Chemo-, Strahlen- oder Hormontherapie) sollte ein geeigneter, deutlich erhöhter Marker ausgewählt und sein Verlauf nach Therapiebeginn dokumentiert werden. Je nach Halbwertszeit erfolgt die erste Kontrolle ca. 10 bis 20 Tage nach Therapiebeginn, danach alle 3 Monate im 1. und 2. Jahr bzw. alle 6 Monate im 3. bis 5. Jahr. Ein Wiederanstieg spricht für ein **Rezidiv** bzw. **Metastasen**, wobei erst Differenzen ab 30% als echte Abweichungen zu sehen sind. Bei Unterschieden bis 30% sollten Verlaufskontrollen erfolgen.
Im Allgemeinen sind Tumormarker zum **Screening** und zur **Primärdiagnostik** unbrauchbar. In Einzelfällen kann bei Verwandten von Patienten mit medullärem Schilddrüsenkarzinom eine Screeninguntersuchung auf Kalzitonin sinnvoll sein. Bei Verdacht auf Keimzelltumoren haben die Bestimmung von hCG und AFP diagnostische Bedeutung. Gleiches gilt für PSA beim Prostatakarzinom. Gelegentlich lassen sich Tumormarker zur **Prognoseeinschätzung** heranziehen, beispielsweise CEA beim kolorektalen Karzinom, AFP und hCG bei Keimzelltumoren und $\beta_2$-Mikroglobulin beim multiplen Myelom.

## Klinisch relevante Tumormarker

In Tab. 1 sind einige Tumormarker und ihre Organzuordnung zusammengefasst. Das **prostataspezifische Antigen (PSA)** ist dabei der einzige „organspezifische" Tumormarker. Es liegt entweder an Antichymotrypsin gebunden oder frei (fPSA) im Plasma vor. Das Verhältnis von fPSA zum gesamten PSA (tPSA) ist von differentialdiagnostischer Bedeutung, da bei der benignen Prostatahyperplasie (BPH) überwiegend freies PSA vorliegt. Ein Quotient fPSA/tPSA < 0,1 spricht für das Vorliegen eines Karzinoms. PSA kann auch bei Prostatitis oder nach manueller Prostatauntersuchung erhöht sein. Da die im Handel verfügbaren Tests unterschiedliche Sensitivitäten aufweisen, müssen zur Verlaufskontrolle bei ein und demselben Patienten zuverlässig vergleichbare Testkits benutzt werden.
Andere häufig verwendete Tumormarker sind das **Humane Choriongonadotropin (hCG)** und **Alpha-Fetoprotein (AFP)**, die bei der Diagnostik und Verlaufskontrolle von Keimzelltumoren zum Einsatz kommen. Der Nachweis von hCG ist daneben auch Grundlage des Schwangerschaftstests, AFP spielt in der Pränataldiagnostik zur Aufdeckung von Neuralrohrdefekten eine Rolle. Es ist außerdem beim primären Leberzellkarzinom erhöht.
Der Tumormarker **CEA (karzinoembryonales Antigen)** wird bevorzugt zur Verlaufskontrolle von kolorektalen und Mammakarzinomen eingesetzt. Insbesondere Lebererkrankungen führen zu leicht erhöhten CEA-Werten, Raucher hingegen weisen bis zu 5fach (!) erhöhte Werte auf. In der Regel kann bei einem Überschreiten des Grenzwertes auf das 4fache von einer malignen Erkrankung ausgegangen werden.

> Der Tumormarker **CA 19-9** findet v. a. bei Pankreas- und Gallenwegskarzinomen Anwendung. Patienten mit der Blutgruppe Lewis-a/b-negativ (3 bis 7% der Bevölkerung) sind jedoch immer CA 19-9-negativ, da ihnen das für die Expression von CA 19-9 wichtige Enzym Sialyltransferase fehlt.

## Spezielle Diagnostik

| Tumor | CEA | CA 15-3 | CA 19-9 | CA 125 | SCC | AFP | HCG | Andere |
|---|---|---|---|---|---|---|---|---|
| HNO (Plattenepithelkarzinome, auch Ösophagus!) | | | | | ++ | | | |
| SD anaplastisch | + | | | | | | | |
| SD diffus | | | | | | | | TG*** |
| SD C-Zell/MEN | + | | | | | | | HCT* |
| Lunge: Adeno-Ca | ++ | | | | | | | |
| Lunge: kleinzellig | + | | | | | | | NSE** |
| Lunge: Plattenepithel | + | | | | | | | CYFRA 21-1 |
| Mamma | + | ++ | | | | | | MCA |
| Pankreas | + | | ++ | | | | | |
| Leber: hepatozelluläres Ca | | | | | | ++ | | |
| Lebermetastasen anderer Tumoren | + | | | | | | | |
| Gallenwege | + | | ++ | | | | | |
| Magen | + | | + | | | | | CA 72-4 |
| Kolorektales Ca | ++ | | | | | | | |
| Uterus: Plattenepithel-Ca (Zervix/Vulva) | | | | | ++ | | | |
| Uterus: Adeno-Ca (Endometrium-Ca) | + | | | + | | | | |
| Uterus: Chorion-Ca | | | | + | | | | |
| Trophoblasttumoren | | | | ++ | | | ++ | |
| Ovar: epitheliale Tumoren | | + | + | | | | | CA 72-4 |
| Ovar: Keimzelltumor | | | | | | ++ | ++ | |
| Hoden: Nonseminom | | | | | | ++ | ++ | |
| Hoden: Seminom | | | | | | | ++ | |
| Prostata | | | | | | | + | PAP, PSA |
| Blase | | + | | | | | | |

++ Marker erster Wahl
+ Markereinsatz möglich
\* Kalzitonin
\*\* neuronenspezifische Enolase
\*\*\* Thyreoglobulin

■ Tab. 1: Klinisch relevante Tumormarker und ihre Organzuordnung. CEA = karzinoembryonales Antigen, SCC = Squamous-Cell-Carcinoma-Antigen, AFP = Alpha-Fetoprotein, hCG = humanes Choriongonadotropin, TG = Thyreoglobulin, HCT = Kalzitonin, NSE = neuronenspezifische Enolase, PSA = prostataspezifisches Antigen, PAP = prostataspezifische saure Phosphatase.

### Zusammenfassung

✖ Lokale und systemische Effekte von Tumorwachstum können sich laborchemisch widerspiegeln.

✖ Die Bestimmung von Tumormarkern ist in erster Linie zur posttherapeutischen Verlaufskontrolle und zur Rezidiverkennung sinnvoll.

✖ Tumormarker sind nicht tumorspezifisch und können durch Rauchen, Schwangerschaft und entzündliche oder toxische Erkrankungen beeinflusst werden.

✖ AFP und hCG haben bei V. a. Keimzelltumoren, PSA beim Prostatakarzinom diagnostische Bedeutung.

# Körperflüssigkeiten

## Aszites

Eine Flüssigkeitsansammlung im Peritoneum bezeichnet man als Aszites. Dabei sollte zunächst geklärt werden, ob es sich um ein Transsudat oder ein Exsudat handelt. Dies gelingt mit Hilfe des Proteingehaltes des Aszites sowie der Differenz zwischen den Albuminkonzentrationen im Serum und im Aszites (Serum-Aszites-Albumin-Gradient, ▌ Tab. 1).

Ein **Transsudat** entsteht durch erhöhten hydrostatischen Druck in den Portalvenen oder erniedrigten onkotischen Druck im Plasma, z. B. bei Leberzirrhose mit portaler Hypertonie, Rechtsherzinsuffizienz oder nephrotischem Syndrom mit Hypalbuminämie. Ein **Exsudat** hingegen liegt bei Entzündungen wie Peritonitis und Pankreatitis oder bei peritonealen Tumoren vor.

Maligne Zellen im Aszites sprechen für Peritonealkarzinose. Erhöhte Lymphozytenzahlen weisen auf Tuberkulose oder Lymphome hin. Erhöhte Amylase und Lipase treten bei Pankreatitis auf.

## Peritonitis

Patienten mit Aszites sind besonders gefährdet, eine Peritonitis zu entwickeln. Geschieht dies ohne erkennbaren Fokus, so spricht man von **spontaner bakterieller Peritonitis** (SBP). Im Gegensatz dazu führt z. B. eine Darmperforation zu sekundärer Peritonitis. Durch Aszitesanalyse kann der Kliniker frühzeitig eine SBP erkennen und sie von einer sekundären Peritonitis unterscheiden. Risikofaktoren für die Entstehung einer SBP sind erniedrigtes Protein (bei < 10 g/l ist die Schutzfunktion der Makrophagen gehemmt), erhöhtes Serumbilirubin und erniedrigte Thrombozyten. Der beste prognostische Faktor ist jedoch eine erhöhte Neutrophilenzahl im Aszites: Patienten mit > 0,5 × $10^9$/l Neutrophilen sollten behandelt werden, als hätten sie eine SBP. Eine **sekundäre Peritonitis** verläuft meist schwerer (▌ Tab. 2): Neutrophile und Bakterien konsumieren Glukose, anaerober Stoffwechsel senkt den pH und erhöht Laktat, der Untergang der Neutrophilen erhöht die LDH und den Proteingehalt.

## Pleuraerguss

Darunter versteht man eine Ansammlung von Flüssigkeit im Pleuraraum, dem normalerweise mit nur wenigen ml Flüssigkeit „geschmierten" Spaltraum zwischen parietalem und viszeralem Pleurablatt. In Analogie zum Aszites unterscheidet man
▶ Transsudat (bei Herzinsuffizienz, Hypoproteinämie): Protein < 30 g/l, LDH < 200 U/l bzw. LDH < 60% der Serum-LDH
▶ Exsudat (bei Entzündung, Tumorinfiltration): Protein > 30 g/l, LDH > 200 U/l bzw. LDH > 60% der Serum-LDH
▶ Hämatothorax: blutig, Hb > 50% des Vollblut-Hb
▶ Hämorrhagischer Pleuraerguss: blutig, jedoch Hb < 50% des Vollblut-Hb
▶ Chylothorax: Lymphe im Pleuraraum, Triglyzeride > 110 mg/dl

Ein erniedrigter pH-Wert und Glukosespiegel deuten auf Infektionen hin. Erhöhte Werte von Amylase liegen bei Pankreatitis vor. Bei rheumatoider Arthritis und systemischem Lupus erythematosus werden im Pleuraerguss Autoantikörper gefunden.

## Liquor cerebrospinalis (CSF)

Die Untersuchung des Liquor cerebrospinalis („cerebrospinal fluid", CSF) ist die wichtigste laborchemische Methode in der Neurologie. CSF wird durch eine Lumbalpunktion gewonnen. Dabei sollte auf Zeichen des erhöhten Hirndruckes (= Kontraindikation!) sowie die simultane Abnahme einer Serumprobe (zur Berechnung von CSF-Serum-Quotienten) geachtet werden.

|  | SBP | Sekundäre Peritonitis |
|---|---|---|
| Glukose (mmol/l) | > 2,8 | < 2,8 |
| LDH | Normal | Erhöht |
| Protein (g/l) | < 10 | > 10 |

▌ Tab. 2: Spontane bakterielle Peritonitis und sekundäre Peritonitis.

## Blutung

Ursache einer Subarachnoidalblutung ist meist die Ruptur eines Hirnarterienaneurysmas. Die Frühzeichen sind im CSF zu sehen, bevor sie in der CT erscheinen.

Zur Unterscheidung einer echten Blutung von einer durch die Punktionstechnik verursachten Blutbeimengung im CSF sind 2 Tests nützlich: Bei der **3-Gläser-Probe** wird der CSF portioniert in drei Gefäßen aufgefangen. Die artifizielle Blutung erkennt man daran, dass die zweite und dritte Portion weniger blutig sind als die erste. Durch **Zentrifugation** setzen sich die Erythrozyten am Boden ab, und der Überstand ist xanthochrom (gelblich) bei älterer Blutung, rosa bei frischer Blutung, jedoch stets klar bei artifizieller Blutung. Bei makroskopisch sichtbarer Blutbeimengung im CSF sind weitere Analysen (Zellzahl, Proteine) sinnlos, da Blut um viele Zehnerpotenzen mehr Zellen und über hundertmal höhere Proteinkonzentrationen enthält als CSF.

## Zellen

Normal ist das Vorkommen von bis zu 5 Zellen/μl, bestehend aus Lymphozyten und Monozyten. Höhere Zellzahlen (= Pleozytose) sowie der Nachweis von Granulozyten, Plasmazellen oder Tumorzellen erfordern eine weitere Abklärung. Über 800 Zellen/μl verleihen dem CSF ein trübes Aussehen. Bei bakterieller Meningitis werden bis zu 20 000 Zellen/μl gezählt, auch eine virale Meningitis kann mit über 1000 Zellen/μl einhergehen. Eine geringe oder mäßige Pleozytose findet sich bei vielen anderen ZNS-Erkrankungen.

|  | Transsudat | Exsudat |
|---|---|---|
| Gesamtproteingehalt | < 30 g/l | > 30 g/l |
| Serum-Aszites-Albumin-Gradient | > 11 g/l | < 11 g/l |

▌ Tab. 1: Aszitesmerkmale.

## Proteine

Normalerweise beträgt der Proteingehalt des CSF 15–45 mg/dl, also hundertmal weniger als im Serum. Er ist erhöht bei einer Störung der Blut-Hirn-Schranke. Bei bakterieller Meningitis beispielsweise werden bis zu 100 mg/dl gemessen. Bei einer **Schrankenstörung** tritt zuallererst Albumin als sehr kleines Serumprotein verstärkt in den CSF über. Größere Moleküle wie Immunglobuline (Ig) steigen nur in geringerem Maße an, es sei denn, sie werden intrathekal (im Liquorraum) produziert, wie dies bei entzündlichen ZNS-Erkrankungen der Fall ist. Durch quantitative Auswertung der Konzentrationen von Albumin und IgG im CSF und im Serum kann eine Schrankenstörung von einer entzündlichen ZNS-Erkrankung unterschieden werden:

Delpech-Lichtblau-Quotient = $(IgG_{CSF} \times Alb_{Serum}) / (IgG_{Serum} \times Alb_{CSF})$

Beträgt er > 0,7 so spricht das für eine autochthone IgG-Bildung im ZNS. Das sog. Reiber-Schema veranschaulicht diese Beziehung graphisch (Abb. 1). Durch isoelektrische Fokussierung können im CSF sog. **oligoklonale Banden** (OKB) nachgewiesen werden. Dies sind eng verwandte IgG-Moleküle, welche infolge der Auseinandersetzung des humoralen Immunsystems mit pathogenen Keimen oder Autoantigenen innerhalb des CSF produziert werden. Ihr Nachweis ist zwar wenig spezifisch, jedoch in fast 100% bei multipler Sklerose, in ca. 30% der ZNS-Infektionen und bei den meisten chronisch-entzündlichen ZNS-Erkrankungen anzutreffen. Ihr größter diagnostischer Beitrag ist daher ihr negativer prädiktiver Wert bei der multiplen Sklerose.

Im CSF lassen sich auch **erregerspezifische Antikörper** messen; damit kann man durch Berechnung von CSF-Serum-Quotienten bestimmte Infektionen im ZNS nachweisen, z. B. die Neuroborreliose.

## Glukose und Laktat

Normal für den CSF ist ein Glukosewert von > 50% des Serumglukosewertes. Glukoseverbrauch im CSF geht mit einer Erhöhung des Laktats einher. Entsprechend ist bei akuter bakterieller Meningitis Glukose erniedrigt und Laktat stark erhöht, wohingegen bei akuter viraler Meningitis beides unauffällig bleibt. Eine Laktaterhöhung tritt außerdem bei ischämischem Insult und nach epileptischem Anfall auf.

## Meningitis

Je nach Ursache unterscheidet man charakteristische CSF-Befunde (Tab. 3)

> Bei Frakturen oder Operationen an der Schädelbasis ist es zuweilen nötig, die Anwesenheit von Liquor cerebrospinalis in Sekreten (Rhinorrhö oder Otorrhö) zu bestimmen. Dies geschieht durch den Nachweis des CSF-spezifischen Tau-Proteins (= Isoform von β-Transferrin).

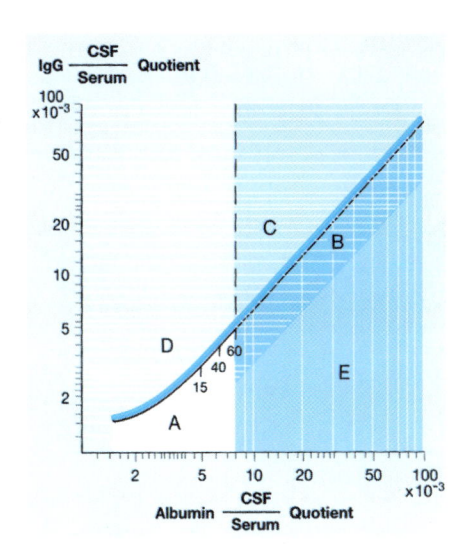

Abb. 1: Reiber-Schema. [17]

| | Akut eitrig | Nichteitrig | Tuberkulös | Normal |
|---|---|---|---|---|
| Zellzahl | > 1000/µl | 30–1000/µl | 3–1000/µl | < 5/µl |
| Zellart | Granulozyten | Initial gemischt, dann lymphoplasmazellulär | Gemischt, vorwiegend lymphozytär | Lymphozyten, Monozyten |
| Eiweiß | > 100 mg/dl | < 100 mg/dl | > 100 mg/dl | 15–45 mg/dl |
| Glukose (CSF-Serum-Quotient) | < 0,5 | > 0,5 | < 0,5 | > 0,5 |
| Laktat | > 3,5 mmol/l | < 3,5 mmol/l | > 3,5 mmol/l | 1,5–2 mmol/l |

Tab. 3: Typische CSF-Befunde bei Meningitis. [2]

### Zusammenfassung

* Der Serum-Aszites-Albumin-Gradient (SAAG) korreliert direkt mit dem Portalvenendruck: Erhöhter SAAG zeigt portale Hypertonie an.
* Erhöhte Lipase und Amylase in Aszites oder Pleuraerguss weist auf Pankreatitis hin
* Im Liquor cerebrospinalis lassen sich Blutungen, Infektionen sowie nichtinfektiöse entzündliche ZNS-Erkrankungen nachweisen.
* Eine akute eitrige Meningitis zeigt eine granulozytäre Pleozytose > 1000 Zellen/µl bei erniedrigter Glukose im CSF. Nichteitrige lymphozytäre Meningitis zeigt eine mäßige Pleozytose mit 20–300 Zellen/µl bei normaler Glukose im CSF.

**Fallbeispiele**

108 Fall 1: Brustschmerz und Dyspnoe
110 Fall 2: Somnolenz und Hyperkaliämie
112 Fall 3: Oberbauchschmerz

# C Fallbeispiele

# Fall 1: Brustschmerz und Dyspnoe

Eine 45-jährige Frau wird mit dem Notarztwagen in die medizinische Notaufnahme eingeliefert. Sie klagt über Schmerzen in der Brust und hat das Gefühl, schlecht Luft zu bekommen.

**Frage 1:** Welche wesentlichen Differentialdiagnosen kommen in Betracht?
**Antwort 1:** Kardiale Ursachen (u. a. Myokardinfarkt, Angina pectoris, Perikarditis), pulmonale Ursachen (u. a. Lungenembolie, Pneumonie, Pleuritis, Asthma bronchiale).
**Frage 2:** Welche klinisch-chemischen Untersuchungen führen Sie neben den Basisuntersuchungen durch?
**Antwort 2:** Myokardmarker (Myoglobin, Gesamt-CK, CK-MB, Troponin T), Blutgasanalyse, D-Dimere.

## Szenario 1

| | |
|---|---|
| Myoglobin | 60 µg/l |
| CK | 50 U/l |
| CK-MB | 3 U/l |
| Troponin T | < 0,1 ng/ml |
| CRP | < 5 mg/l |
| Leukozyten | 10 G/l |
| pH | 7,51 |
| $pO_2$ | 60 mmHg |
| $pCO_2$ | 27 mmHg |
| $HCO_3^-$ | 21 mmol/l |
| D-Dimere | 7 mg/l |

■ Tab. 1: Laborbefunde.

Bei der körperlichen Untersuchung fällt eine ödematöse, gerötete Schwellung des rechten Unterschenkels mit Druckschmerz bei Wadenkompression auf. Die Patientin gibt an, eine solche Schwellung bereits mehrmals gehabt zu haben. Sie führte dies auf ihre stehende Tätigkeit als Verkäuferin zurück.
**Frage 3:** Wie lautet die Arbeitsdiagnose?
**Frage 4:** Wie beurteilen Sie die Blutgasanalyse?
**Frage 5:** Welchen Aussagewert haben die D-Dimere?
**Frage 6:** Wie sichern Sie die Diagnose?
**Frage 7:** Offenbar kam es in der Vorgeschichte wiederholt zu Thrombosen. Welche laborchemischen Untersuchungen dienen zur weiteren Abklärung?

## Szenario 2

| | |
|---|---|
| Myoglobin | 180 µg/l |
| CK | 90 U/l |
| CK-MB | 7 U/l |
| Troponin T | < 0,1 ng/ml |
| CRP | 30 mg/l |
| Leukozyten | 11 G/l |
| pH | 7,48 |
| $pO_2$ | 90 mmHg |
| $pCO_2$ | 32 mmHg |
| $HCO_3^-$ | 23 mmol/l |
| D-Dimere | < 1 mg/l |

■ Tab. 2: Laborbefunde.

Die Patientin klagt über thorakale Schmerzen, die in den linken Arm ausstrahlen. Die Schmerzen seien atemunabhängig. Auf das vom Notarzt verabreichte Nitrospray sei keine Besserung eingetreten.
**Frage 8:** Wie lautet die Arbeitsdiagnose?
**Frage 9:** Wie beurteilen Sie die Laborwerte?
**Frage 10:** Welche weiteren Untersuchungen führen Sie durch?

## Szenario 3

| | |
|---|---|
| Myoglobin | 52 µg/l |
| CK | 64 U/l |
| CK-MB | 2 U/l |
| Troponin T | < 0,1 ng/ml |
| CRP | 200 mg/l |
| Leukozyten | 15 G/l |
| pH | 7,40 |
| $pO_2$ | 80 mmHg |
| $pCO_2$ | 40 mmHg |
| $HCO_3^-$ | 24 mmol/l |
| D-Dimere | 2,5 mg/l |

■ Tab. 3: Laborbefunde.

Die Patientin klagt über Husten mit gelblichem Auswurf. Über der Lunge auskultieren Sie rechts basal Rasselgeräusche, die Körpertemperatur beträgt 38,8 °C.

**Frage 11:** Wie lautet die Arbeitsdiagnose?
**Frage 12:** Wie interpretieren Sie die Laborbefunde?
**Frage 13:** Welche weiteren Untersuchungen führen Sie durch?

# Fallbeispiele

## Szenario 1

**Antwort 3:** Lungenembolie.

**Antwort 4:** Es liegt eine respiratorische Partialinsuffizienz vor (erniedrigter $pO_2$ bei nicht erhöhtem $pCO_2$). Der $pCO_2$ ist wegen Hyperventilation erniedrigt und bedingt damit eine respiratorische Alkalose. Der leicht erniedrigte $HCO_3^-$-Spiegel lässt eine beginnende renale Kompensation erkennen.

**Antwort 5:** Die D-Dimere haben einen hohen negativ-prädiktiven Wert, d.h., ein normaler Wert schließt eine klinisch relevante TVT bzw. Lungenembolie aus. Hohe Werte jedoch können bei verschiedenen Erkrankungen (Trauma, Tumor, Entzündungen) vorkommen. Im vorliegenden Fall sind sie für die Verdachtsdiagnose Lungenembolie also nicht beweisend.

**Antwort 6:** High resolution (HR) – CT der Lunge, farbkodierte Doppler-Sonographie der Beinvenen, EKG (SI QIII-Typ), ggf. Echokardiographie.

**Antwort 7:** AT III; Protein C, S; APC-Resistenz (Faktor-V-Mutation); Phospholipid-Antikörper; Homozystein.

## Szenario 2

**Antwort 8:** Myokardinfarkt.

**Antwort 9:** Lediglich Myoglobin ist erhöht, die spezifischen Marker CK-MB und Troponin T jedoch nicht. Myoglobin ist der schnellste, jedoch ein unspezifischer Marker: Sein diagnostischer Wert liegt vor allem im raschen Ausschluss eines Myokardinfarktes. Wegen des bestehenden Verdachts auf Myokardischämie muss deswegen die Bestimmung der Myokardmarker in 6 Stunden wiederholt werden. Die leichte respiratorische Alkalose ist wohl auf die Aufregung der Patientin zurückzuführen.

**Antwort 10:** EKG: ST-Hebung, pathologisches Q, ggf. „Erstickungs"-T. Die Diagnose Herzinfarkt wird gestellt, wenn zwei von drei Kriterien erfüllt sind: Klinik, Myokardmarker und EKG.

## Szenario 3

**Antwort 11:** Pneumonie.

**Antwort 12:** Das stark erhöhte CRP spricht für eine bakterielle Genese der Pneumonie. Ebenfalls liegt eine Leukozytose als Hinweis auf eine Infektion vor. Auch die D-Dimere sind begleitend erhöht, haben aber keine Aussagekraft (s. Szenario 1). Die Blutgase zeigen (noch) keine pathologischen Veränderungen.

**Antwort 13:** Differentialblutbild: Linksverschiebung. Röntgen-Thorax: Infiltrate rechts basal. Kulturen aus Blut und Sputum vor antibiotischer Therapieeinleitung abnehmen!

# Fall 2: Somnolenz und Hyperkaliämie

Eine 25-jährige Frau wird in somnolentem Zustand in die Notaufnahme eingeliefert. Sie hält beide Arme über dem Bauch verschränkt, als ob sie Bauchschmerzen habe.

**Frage 1:** Welche wesentlichen Differentialdiagnosen kommen in Betracht?
**Antwort 1:** Ursachen einer Peritonitis (Perforation bei Ulkus, Cholezystitis, Appendizitis, Divertikulitis; Pankreatitis, Mesenterialthrombose/-infarkt u. a.) und Pseudoperitonitis (Porphyrie, Coma diabeticum, M. Addison, akutes Nierenversagen u. a.); extraintestinale Ursachen (Extrauteringravidität, Aneurysma dissecans).
**Frage 2:** Welche klinisch-chemischen Untersuchungen führen Sie neben den Basisuntersuchungen durch?
**Antwort 2:** Laktat (bei V. a. Mesenterialischämie), Lipase (bei V. a. Pankreatitis), Myokardmarker (bei V. a. Hinterwandinfarkt).

## Szenario 1

| | |
|---|---|
| $Na^+$ | 137 mmol/l |
| $K^+$ | 5,2 mmol/l |
| Kreatinin | 0,9 mg/dl |
| Harnstoff | 25 mg/dl |
| CK | 47 U/l |
| CK-MB | 2 U/l |
| Troponin T | < 0,1 ng/ml |
| CRP | 10 mg/l |
| GOT | 17 U/l |
| GPT | 20 U/l |
| Glukose | 385 mg/dl |
| Quick | 91% |
| aPTT | 36 s |

■ Tab. 1: Laborbefunde.

Bei der körperlichen Untersuchung fällt Ihnen eine vertiefte Atmung der Patientin auf. Die Atemluft riecht nach Aceton. Die Anamnese ist erschwert, jedoch gibt die Patientin auf Nachfrage an, in den letzten Tagen häufig Wasser gelassen zu haben. Ein Diabetes mellitus sei nicht bekannt.

**Frage 3:** Wie lautet die Arbeitsdiagnose?
**Frage 4:** Wie erklären Sie sich die Hyperkaliämie?
**Frage 5:** Sie führen eine BGA durch. Welche Werte erwarten Sie?
**Frage 6:** Welche weiteren laborchemischen Untersuchungen führen Sie durch?

## Szenario 2

| | |
|---|---|
| $Na^+$ | 144 mmol/l |
| $K^+$ | 6,3 mmol/l |
| Kreatinin | 2,7 mg/dl |
| Harnstoff | 90 mg/dl |
| CK | 47 U/l |
| CK-MB | 2 U/l |
| Troponin T | 0,6 ng/ml |
| CRP | 9 mg/l |
| GOT | 17 U/l |
| GPT | 20 U/l |
| Glukose | 108 mg/dl |
| Quick | 85% |
| aPTT | 38 s |

■ Tab. 2: Laborbefunde.

Die körperliche Untersuchung zeigt eine leichte Abwehrspannung des Abdomens bei regelrechten Darmgeräuschen. Die Nierenlager sind nicht klopfschmerzhaft, kein Fieber. Auf Nachfrage gibt die Patientin an, seit ca. 12 Stunden nicht mehr Wasser gelassen zu haben. Wegen häufiger Kopfschmerzen nehme sie regelmäßig NSAR ein.

**Frage 7:** Wie lautet die Arbeitsdiagnose?
**Frage 8:** Wie beurteilen Sie die Laborbefunde? Wie erklären Sie sich die Hyperkaliämie?
**Frage 9:** Welche weiteren Untersuchungen führen Sie durch?

## Szenario 3

| | |
|---|---|
| $Na^+$ | 123 mmol/l |
| $K^+$ | 5,7 mmol/l |
| Kreatinin | 0,8 mg/dl |
| Harnstoff | 40 mg/dl |
| CK | 55 U/l |
| CK-MB | 2 U/l |
| Troponin T | < 0,1 ng/ml |
| CRP | < 5 mg/l |
| GOT | 14 U/l |
| GPT | 19 U/l |
| Glukose | 47 mg/dl |
| Quick | 99% |
| aPTT | 40 s |

■ Tab. 3: Laborbefunde.

Bei der körperlichen Untersuchung fallen Ihnen Hyperpigmentierungen der Handflächen und eine spärliche Sekundärbehaarung auf. Die Haut ist trocken (stehende Hautfalten). Der Blutdruck beträgt 85/50 mmHg.

**Frage 10:** Wie lautet die Arbeitsdiagnose?
**Frage 11:** Wie beurteilen Sie die Laborbefunde? Wie erklären Sie sich die Hyperkaliämie?
**Frage 12:** Welche weiteren Untersuchungen führen Sie durch?

## Szenario 1

**Antwort 3:** Ketoazidotisches Präkoma als Erstmanifestation eines Diabetes mellitus.

**Antwort 4:** Die Ursache für die Hyperkaliämie ist eine Verschiebung von Kalium aus dem IZR in den EZR im Austausch gegen Protonen bei Azidose. Durch die therapeutische Gabe von Insulin kommt es neben der Senkung der Blutglukose auch zur Normalisierung des Kaliumspiegels.

**Antwort 5:** Klassischerweise kommt es im ketoazidotischen (Prä-)Koma zu einer Hyperventilation als Kompensationsmechanismus der durch saure Ketonkörper bedingten metabolischen Azidose. Folgende Konstellation in der BGA ist zu erwarten:

| pH | [$HCO_3^-$] | $pCO_2$ | Störung | Kompensation |
|---|---|---|---|---|
| ↓ | ↓ | ↓ | Metabolische Azidose | Alveoläre Hyperventilation |

**Antwort 6:** Bestimmung der Ketonkörper in Serum und Urin; $HbA_{1c}$ zur Beurteilung des Blutglukoseverlaufs der letzten 8 Wochen.

## Szenario 2

**Antwort 7:** Akutes medikamentös-toxisches Nierenversagen.

**Antwort 8:** Die Erhöhung des Kreatinins lässt auf eine bereits deutlich verminderte Filtrationsleistung der Niere schließen, die sich auch an der Erhöhung des Harnstoffs erkennen lässt. Durch die verminderte Ausscheidungsfähigkeit ist zudem Kalium stark erhöht (cave: Herzrhythmusstörungen!). Die durch verminderte Protonenausscheidung bedingte metabolische Azidose verstärkt die Hyperkaliämie. Auch die Erhöhung des Troponin T ist im Rahmen des Nierenversagens zu deuten.

**Antwort 9:** EKG: zeltförmiges T, ggf. Rhythmusstörungen; Nierensonographie zum Ausschluss einer postrenalen Obstruktion.

## Szenario 3

**Antwort 10:** Addison-Krise.

**Antwort 11:** Der niedrige Glukosespiegel ist durch den Hypokortisolismus bei Nebenniereninsuffizienz zurückzuführen (verminderte Glukoneogenese aus Aminosäuren). Der Aldosteronmangel macht sich durch Hyponatriämie und Hyperkaliämie bemerkbar. Bei verminderter Natriumretention in der Niere kommt es zur Hypovolämie und konsekutiv zu vermindertem Blutdruck.

**Antwort 12:** Bestimmung von ACTH im Serum zur DD primäre/sekundäre Nebenniereninsuffizienz. ACTH-Kurztest. Aldosteron im Serum.

# Fall 3: Oberbauchschmerz

Frau O., 40 Jahre alt, wird von einem ihrer fünf Kinder in die Klinik gebracht. Die stark übergewichtige Patientin klagt über starke Schmerzen im Oberbauch. Der Blutdruck beträgt 100/65 mmHg, der Puls 100/min.

**Frage 1:** Nennen Sie einige wichtige Differentialdiagnosen!
**Antwort 1:** Z.B. Hepatitis, Gallensteinleiden, Pankreatitis, Pankreaskarzinom, Gastritis, Ulkuskrankheit, Gastroenteritis, Kolonkarzinom, eingeklemmte Nabelhernie, Hinterwandinfarkt.
**Frage 2:** Welche klinisch-chemischen Untersuchungen führen Sie neben den Basisuntersuchungen durch?
**Antwort 2:** GGT, ALP, ASAT, ALAT, Bilirubin, Quick, Hepatitisserologie, Amylase, Lipase, $Ca^{2+}$, Albumin.

## Szenario 1

Die Laboruntersuchungen ergeben folgende Werte:

| | |
|---|---|
| GGT | 152 U/l |
| ALP | 279 U/l |
| ASAT | 15 U/l |
| ALAT | 16 U/l |
| Bilirubin | 1,5 mg/dl |
| Quick | 95% |
| Hepatitisserologie | Anti-HAV neg., Anti-$HB_S$ neg., Anti-$HB_c$ neg., $HB_S$-Ag neg. |
| Amylase | 103 U/l |
| Lipase | 120 U/l |
| $Ca^{2+}$ | 2,55 mmol/l |
| Albumin | 4,8 g/dl |

**Tab. 1:** Laborbefunde.

Die Patientin gibt an, die Schmerzen seien nach dem Essen aufgetreten und strahlten in die rechte Schulter aus. Sie sei zunächst nicht beunruhigt gewesen, da sie ähnliche Schmerzen schon öfter hatte, welche sie als „Bauchkrämpfe" bezeichnet und auf Streit mit ihrem Ehemann zurückgeführt hatte.
**Frage 3:** Wie lautet die Arbeitsdiagnose? Begründen Sie Ihren Verdacht!
**Frage 4:** Welche bildgebenden Verfahren setzen Sie zur Sicherung Ihres Verdachtes ein?

## Szenario 2

Bei der Laboruntersuchungen werden folgende Werte ermittelt:

| | |
|---|---|
| GGT | 21 U/l |
| ALP | 178 U/l |
| ASAT | 2616 U/l |
| ALAT | 2580 U/l |
| Bilirubin | 1,1 mg/dl |
| Quick | 68% |
| Hepatitisserologie | Anti-HAV neg., Anti-$HB_S$ pos., Anti-$HB_c$ pos., $HB_S$-Ag neg. |
| Amylase | 67 U/l |
| Lipase | 98 U/l |
| $Ca^{2+}$ | 2,85 mmol/l |
| Albumin | 5,2 g/dl |

**Tab. 2:** Laborbefunde.

Frau O., die Sie als OP-Schwester in Ihrer Klinik erkennen, sagt, sie habe schon eine Weile leichte Übelkeit ohne Erbrechen sowie ein Gefühl der Abgeschlagenheit. Sie war vor zwei Wochen auf einer Pauschalreise in Hurghada (Ägypten). Die Körpertemperatur beträgt 38,6 °C. Die Patientin verneint jeglichen Alkoholkonsum.

**Frage 5:** Wie lautet die Arbeitsdiagnose?
**Frage 6:** Wie beurteilen Sie die Laborwerte, insbesondere die Serologieergebnisse?
**Frage 7:** Die Wiederholung der Serologie nach 2 Wochen weist Anti-HAV-IgM nach. Welche weiteren laborchemischen Untersuchungen wären in der Zwischenzeit zur diagnostischen Eingrenzung sinnvoll gewesen?

## Szenario 3

Folgende Werte ermittelte das Labor:

| | |
|---|---|
| GGT | 260 U/l |
| ALP | 123 U/l |
| ASAT | 104 U/l |
| ALAT | 56 U/l |
| Bilirubin | 1,0 mg/dl |
| Quick | 75% |
| Hepatitisserologie | Anti-HAV neg., Anti-$HB_S$ pos., Anti-$HB_c$ neg., $HB_S$-Ag neg. |
| Amylase | 261 U/l |
| Lipase | 299 U/l |
| $Ca^{2+}$ | 3,5 mmol/l |
| Albumin | 3,5 g/dl |

**Tab. 3:** Laborbefunde.

Die Patientin hat die Schmerzen erstmals nach einer üppigen Mahlzeit bemerkt. Sie strahlen gürtelförmig bis in den Rücken aus. Sie kennt ähnliche, jedoch wesentlich mildere Beschwerden und berichtet außerdem über voluminöse übel riechende Stühle nach fettreichen Mahlzeiten. Nebenbei erwähnt Frau O., dass sie täglich eine halbe Flasche Schnaps trinke.

**Frage 8:** Wie lautet die Arbeitsdiagnose?
**Frage 9:** Wie interpretieren Sie die Laborbefunde?
**Frage 10:** Welche Aussagekraft hätten dreifach höhere Werte für Amylase und Lipase als die angegebenen?
**Frage 11:** Aufgrund zunehmender Atembeschwerden wird ein Röntgenbild des Thorax angefertigt, welches einen Pleuraerguss links zeigt. Welche Werte würden Sie nach Punktion des Ergusses aus dem Punktat bestimmen?
**Frage 12:** Wie erklären Sie sich das erniedrigte Kalzium?
**Frage 13:** Welche Werte bestimmen Sie in erster Linie, um den V. a. exokrine Pankreasinsuffizienz zu erhärten?

## Fallbeispiele

### Szenario 1

**Antwort 3:** Choledocholithiasis. Die Klinik ist typisch für Gallensteinleiden, auch die Beschreibung der Patientin („the four „Fs": female, fat, forty, fecund"). Die erhöhten Werte für Bilirubin, GGT und ALP zeigen eine Cholestase an, was die Choledocholithiasis von der Cholezystolithiasis unterscheidet.

**Antwort 4:** Sonographie (Steinnachweis, gestaute Gallengänge), ERCP (Darstellung der Gallengänge und der Konkremente sowie Steinextraktion in derselben Sitzung).

### Szenario 2

**Antwort 5:** Klinik, Anamnese und Laborwerte sprechen für Virushepatitis.

**Antwort 6:** Die stark erhöhten Transaminasen zeigen einen deutlichen Leberzellschaden an. Sogar der Quick-Wert ist schon leicht erniedrigt. Die Cholestaseparameter hingegen weisen nur leichte, nicht richtungweisende, Veränderungen auf.

Die Hepatitisserologie gibt Anlass zur Diskussion: Weder IgM noch IgG gegen das Hepatitis-A-Virus sind nachweisbar. Die fehlenden IgG bedeuten, dass in der Vergangenheit noch keine Hepatitis A durchgemacht wurde, anderenfalls bestünde eine meist lebenslange Immunität durch Anti-HAV-IgG. Auch Anti-HAV-IgM sind negativ: Dies bedeutet jedoch nicht, dass keine frische HAV-Infektion vorliegt, weil das „serologische Fenster" mehrere Wochen lang ist. Daraus folgt, dass die Serologie in ca. 2 Wochen wiederholt werden muss.

Fehlendes $HB_S$-Ag spricht gegen eine frische oder persistierende HBV-Infektion, auch wenn natürlich das diagnostische Fenster berücksichtigt werden muss. Außerdem verlaufen 5 bis 10% der HBV-Infektionen $HB_S$-Antigen-negativ! Die nachweisbaren Anti-$HB_S$ jedoch bedeuten, dass entweder eine Impfung oder eine natürliche Auseinandersetzung mit dem Virus (durchgemachte Infektion) stattgefunden hat. Beides ist bei einer OP-Schwester durchaus möglich. Nach einer bloßen Impfung jedoch wäre kein Anti-$HB_c$ nachweisbar, so dass die Hepatitis-B-Serologie insgesamt für eine durchgemachte (asymptomatische) Hepatitis B spricht.

**Antwort 7:** Auch eine Autoimmunhepatitis muss in Betracht gezogen werden, vor allem bei den vorliegenden virologischen Befunden. Wichtigstes diagnostisches Mittel hierzu sind die Autoantikörper ANA, SMA (AK gegen glattes Muskelaktin) und LKM (Antikörper gegen Leber- und Nieren-Mikrosomen).

### Szenario 3

**Antwort 8:** Alkoholinduzierte Pankreatitis.

**Antwort 9:** Die erhöhte GGT ohne weitere Cholestaseparameter weist auf Alkoholschädigung der Leber hin. Dazu passt der erhöhte De-Ritis-Quotient (ALAT > ASAT). Auch der niedrignormale Quick-Wert ist dadurch zu erklären. Die Serologie spricht für eine Hepatitis-B-Impfung. Die erhöhten Werte für Amylase und Lipase erlauben zusammen mit Anamnese und Klinik die Diagnose einer Pankreatitis.

**Antwort 10:** Dies würde nichts ändern. Im Gegensatz zu den Transaminasen bei Leberzellschädigung lässt die Höhe des Anstiegs von Lipase und Amylase keine Rückschlüsse auf die Schwere der Erkrankung zu. Dies trifft insbesondere auf die alkoholinduzierte Pankreatitis zu, welche immer als Schub einer zugrunde liegenden chronischen Pankreatitis zu werten ist: Durch eine bereits bestehende Minderproduktion der Verdauungsenzyme kann der Anstieg selbst bei schwerer Pankreatitis nur gering ausfallen.

**Antwort 11:** Im Pleuraerguss im Rahmen einer Pankreatitis lassen sich ebenfalls Amylase und Lipase nachweisen, was bei nur grenzwertig erhöhten Serumwerten diagnostisch hilfreich sein kann.

**Antwort 12:** Sequestrierung von Kalzium unter Bildung schwerlöslicher Kalkseifen am Ort der Entzündung („Kalkspritzernekrosen").

**Antwort 13:** Elastase und Chymotrypsin im Stuhl.

# D Anhang

# Anhang

## Urinstatus

| Parameter | Indikation | Bemerkung |
|---|---|---|
| pH | Harnwegsinfekte<br>Azidose/Alkalose | Norm 5,0–7,0<br>pH ↑: vegetarische Ernährung, Harnstoff spaltende Bakterien<br>pH ↓: fleischreiche Ernährung |
| Glukose | Diabetes mellitus | Norm < 15 mg/dl; Nierenschwelle bei 180 mg/dl Plasmaglukose<br>Glukosurie auch in der Schwangerschaft, postprandial, renale Glukosurie (tubuläre Glukosetransporter ↓) |
| Proteine | Nierenerkrankungen | Norm < 150 mg/d<br>falsch negativ bei Bence-Jones-Proteinurie, falsch positiv bei stark alkalischem Urin |
| Erythrozyten | Hämaturie | Norm < 5/µl<br>Mikrohämaturie: nur mikroskopisch oder chemisch nachweisbar; Makrohämaturie: bei > 1 ml Blut/l Urin sichtbar<br>Ursachen: Durchblutungs-, Gerinnungsstörungen; GN, PN, Tumoren, Tbc, SLE, Steinleiden, Entzündungen |
| Hämoglobin | Hämoglobinurie | Norm: n.n.; renale Rückresorptionskapazität 1 g/l<br>Ursachen: intravasale Hämolyse und Erschöpfung der Rückresorption; Hämolyse im Urin bei hypotonem Urin und längerem Stehenlassen |
| Leukozyten | Entzündungen der Niere und ableitenden Harnwege | Norm < 10/µl<br>Leitsymptom der akuten und chronischen Pyelonephritis; auch bei GN, HWI, Tbc (sterile Leukozyturie) |
| Ketone | Diabetes mellitus | Norm: n.n.<br>Frühsymptom des diabetischen Komas; auch nachweisbar bei Nulldiät und Schwangerschaft |
| Bilirubin | Hepatopathie, obstruktive Gallenwegserkrankungen | Norm: praktisch n.n.<br>Serumbestimmung vorrangig; Erhöhung bei Parenchym- und Verschlussikterus |
| Urobilinogen | DD des Ikterus | Norm < 1 mg/dl<br>↑ bei prä- (Hämolyse) und intrahepatischem (Hepatitis etc.) Ikterus<br>↓ bei posthepatischem (Verschluss-)Ikterus |
| Nitrit | Harnwegsinfektionen | Norm: n.n.<br>Positiv, falls Erreger Nitrat reduzieren können (ca. 80%), ausreichend Nitrat und Zeit (4 h) für Reduktion vorhanden ist! |
| Spez. Gewicht | Konzentrierleistung | Messung über Na$^+$- und K$^+$- Konzentration |
| Aminosäuren | V.a. Aminoazidurie | Phenylketonurie, (Homo-)Zystinurie |

Tab. 1: Teststreifenuntersuchungen. GN = Glomerulonephritis, PN = Pyelonephritis, Tbc = Tuberkulose, SLE = systemischer Lupus erythematodes, HWI = Harnwegsinfekt, n.n. = nicht nachweisbar.

## Quellenverzeichnis

[1] Neumeister, B. et al.: Klinikleitfaden Labordiagnostik. Urban & Fischer, 3. Auflage 2003.

[2] Classen, M./Diehl, V./Kochsiek, K.: Innere Medizin. Urban & Fischer, 5. Auflage 2003.

[3] Gaw, A. et al.: Clinical Biochemistry. Churchill Livingstone, 3rd Edition 2004.

[4] Golenhofen, K.: Basislehrbuch Physiologie. Urban & Fischer, 3. Auflage 2004.

[5] Nicolas Graf, München

[6] Robert Gürkov, München

[7] Renz-Polster, H./Krautzig, S./Braun, J.: Basislehrbuch Innere Medizin. Urban & Fischer, 3. Auflage 2004.

[8] Deetjen, P. /Speckmann, E.-J./Hescheler, J.: Physiologie. Urban & Fischer, 4. Auflage 2004.

[9] Pfreundschuh, M./Schölmerich J.: Pathophysiologie, Pathobiochemie. Urban & Fischer, 2. Auflage 2004.

[10] Kreutzig, T.: Kurzlehrbuch Biochemie. Urban & Fischer, 6. Auflage 2006.

[11] Braun, J./Dormann, A: Klinikleitfaden Innere Medizin. Urban & Fischer, 9. Auflage 2003.

[12] Freund, M./Heckner, F.: Praktikum der Mikroskopischen Hämatologie. Urban & Fischer, 10. Auflage 2001.

[13] Koch, K.-M.: Klinische Nephrologie. Urban & Fischer, 1999.

[14] Oethinger, M.: Kurzlehrbuch Mikrobiologie. Urban & Fischer, 11. Auflage 2004.

[15] Classen, M. et al.: Differentialdiagnose Innere Medizin. Urban & Schwarzenberg, 1. Auflage 1997.

[16] Benninghoff A./Drenckhahn D.: Anatomie. Urban & Fischer, 16. Auflage 2004.

[17] Liebsch, R.: Kurzlehrbuch Neurologie, Urban & Fischer, 2. Auflage 2001.

[18] Löffler, G./Petrides, P.-E.: Biochemie und Pathobiochemie. Springer, 5. Auflage 1997.

[19] Klinke, R./Silbernagel, S.: Lehrbuch der Physiologie. Thieme, 2. Auflage 1996.

# E Register

# Register

## A

AaDO$_2$ (alveoloarterielle Druckdifferenz) 26
Abetalipoproteinämie 38
ACAT (Acyl-CoA-Cholesterin-Acyl-Transferase) 37
AchRA 101
ACTH (adrenokortikotropes Hormon) 81–82
– Cushing-Syndrom 96
– Tumorerkrankungen 102
ACTH-Kurztest 80, 94
ACTH-Langzeittest 80, 94–95
ACTH-Mangel 83
Acyl-CoA-Cholesterin-Acyl-Transferase s. ACAT
Addis Count 55
Addison-Krise, DD 111
ADH (antidiuretisches Hormon, Vasopressin) 10–11, 82
– Diabetes insipidus 13
– Tumorerkrankungen 102
adrenale Hyperplasie, kongenitale, Gigantismus 84
adrenogenitales Syndrom (AGS) 93
AFP (Alphafetoprotein) 65, 102–103
Agammaglobulinämie
– Bruton 29
– Serumelektrophorese 29
Agranulozytose 48
AGS (adrenogenitales Syndrom) 93
Akromegalie 84
– Hypophysentumoren 82
Akute-Phase-Antwort 100
Alaninaminotransferase (ALT, Glutamatpyruvattransaminase, GPT) 29, 64
– Ikterus, intrahepatischer 67
Albumin 28, 65, 79
– Proteinurie 53
Aldosteron 10, 93
alkalische Phosphatase (AP) 29, 65
Alkalose 21
– Hypokaliämie 17
– metabolische 22–24
– respiratorische 22–24
Alkoholabusus, Cushing-Syndrom ähnliches Bild 97
Alphafetoprotein s. AFP
Amenorrhoe 99
– HVL-Insuffizienz 83
Aminosäurederivate (Hormone) 78
Aminosäuren, Urinstatus 55, 116
Aminotransferasen 64
Ammoniak 65
Amylase 29
ANA (antinukleäre Autoantikörper) 101
Anämie 46–47
– Enzymdefekte 46
– G6PDH-Mangel 46
– Hämoglobingehalt 46
– hämolytische, intravasale 45
– makrozytäre, hyperchrome 47
– megaloblastäre 45
– mikrozytäre, hypochrome 47
– Nierenversagen, chronisches 57
– normozytäre, normochrome 47

analytische Beurteilung 4
analytische Sensitivität/Spezifität 4
ANCA 101
Androgene 92–93
Androstendion, Virilisierung 99
Angina pectoris, instabile 59
Anionenlücke 22
Anisozytose 46
Annealing, PCR 42
ANP (atriales natriuretisches Peptid) 10
antidiuretisches Hormon s. ADH
Anti-ds-DNA 101
Antiepileptika, Hypokalziämie 71
Anti-HAV-IgM 68
Anti-HB$_c$/-HB$_s$ 69
Antikörper
– Liquor cerebrospinalis 105
– monoklonale 28
Anti-Phospholipid-Syndrom 51
Anti-SS-A/B 101
Antistreptolysin-O (ASL-O) 101
Antithrombin-III-Mangel 51
Anti-Thyreoglobulin(TG)-Antikörper 87
Anti-Thyroidea-Peroxidase(TPO)-Antikörper 87
$\alpha_1$-Antitrypsin 28, 65
– Clearance 62
Anti-TSH-Rezeptor-Antikörper (TRAK) 101
– Basedow-Syndrom 90
Anulozyt 46
Anurie 54
ANV (akutes Nierenversagen) 56
APC-Resistenz 51
Apoproteine 36
Arcus lipoides corneae 39
Arterienpunktionen 3
Arteriosklerosisrisiko, Lipoproteinfraktionen 39
Arthritis, rheumatoide 101
Aspartataminotransferase (AST, Glutamatoxalazetattransaminase, GOT) 29, 64
– Ikterus, intrahepatischer 67
Aszites 104
Atemantrieb, Kohlendioxid 26
Atmungsphysiologie 26–27
atriales natriuretisches Peptid (ANP) 10
Autoantikörper 101
– antinukleäre (ANA) 101
– Schilddrüse 87
Autoimmunthyreoiditis, Hypothyreose 88
AVP (Arginin-Vasopressin) 81–82
Azidose 21
– Hyperkaliämie 16
– Ketoazidose, diabetische 34
– metabolische 22–25
– – Nierenversagen, akutes 56
– renal-tubuläre, Hypokalziämie 71
– respiratorische 22–24
Azotämie 52

## B

Basedow-Syndrom 90–91
Basisuntersuchungen 2

Basophile 48
basophile Tüpfelung 46
Basophilie 44, 49
BCR-ABL-Translokation 49
Befund, klinisch-chemischer 2
Befundinterpretation 4–5
Belastungsdyspnoe, Anämie 46
Bence-Jones-Myelom 101
Bence-Jones-Proteinurie 28, 53
BGA (Blutgasanalyse) 24
Bicarbonatretention, Niere 21
Bicarbonatsystem 20
Bilirubin 64
– (in)direktes 66
– Urinstatus 55, 116
Bisphosphonate, Hyperkalziämie 73
Blut 2–3
– entnommenes, Zusätze 2
– Pufferbasen 20
– Sauerstoffgehalt 26
Blutabnahme, venöse 2
Blutbild 44
– kleines 44
Blutgasanalyse (BGA) 24
Blutgase
– Diffusionsstörungen 27
– respiratorische Insuffizienz 27
– Ventilationsstörungen 27
– Verteilungsstörungen 27
Blutglukose
– Bestimmung, Glukoseoxidase(GOD)-/Hexokinase(HK)-Methode 32
– Diabetes mellitus 32
– Hypoglykämie 34
Blutungen, Liquor cerebrospinalis 104
Blutungszeit 50
Blutverluste 46
Blutvolumen, effektives, intraarterielles (EABV) 10
Blutzuckerselbstkontrolle s. Blutglukose
Brustschmerz, akuter 59
– DD 108–109
Bruton-Agammaglobulinämie 29
BSG (Blutkörperchensenkungsgeschwindigkeit), Entzündung 100
Butterfett-Test 62

## C

C$_1$-Inhibitor 28
CA 15-3 103
CA 19-9 102–103
CA 125 103
Calcitonin, Schilddrüsenkarzinom, medulläres 87
c-ANCA 101
CBG (Cortison-bindendes Globulin) 79
CCATGG 42
CEA (karzinoembryonales Antigen) 102–103
Choledocholithiasis, DD 113
Cholesterin
– Cortisol 92
– Normwerte 38

# Register

Cholinesterase 65
Choriongonadotropin, humanes (HCG) 102
Chylomikronämie-Syndrom 38
Chylomikronen 36–37
Chylothorax 104
Chymotrypsin im Stuhl 62
Clearanceuntersuchungen 52
Coeruloplasmin 28, 65
Conn-Syndrom 13, 97
COPD, Azidose, respiratorische 22–23
Cortisol 92
– genetische Defekte 92
– NNR-Unterfunktion 94
– Rhythmik, zirkadiane 96
– im Urin 96
C-Peptid 30
C-reaktives Protein s. CRP
Creatinin
– Nierenversagen, akutes 56
– – chronisches 56
Creatinin-Clearance 3, 52
– Nierenversagen, chronisches 57
Creatinkinase (CK) 29
– Herzinfarkt 58
CRH (Corticotropin-Releasing-Hormon) 81
CRH-Test, Cushing-Syndrom 96
CRP (C-reaktives Protein) 28
– Entzündung 100
CSF s. Liquor cerebrospinalis
Cushing-Syndrom 13, 96
– Alkoholabusus 97
– Hypophysentumoren 82

## D

Dakryozyt 46
D-Dimere, Fibrinspaltprodukte 51
Dehydratation 8
– Hautturgor 15
– hypertone 12
– hypotone 12
– Parameter 8
Dehydroepiandrostendion (DHEAS) 92–93
– NNR-Unterfunktion 94
– Virilisierung 99
Delpech-Lichtblau-Quotient 105
De-Ritis-Quotient 64
11-Desoxycorticosteron, Cushing-Syndrom 97
Desoxypyridinolin (DPYRI), Knochenerkrankungen 76
Dexamethason-Suppressionstest 81
– Cushing-Syndrom 96
Dextran(lösungen) 18
– Flüssigkeitssubstitution 18
DHEAS s. Dehydroepiandrostendion
Diabetes insipidus 13, 82
Diabetes mellitus 30–35
– Ätiologie 30
– Blutglukose 32
– Blutzuckerselbstkontrolle 32
– Cortisol 92
– Diagnostik 32–33
– $HBA_{1c}$ 33
– Komplikationen 31, 34–35
– metabolisches Syndrom 41
– Resistenzminderung 31
– Schweregrad 30
– Serumosmolalität 15
– Spätkomplikationen 33
– Typ 1 30
– Typ 2 30
diagnostische Sensitivität 4–5
Diarrhoe, Hypokaliämie 17
Differenzialblutbild 44, 48–49
Diffusionsstörungen 26
– Blutgase 27
Diuretika, Hypokaliämie 17
DNA, genomische, Mutationen, Nachweis 42
Dosis-Wirkungs-Beziehung, logarithmische, Endokrinopathien 79
Dreierregel 44
Drei-Gläser-Probe, Liquor cerebrospinalis 104
Druck, onkotischer 9
Druckdifferenz, alveoloarterielle ($AaDO_2$) 26
dsDNA 101
Dünndarmfunktionstests, Malabsorption 62
Durstversuch, Polyurie 53
Dyspnoe, DD 108–109

## E

Einflussgrößen, Präanalytik 3
Eisen 45
Eisenkonzentration, Serum 45
Eisenmangel 46
Eiweißverlust, enteraler, Lymphangiektasie, intestinale 61
Elastase im Stuhl 62
Elektrolyte 8
Elektrolythaushalt, NNR-Unterfunktion 94
Elliptozyt 46
Ellsworth-Howard-Test, Hypokalziämie 70
endokrine Regulation 78–79
Endokrinologie, Akronyme 81
Entzündung 100–101
– akute, Serumelektrophorese 29
– Parameter 100
Enzymdefekte, Anämie 46
Enzyme 29
– plasmaspezifische/sezernierte 29
Eosinophile 48
Eosinophilie 49
Epithelzylinder, Urin 54
Erbrechen, Hypokaliämie 17
ERCP (endoskopische retrograde Cholangiopankreatographie) 67
Ernährung, natriumreiche 13
Erythropoese 44
Erythrozyten 44
– Blutausstrich 47
– Morphologie 46
– Urinstatus 55, 116
Erythrozytenindices 44
Erythrozytenzahl 44
Erythrozytenzylinder, Urin 54

Exsikkose, Polyglobulie 44
Exsudat
– Aszites 104
– Pleuraerguss 104
Extrazellularraum (EZR/EZV) 8
extrinsisches System, Gerinnung 50

## F

Faktor-V-Leiden 51
Fanconi-Syndrom 77
– Hypophosphatämie 74
Fehler
– Präanalytik 3
– systematische 4
– zufällige 4
Felty-Syndrom 101
Ferritin 45
Fibringerinnsel, Hämostase 50
Fibrinogen 28, 51
Fibrinolyse 51
Fibrinspaltprodukte, D-Dimere 51
Filtrationsleistung, Niere 52
Flüssigkeitsbedarf, täglicher, voraussichtlicher 18
Flüssigkeitshaushalt
– NNR-Unterfunktion 94
– perioperative Situation 19
Flüssigkeitssubstitution 18
– Dextroselösungen 18
– Hyponatriämie 19
– Wasser 18
Flüssigkeitsverluste 18
Follikel-stimulierendes Hormon s. FSH
Folsäuremangelanämie 46
Fragmentozyten 46
– Blutausstrich 47
Fredrickson-Einteilung, Lipoproteinstoffwechselstörungen 38
Fresh Frozen Plasma (FFP) 18
Friedewald-Formel, LDL-Cholesterin, Berechnung 38
Fructosamin 33
FSH (Follikel-stimulierendes Hormon) 78, 81–82
Funktionstests, dynamische 80

## G

Gallensäurefluss, gestörter, Maldigestion 60
Gallenwegsobstruktion 102
– Ikterus 66
Gammaglutamattranspeptidase (GGT) 65
Gammopathie(n) 101
– monoklonale, unklarer Signifikanz (MGUS) 100
Gastrinom, Maldigestion 60
gastrointestinale Verluste, Hyponatriämie 12
Gelbsucht s. Ikterus
Gelegenheitsblutzucker 32
Gendefekte
– Cortisol 92
– Kopplungsanalysen 42–43

Genexpression, Unterschiede, Nachweis 42
Gerinnung
– ex-/intrinsisches System 50
– plasmatische 50
Gerinnungsfaktoren, Hämostase 50
Gewebeperfusion, Sauerstoff 26
Gewicht, spezifisches, Urinstatus 116
GFR (glomeruläre Filtrationsrate) 52
GH (Wachstumshormon) 81–82
GHRH (Wachstumshormon-Releasing-Hormon) 81
Gicht 40–41
Gigantismus (Riesenwuchs) 84
Globalinsuffizienz 26
glomeruläre Filtrationsrate (GFR) 52
Glukose
– Liquor cerebrospinalis 105
– im Urin 32–33, 116
– – Teststreifenuntersuchung 55
Glukosebelastung, orale 80
Glukosehomöostase, gestörte 32
Glukosemetabolismus 30
Glukoseoxidase(GOD)-Methode, Blutglukose, Bestimmung 32
Glukose-6-Phosphatdehydrogenase-Mangel, Anämie 46
Glukosetoleranz, pathologische 32
Glukosetoleranztest, oraler (OGTT) 32
– Akromegalie 85
Glutamatoxalazetattransaminase (GOT bzw. Aspartataminotransferase, AST) 29, 64
– Ikterus, intrahepatischer 67
Glutamatpyruvattransaminase (GPT, Alaninaminotransferase, ALT) 29, 64
– Ikterus, intrahepatischer 67
GnRH (Gonadotropin-Releasing-Hormon) 78, 81
GnRH-Test 80
– Hypogonadismus 98
Gonadenfunktion 98–99
– männliche 98
– weibliche 98–99
Gonadotropin-Releasing-Hormon s. GnRH
Granulationen, toxische, Granulozyten, neutrophile 49
γ-GT (Gammaglutamattranspeptidase) 65

# H

$H_2$-Atemtest 62
Hämatokrit (Hkt) 44
hämatologische Labordiagnostik 44
Hämatothorax 104
Hämoglobin (Hb) 44
– Gehalt im Blut, Anämie 46
– mittleres, korpuskuläres (MCH) 44
– Proteinurie 53
– Urinstatus 116
– – Teststreifenuntersuchung 55
Hämoglobinkonzentration, mittlere, korpuskuläre (MCHC) 44
Hämolyse
– Anämie 46

– Hyperphosphatämie 75
– Ikterus 66
Hämostase 50–51
Haptoglobin 28, 66
Harngewicht, Oligurie 56
Harnsäure 40–41
– Salvage Pathway 40
Harnsäurespiegel
– Blut 40
– Gicht 41
– Urin 41
Harnstoff 52
– Nierenversagen, akutes 56
– Oligurie 56
Hashimoto-Thyreoiditis, Hypothyreose 79, 88
Hautdesinfektionsmittel, Venenpunktion 2
Hautturgor, Dehydratation 15
$HbA_{1c}$ 33
$HB_c$-Antigen 69
$HB_e$-Antigen 69
$HB_s$-Antigen 69
HCG (humanes Choriongonadotropin) 102
HDL (high density lipoprotein) 36–37
– Normwerte 38
Heinz-(Innen-)Körperchen 46
– Blutausstrich 47
Henderson-Hasselbalch-Gleichung 20
Heparin, Blutgasanalyse 24
Hepatitis A 68
Hepatitis B 68–69
Hepatitis C 69
Herzinfarkt 58–59
– DD 109
Herzrhythmusstörungen, Hyperkalziämie 72
Herzstillstand, Hyperkaliämie 16
Hexokinase(HK)-Methode, Blutglukose, Bestimmung 32
HHL-Hormone 82
high density lipoprotein s. HDL
High-Dose-Dexamethason-Suppressionstests 81
Hirsutismus 99
Hormone
– Hypophysenhinterlappen 82
– Hypophysenvorderlappen 82
– Schilddrüse 87–89
– Struktur 78
Howell-Jolly-Körperchen 46
– Blutausstrich 47
hungry bone syndrome 74
HVL-Hormone 82
HVL-Insuffizienz 83
Hydroxyethylstärke (HES) 18
11β-Hydroxylase, Cushing-Syndrom 97
17-Hydroxylase, adrenogenitales Syndrom 93
17-Hydroxyprogesteron, adrenogenitales Syndrom 93
Hypalbuminämie 28
Hyperaldosteronismus 97
– Hypokaliämie 17
– primärer 13
Hyperandrogenämie 97
Hypercholesterinämie, familiäre 38

Hyperchromasie 44
Hypercortisolismus 96
Hypergammaglobulinämie 28
Hyperglykämie, Insulinbedarf 79
Hyperhomocysteinämie 51
Hyperhydratation 8, 12
Hyperimmunglobulinämie 100
Hyperkaliämie 16
– DD 110–111
– Nierenversagen, akutes 56
Hyperkalziämie 72–73
– Bisphosphonate 73
– familiäre, hyperkalziurische (FHH) 73
– tumorassoziierte 72
Hyperkapnie
– Azidose, respiratorische 22
– chronische, Sauerstofftherapie 27
Hyperlipoproteinämie, metabolisches Syndrom 41
Hypermagnesiämie 75
Hypernatriämie 13
– Klinik 15
Hyperparathyreoidismus
– Hypophosphatämie 74
– primärer 72
– sekundärer, Nierenversagen 57
Hyperphosphatämie 74–75
Hyperpigmentierung, NNR-Insuffizienz 95
Hyperprolaktinämie 82
Hyperthyreose 90–91
– Gigantismus 84
– latente 91
Hypertonie
– hypokaliämische, Hyperaldosteronismus 97
– metabolisches Syndrom 41
Hypertriglyzeridämie, familiäre 38
Hyperurikämie 41
– metabolisches Syndrom 41
Hypoaldosteronismus, isolierter 95
Hypochromasie 44
Hypogammaglobulinämie 29
Hypoglykämie
– DD 35
– HVL-Insuffizienz 83
– insulininduzierte, Cushing-Syndrom 96
– Koma 34–35
– reaktive 35
Hypogonadismus 98
Hypoimmunglobulinämie 100
Hypokaliämie 17
Hypokalziämie 70–71
– PTH-Resistenz 79
Hypomagnesiämie 75
Hyponatriämie 12, 14–15
– Flüssigkeitssubstitution 19
– Klinik 14
Hypoparathyreoidismus, Hypokalziämie 70
Hypophosphatämie 74
– onkogene 74
Hypophosphatasie 77
Hypophysenfunktion 82–83
Hypophysentumoren, Diagnostik 82–83
Hypoproteinämie, Lymphangiektasie, intestinale 61

# Register

Hypothalamus-Hypophysen-Gonaden-Achse 98
Hypothalamus-Hypophysen-System 79
Hypothermie, HVL-Insuffizienz 83
Hypothyreose 88–89
– Hashimoto-Thyreoiditis 79
Hypoxämie, Azidose, respiratorische 22

## I

IDL (intermediate-density lipoprotein) 37
IFG (impaired fasting glucose) 32
IgA-Plasmozytom 101
IGF (Insulin-like growth factors) 85
– Akromegalie 85
IgG-Plasmozytom 101
IGT (impaired glucose tolerance) 32
Ikterus 66–67
– DD 66–67
– intrahepatischer 67
– Neugeborene 66
– posthepatischer 67
– prähepatischer 66
Immunassay-Interferenz, Endokrinopathien 79
Immunglobuline 28, 100–101
Immunhämolyse 46
impaired fasting glucose s. IFG
impaired glucose tolerance s. IGT
Infektanämie 46
Infertilität 99
Insulin 30
– Überdosierung, Hypoglykämie 35
Insulinbedarf, Hyperglykämie 79
Insulinhypoglykämietest 80
Insulin-like growth factors (IGF) 85
Interleukin-6 (IL-6), Entzündung 100
intermediate-density lipoprotein s. IDL
interstitieller Raum (ISR/ISV) 8
intestinal hurry, Maldigestion 60
Intravasalraum (IVR) 8
Intrazellularraum (IZR) 8
intrinsisches System, Gerinnung 50
Isoenzymdiagnostik 29

## J

Jodmangel 87
– Hyperthyreose 90

## K

Kalium 8
– Ruhemembranpotential 16
– Stoffwechsel 16
Kaliumhaushalt, Störungen 16–17
Kaliumsubstitution, Ketoazidose, diabetische 34
Kaliumverschiebungen, plötzliche 16
Kallmann-Syndrom 98
Kalziumhomöostase 70
Kalziumregulation 70–73

Kapillarblutuntersuchungen 2–3
Ketoazidose, diabetische 34
Ketone, Urinstatus 55, 116
Klinefelter-Syndrom
– Gigantismus 84
– Hypogonadismus 98
Knochenerkrankungen 76–77
Knochenmetastasen 77
Knochentumoren, primäre 77
Knochenumsatzmarker 76
Koagulopathien 50–51
Kochsalzlösung
– isotonische 18
– physiologische, Ketoazidose, diabetische 34
Körperflüssigkeiten 104–105
Kohlendioxid 26
– Atemantrieb 26
Koma
– diabetisches 35
– hyperosmolares 34
– hypoglykämisches 34–35
Komplementfaktoren 28
Konzentration 8
Konzentrationsabfall, Hyponatriämie 14
Kopplungsanalysen, Gendefekte 42–43
Koronarsyndrom, akutes 59
Kortisol s. Cortisol
Kreatinin-Clearance s. Creatinin-Clearance
Kühlschranktest, Lipidstoffwechselstörungen 38
Kugelzellenanämie 46
Kurzdarmsyndrom 61

## L

Labordiagnostik 2
– hämatologische 44–45
Laborwerte, Beeinflussung 3
Lactatdehydrogenase s. LDH
Laktat, Liquor cerebrospinalis 105
Laktosetoleranztest 62
LBP (Lipopolysaccharid-bindendes Protein), Entzündung 100
LCAT (Lecithin-Cholesterin-Acyl-Transferase) 37
LDH (Lactatdehydrogenase) 45
– Pleuraerguss 104
LDL (low density lipoprotein) 36–38
LDL-Rezeptor 37
Lebererkrankungen 68–69
Leberfunktionstests 64–65
Lebermetastasen 102
Leberversagen 68
Leberwerte 64
Leberzellschaden, Ikterus 66
Leberzirrhose, Serumelektrophorese 29
Lecithin-Cholesterin-Acyl-Transferase (LCAT) 37
Leistungsminderung, Anämie 46
Leucin-Kristalle, Urin 54
Leukämie 49
– akute, lymphatische/myeloische (ALL/AML) 49

– chronisch-lymphatische/-myeloische (CLL/CML) 49
Leukopenie 48
Leukozyten
– Urinstatus 55, 116
Leukozytenzahl 48
Leukozytenzylinder, Urin 54
LH (luteinisierendes Hormon) 82
Libidoverlust, HVL-Insuffizienz 83
Linksverschiebung 48
Lipase 29
Lipidstoffwechselstörungen 38–39
– Kühlschranktest 38
Lipolyse, Cortisol 92
Lipopolysaccharid-bindendes Protein (LBP), Entzündung 100
Lipoproteine 28, 36–39
Lipoproteinfraktionen, Arterioskleroserisiko 39
Lipoproteinlipase (LPL) 37
Lipoproteinstoffwechsel 36–37
Lipoproteinstoffwechselstörungen, Frederickson-Einteilung 38
Liquor cerebrospinalis (CSF) 104–105
– Antikörper 105
– Blutung 104
– Drei-Gläser-Probe 104
– Glukose 105
– Laktat 105
– Meningitis 105
– oligoklonale Banden (OKB) 105
– Pleozytose 104
– Proteine 105
– Schrankenstörung 105
– Zellen 104
Longitudinalbeurteilung 4
low density lipoprotein s. LDL
Low-Dose-Dexamethason-Suppressionstests 81
Low-$T_3$-Syndrom 89
Lundh-Test 63
Lungenembolie, DD 109
Lupus erythematodes 101
luteinisierendes Hormon s. LH
Lymphangiektasie, intestinale 61
Lymphozyten 48
Lymphozytopenie 49
Lymphozytose 49

## M

Magensaftanalyse 63
Magnesium 75
Magnesiummangel
– Hypokalzämie 70
– intrazellulärer 75
Makroangiopathie, Diabetes mellitus 31
$\alpha_2$-Makroglobulin, Proteinurie 53
Makroglobulinämie Waldenström 101
Makrozyt 46
makrozytär 44
Malabsorption 60–63
– Diagnostik 62
– Dünndarmfunktionstests 62

– Hypokalziämie 70
– osmotische Lücke, Stuhl 62–63
Malassimilation 60
Maldigestion 60
– intestinal hurry 60
– Pankreasfunktionstests 62
maligne Erkrankungen 102
MCH (mittleres korpuskuläres Hämoglobin) 44
MCHC (mittlere korpuskuläre Hämoglobinkonzentration) 44
MCV (mittleres korpuskuläres Volumen) 44
Mechanorezeptoren 10
Megalozyten 46
– Blutausstrich 47
Meningitis, Liquor cerebrospinalis 105
metabolische Störungen 20–23
metabolisches Syndrom
– Diabetes mellitus 41
– Hyperlipoproteinämien 41
– Hypertonie 41
– Hyperurikämie 41
metabolisch-respiratorische Störung 23
Metopiron-Test, Cushing-Syndrom 96
MGUS (monoklonale Gammapathie unklarer Signifikanz) 100
Mikroangiopathie, Diabetes mellitus 31
$\alpha_1$-Mikroglobulin, Proteinurie 53
$\beta_2$-Mikroglobulin 102
mikrozytär 44
Mikrozyten 46
Milch-Alkali-Syndrom 73
Minderwuchs, HVL-Insuffizienz 83
Mineralokortikoide, Mangel, Hyperkaliämie 16
Mittelstrahlurin (MSU) 3
molekularbiologische Diagnostik, Nukleinsäuren 42–43
Monozyten 48
Monozytopenie 49
Monozytose 49
Müdigkeit, Anämie 46
Mutationen, Nachweis
– direkter 43
– indirekter 42
Myelopoese 44
Myoglobin, Proteinurie 53
Myokardinfarkt s. Herzinfarkt

## N

Natrium 8
– Mangel 14
– Oligurie 56
– Regulation 10–11
– Serumkonzentration, Hyponatriämie 14
– SIADH 14
Natriumausscheidung 10
– Natriummangel 14
– SIADH 14
Natriumbestand, Zunahme 13
Natriumbikarbonat-Infusionen 13
Natriumhaushalt, Regulation 10–11
Natriumverlust 12, 14

Nebennierenrinde
– Funktion 92–93
– tumorbedingter Ausfall 102
Nebennierenrinden… s. NNR…
Nebenschilddrüsenadenom, PTH-sezernierendes 74
Nephritis, interstitielle 53
Nephron 52
nephrotisches Syndrom 53
– Serumelektrophorese 29
Neugeborene, Ikterus 66
Neugeborenen-Screening, Hypothyreose 88
Neutropenie 48
Neutrophile 48
Niere
– Bicarbonatretention 21
– Filtrationsleistung 52
– Protonenausscheidung/-sekretion 21
– Urinpufferung 21
Nierenerkrankung, chronische 73
Nierenfunktion 52–53
Niereninsuffizienz
– chronische 56–57
– Hyperkaliämie 16
– Hyperphosphatämie 74
– Hypokalziämie 71
– (prä)terminale 56
Nierenschwelle, Urin 32
Nierensteine, Hyperkalziämie 72
Nierenversagen
– akutes (ANV) 56
– DD 111
– intra-, prä- bzw. postrenales 56
– Tumorerkrankungen 102
Nitrit, Urinstatus 55, 116
NNR-Autoantikörper 95
NNR-Insuffizienz 73
– Hyperpigmentierung 95
– relative 95
NNR-Überfunktion 96–97
NNR-Unterfunktion 94–95
Non-Q-wave-Myokardinfarkt 59
Nüchternhypoglykämie 35
Nukleinsäuren 42–43
– molekularbiologische Diagnostik 42–43
Nukleotide 40–41
Nykturie 54
– Nierenversagen, chronisches 57

## O

Oberbauchschmerz, DD 112–113
Octreotid-Suppressionstest 85
Ödeme 14–15
– Hypalbuminämie 28
– Lymphangiektasie, intestinale 61
– Nierenversagen, chronisches 57
Östradiol 98
Östrogene 98
oligoklonale Banden (OKB), Liquor cerebrospinalis 105
Oligomenorrhoe 99
Oligurie 54
– DD 56

– Nierenversagen, akutes 56
onkotischer Druck 9
Osmolalität 9
– Oligurie 56
Osmolalitätsstörungen 15
Osmolarität 9
Osmoregulation 10
Osmose 8–9
osmotische Lücke 9
– Stuhl, Malabsorption 62–63
Osteodystrophie/-dystrophia
– fibrosa cystica, Hyperkalziämie 72
– renale, Nierenversagen, chronisches 57
Osteogenesis imperfecta 77
Osteomalazie 76–77
– onkogene 77
– phosphopenische 77
Osteopetrosis 77
Osteoporose 76
Ostitis deformans 77
Oxalat-Kristalle, Urin 54
Oxytocin 82

## P

Paget-Syndrom 77
Palindrom 42
p-ANCA 101
Pankreasfunktionstests, Maldigestion 62
Pankreasinsuffizienz, Maldigestion 60
Pankreatitis
– alkoholinduzierte, DD 113
– Hypokalziämie 71
Pankreolauryl®-Test 63
Paraproteinämie 28, 100
– Serumelektrophorese 29
Paraproteine 100–101
Parathormon (PTH) 81
– Resistenz, Hypokalziämie 79
– Wirkungen 70
parathormone related peptide (PTHrP), Tumorerkrankungen 102
Partialinsuffizienz 26
PCR (polymerase chain reaction) 42
Peptide, Hormone 78
Peritonitis 104
– bakterielle, spontane (SBP) 104
Permeabilität, intestinale 63
Philadelphia-Chromosom 49
Phosphat 74–75
Phosphatase, alkalische (ALP) 65, 67
– Knochenerkrankungen 76
Phosphatdiabetes 77
pH-Wert 20–21
– Urinstatus 55, 116
Plasma 18
Plasmaexpander 18
Plasmaproteine 28, 65
– Druck, onkotischer 9
Plasma-Thrombinzeit (PTZ) 51
Plasminogen 28
Plausibilitätskontrolle 4
Pleozytose, Liquor cerebrospinalis 104

# Register

Pleuraerguss 104
– hämorrhagischer 104
Pneumonie, DD 109
Poikilozyt 46
Pollakisurie 54
Polyzythämie 44
Polydipsie, Hyperkalziämie 72
Polyglobulie 44
Polyneuropathie, periphere, Nierenversagen, chronisches 57
Polyurie 54
– Durstversuch 53
– Hyperkalziämie 72
– Nierenversagen, chronisches 57
Präanalytik 2–3
Präkoma, ketoazidotisches, DD 111
Präzision(skontrollen) 4
PRL s. Prolaktin
Probeentnahme 2
Procalcitonin, Entzündung 100
Proerythroblast 44
Progesteron 98
Prolaktin (PRL) 81–82
– Hypersekretion, idiopathische 82
Prolaktinom 82
Promyelozyten 49
Prostata-spezifisches Antigen s. PSA
Protein-C-Mangel 51
Proteine
– Hormone 78
– Liquor cerebrospinalis 105
– Urinstatus 55, 116
Proteinurie 53
Protein-S-Mangel 51
Prothrombin-20210A-Mutation 51
Protonen 20
Protonenausscheidung/-sekretion, Niere 20
PSA (Prostata-spezifisches Antigen) 102
Pseudohyperkaliämie 16–17
Pseudohyperproteinämie 28
Pseudohyponaträmie 12
Pseudohypoparathyreoidismus, Hypokalziämie 70
Pseudohypoproteinämie 28
Pseudothrombozytopenie 50
PTH s. Parathormon
Pufferbasen/-system 20
– Blut 20
Purinbasen, Abbau 40

## Q

Qualitätskontrolle 4
qualitative Verfahren 2
quantitative Verfahren 2
Quick-Test 51, 65
Q-wave-Myokardinfarkt 59

## R

Rachitis 76–77
– hypophosphatämische 74
Referenzintervalle 5

Referenzwerte 5
renale Ausscheidung, gestörte, Hyperphosphatämie 75
renale Verluste, Hyponaträmie 12
Renin-Aldosteron-Orthostase-Test, Hyperaldosteronismus 97
Reninmangel 95
Resistenzminderung, Diabetes mellitus 31
respiratorische Insuffizienz/Störungen 21–22, 26–27
– Blutgase 27
– Kompensationsmechanismen 23
Restriktionsenzyme 42
Retikulozyt 44, 46
RFLP (Restriktions-Fragment-Längen-Polymorphismus) 43
Rhabdomyolyse, Hyperphosphatämie 75
Rheumafaktoren 101
Richtigkeit 4
Richtigkeitsbestimmungen 4
Richtigkeitskontrollen 4
Ringversuche 4
Röhrchenzusätze 3
Rückkopplung
– negative, endokrine Regulation 78
– positive, endokrine Regulation 78–79
Ruhemembranpotential, Kalium 16

## S

Säure-Basen-Haushalt 20–25
– Diagnostik und Therapie 24
– Normalwerte 20
– Störungen 20–23
Säure-Basen-Nomogramm 24
Säure-Basen-Quotient 21
Säure-Basen-Status 20
Salvage Pathway, Harnsäure 40
Sammelurin 3
Sarkoidose 73
Sauerstoff 26
– Gewebeperfusion 26
Sauerstoffbindungskurve 26
Sauerstoffpartialdruck 26
Sauerstoffsättigung 26
Sauerstofftherapie 27
Sauerstofftransport 26
SCC 103
Schilddrüse 86–91
– Autoantikörper 87
Schilddrüsenautonomie 90
Schilddrüsenfunktion 86
Schilddrüsenhormone 87–89
Schilddrüsenkarzinom
– medulläres, Calcitonin 87
– Thyreoglobulin 87
Schilddrüsenlabor, Schwangerschaft 91
Schilddrüsenwerte 86
Schilling-Test, Malabsorption 62
Schistozyten 46
– Blutausstrich 47
Schleifendiuretika, Hypokalziämie 71
Schleimhautblässe, Anämie 46
Schrankenstörung, Liquor cerebrospinalis 105

Schwangerschaft, Schilddrüsenlabor 91
Sediment, Urin 55
SeHCAT-Test 62
Sehnenxanthom, Hyperlipoproteinämie 39
Sekretin-Pankreozymin-Test 63
semiquantitative Verfahren 2
Sensitivität
– analytische 4
– diagnostische 4–5
– Testverfahren 5
Serum, Eisenkonzentration 45
Serum-Aszites-Albumin-Gradient 104
Serumcreatinin 52
Serumelektrolyte, Nierenversagen, chronisches 57
Serumelektrophorese 28
Serumgastrin 63
Serumharnstoff, Oligurie 56
Serumkalium 16
– Hyperkaliämie 16
– Hypokaliämie 17
Serumosmolalität 9
– Diabetes mellitus 15
– Natriummangel 14
– SIADH 14
Sexualhormon-bindendes Globulin s. SHBG
Sexualhormone 98
– weibliche, Störungen 99
sexuelle Differenzierung, Störung 98
SHBG (Sexualhormon-bindendes Globulin) 79
– Virilisierung 99
Sheehan-Syndrom, HVL-Insuffizienz 83
SIADH (Syndrom der inappropriaten ADH-Sekretion) 12, 14, 82
Sichelzelle 46
Sichelzellenanämie
– Blutausstrich 47
– Mutationsnachweis 43
sideroachrestische Anämie 46
SIRS (systemic inflammatory response syndrome) 100
Sögren-Syndrom 101
Somnolenz, DD 110–111
Southern-Blot 42
Spezifität, Testverfahren 4–5
Sphärozyten 46
– Blutausstrich 47
Sphärozytose 46
Spontanurin 3
Sprue 60
Steroide, Hormone 78
Struma, Entstehung 87
Stuhl(analyse/-untersuchung)
– Chymotrypsin 62
– Elastase 62
– Malabsorption 62
– osmotische Lücke 62
Sulfonylharnstoff-Überdosierung, Hypoglykämie 35
Synacthen-Kurztest 95
Synopsis 4
systemic inflammatory response syndrome s. SIRS

## T

$T_3$ (Trijodthyronin) 81, 86
$T_4$ (Thyroxin) 81, 86
– freies ($fT_4$) 86
Tachykardie
– Anämie 46
– Hyperkalziämie 72
Targetzellen 46
– Blutausstrich 47
TBG (Thyroxin-bindendes Globulin) 79
testikuläre Agenesie, Hypogonadismus 98
Testosteron 98
– Virilisierung 99
Teststreifenuntersuchungen/-verfahren
– Sensitivität 5
– Spezifität 4–5
– Urin 54
– Validität 4
– Vorhersagewert (prädiktiver Wert) 5
TG-Antikörper 87
Thalassämie 46
Thiazid-Diuretika 73
Thrombophiliediagnostik 51
Thromboplastinzeit (TPZ) 51, 65
– partielle (PTT) 51
Thrombozyten 50
Thrombozytenadhäsion/-aggregation, Hämostase 50
Thrombozythämie 50
Thrombozytopenie 50
Thrombozytose 50
Thyreoglobulin, Schilddrüsenkarzinom 87
thyreotoxische Krise 91
Thyreotropin-Releasing-Hormon s. TRH
Thyroidea-stimulierendes Hormon s. TSH
Thyroxin s. $T_4$
Thyroxin-bindendes-Globulin (TBG) 28
t-PA (tissue-Plasminogen-Aktivator) 51
TPO-Antikörper 87
Trägerproteine 78–79
TRAK (Anti-TSH-Rezeptor-Antikörper) 90, 101
Transferrin 28, 45
– Proteinurie 53
Transferrinrezeptor, löslicher (sTfR) 45
Transsudat
– Aszites 104
– Pleuraerguss 104
Transversalbeurteilung 4
TRH (Thyreotropin-Releasing-Hormon) 78, 81
TRH-Test 80
Triglyzeride 38–39
Trijodthyronin s. $T_3$
Trousseau-Zeichen 71
TSH-Mangel, HVL-Insuffizienz 83
TSH (Thyroidea-stimulierendes Hormon) 81–82, 86

tubuläre Funktion 52–53
tubuläre Reabsorptionsstörungen, Hypophosphatämie 74
Tumormarker 102
Tumornekrose, Hyperphosphatämie 75
Tumorwachstum, schnelles 102
Typ-1-Diabetes 30
Typ-2-Diabetes 31

## U

Untersuchungsmaterial 2
Urämie, Nierenversagen, chronisches 57
Urin 3
– Cortisol 96
– Farbe 54
– Glukoseausscheidung 32
– Harnsäure 41
– Klarheit 54
– mikroskopische Beurteilung 55
– Nierenschwelle 32
– Sediment 55
– Teststreifenuntersuchungen 54
– Zylinder 55
Urinbestandteile
– (nicht-)organisierte 54
Uringeruch 54
Urin-Harnstoff, Oligurie 56
Urinminutenvolumen 52
Urinosmolalität 53
– Natriummangel 14
– SIADH 14
Urinpufferung, Niere 21
Urinstatus 54–55, 116
Urinzellzählung, semiquantitative 55
Urobilinogen 66
– Urinstatus 55, 116

## V

Validität, Testverfahren 4
Vasokonstriktion, Hämostase 50
Vasopressin s. ADH
Venenstauung 2
Ventilationsstörungen 27
Verdünnungshyponaträmie 12
Verlusthyponaträmie 12
Verteilungsstörungen 26–27
– Blutgase 27
Virilisierung 99
Virushepatitis 68
– DD 113
Vitamin-$B_{12}$-Mangel 46
Vitamin-D-Mangel 77
Vitamin-D-Stoffwechselstörung 77
Vitamin-D-Überdosierung, Hyperphosphatämie 74

Vitamin-$D_3$-Mangel, Hypokalziämie 70
VLDL 36–37
Vollblut 18
Volumenregulation 10
– Effektoren 10
Volumenstatus
– Natriummangel 14
– SIADH 14
Volumensubstitution 18–19
Vorhersagewert (prädiktiver Wert), Testverfahren 5

## W

Wachstum, normales 84
Wachstumshormon (GH) 81–82
– Mangel 84
Wachstumshormon-Releasing Hormon s. GHRH
Wachstumsstörungen 84–85
Waldenström-Syndrom 101
Wasser 8
– Flüssigkeitssubstitution 18
– Regulation 10–11
Wasseraufnahme, verringerte 13
Wasserhaushalt 10
– Regulation 10–11
– Störungen 8
Wasserkompartimente 8
Wasserretention 12
– Anamnese/klinische Zeichen 14
Wasserverluste 10, 13
Whipple-Syndrom 61
Whipple-Trias 35

## X

Xanthelasma, Hyperlipoproteinämie 39
Xanthom
– eruptives 39
– Hyperlipoproteinämie 39
Xylose-Test
– Malabsorption 62
– Sprue 60

## Z

Zellen, Liquor cerebrospinalis 104
Zellenzyme 29
Zelluntergang, Hyperkaliämie 16
Zöliakie, Hypokalziämie 70
Zollinger-Ellison-Syndrom, Maldigestion 60
Zusätze, Blut, entnommenes 2
Zylinder im Urin 54–55
– granulierte/hyaline 54

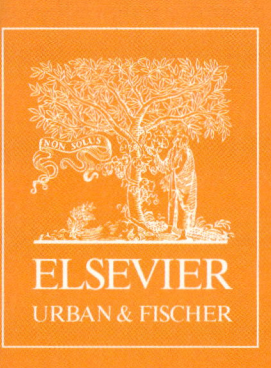

# Die BASICS-Reihe

**ELSEVIER URBAN & FISCHER**

Bestellen Sie in Ihrer Buchhandlung oder unter www.elsevier.de bzw. bestellung@elsevier.de

Tel. (0 70 71) 93 53 69
Fax (0 70 71) 93 53 24

www.elsevier.de

## Der perfekte Überblick über die gesamte Bandbreite eines Faches!

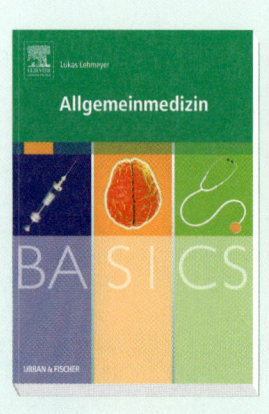

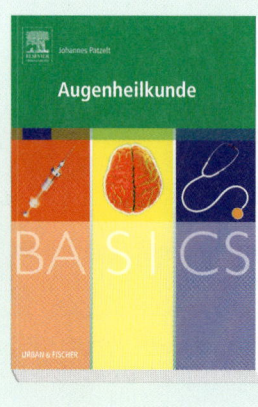

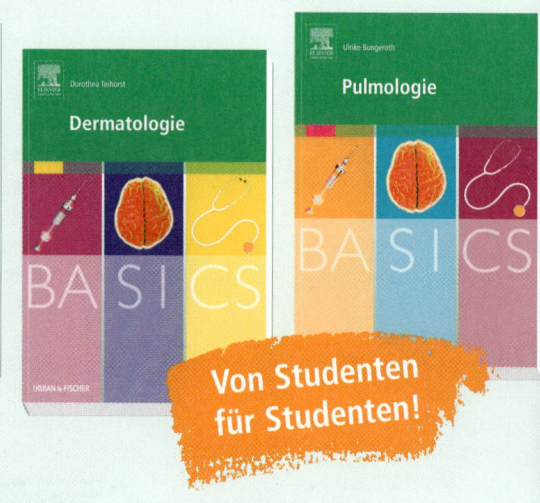

*Von Studenten für Studenten!*

### Die BASICS gibt's zu den folgenden Themen:

**BASICS Allergologie**
2006.
ISBN 3-437-42116-6
ISBN 978-3-437-42116-7

**BASICS Allgemeinmedizin**
2005.
ISBN 3-437-42246-4
ISBN 978-3-437-42246-1

**BASICS Anamnese und Untersuchung**
2006.
ISBN 3-437-42106-9
ISBN 978-3-437-42106-8

**BASICS Augenheilkunde**
2005.
ISBN 3-437-42126-3
ISBN 978-3-437-42126-6

**BASICS Dermatologie**
2005.
ISBN 3-437-42136-0
ISBN 978-3-437-42136-5

**BASICS Gastroenterologie**
2005.
ISBN 3-437-42146-8
ISBN 978-3-437-42146-4

**BASICS Gynäkologie und Geburtshilfe**
2006.
ISBN 3-437-42156-5
ISBN 978-3-437-42156-3

**BASICS Hämatologie**
2005.
ISBN 3-437-42166-2
ISBN 978-3-437-42166-2

**BASICS Hals-Nasen-Ohren-Heilkunde**
2005.
ISBN 3-437-42176-X
ISBN 978-3-437-42176-1

**BASICS Kardiologie**
2005.
ISBN 3-437-42186-7
ISBN 978-3-437-42186-0

**BASICS Neurologie**
2006.
ISBN 3-437-42196-4
ISBN 978-3-437-42196-9

**BASICS Orthopädie**
2005.
ISBN 3-437-42206-5
ISBN 978-3-437-42206-5

**BASICS Pädiatrie**
2006.
ISBN 3-437-42216-2
ISBN 978-3-437-42216-4

**BASICS Psychiatrie**
2006.
ISBN 3-437-42226-X
ISBN 978-3-437-42226-3

**BASICS Pulmologie**
2005.
ISBN 3-437-42236-7
ISBN 978-3-437-42236-2

## Fachliteratur Medizinstudium
**Wissen was dahinter steckt. Elsevier.**